文部科学省私立大学戦略的研究基盤形成支援事業
龍谷大学 人間・科学・宗教 オープン・リサーチ・センター研究叢書

生死を超える絆

親鸞思想とビハーラ活動

鍋島直樹
玉木興慈
黒川雅代子
編

方丈堂出版／Octave

生死を超える絆
親鸞思想とビハーラ活動

序　　生死を超える絆を求めて

　この世界に、死を超える真実、心の依りどころを求めている人がいるとしたら、重病や難病と共に生きる患者と家族、大災害に遭って突然に愛する人を失い、悲しみに暮れる家族、また自殺念慮者や自死で大切な人を亡くした遺族など、生死の危機に直面している人々であるだろう。しかし私たちは、死に直面している人の心の声が、どれだけ聞こえているだろうか。

　誰しも、いつ訪れるともわからない死に向かって生きている。それならば、人は何のために生きているのだろうか。人は愛する人の死、そして自分自身の死に向き合いながら、生かされていることの尊さを少しずつ気づいていく。人は本来、孤独であるからこそ、死を超えるような心の絆や慈しみが必要である。なぜなら人は、愛し愛されることを確かに実感できた時、寂しさが和らぐからである。そのように死と向きあう時間は、自己の人生の意味を知り、真の優しさと慈愛にめざめる時になるだろう。

　人間・科学・宗教オープン・リサーチ・センターの第4ユニットでは、仏教、医学、心理学などの諸科学の交流により、全国のビハーラ関連施設での経験と反省に学びながら、医療・社会福祉におけるビハーラ・ケアとグリーフ・ケアの理論を確立する実践学的研究を行なっている。

　日本は長寿社会に移行し、緩和ケアやビハーラに対する関心や必要性が年々高まっている。1980年代初頭より、日本でもホスピス・ケアへの取り組みが始まり、1990年以降、緩和ケア病棟として、厚生省に初めて認可されたのは、原義雄・千原明による聖隷三方原病院ホスピス病棟（浜松市三方原町）、柏木哲夫などによる淀川キリスト教病院ホスピス（大阪市東淀川区）、坪井病院ホスピス病棟（福島県郡山市）等である。全国ホスピス・緩和ケア病棟連絡協議会によると、「これまでの医療が、治癒させることに専念するあまり、治癒できない場合の対応が殆ど考えられていなかった。治癒できなければ延命策を講ずるという図式が連綿と続けられてきた。「検査・診断・治療・延命」という四つの働きが、近代病院の目的として考えられてきたからである。しかし、たとえば、症状の進行した癌患者さんの何割かが直面する激しい痛みや息苦しさ、変化する症状への不安に対しては、この四つの流れの中で対応するには限界が

ある。このような状況下におかれた患者さんの痛みと不安を、何とかやわらげてあげたい……。それがホスピスを誕生させたときの願いであった」(『ホスピスってなあに』、NHK厚生文化事業団、2006年) と記している。

「ビハーラ(ヴィハーラ vihāra)」とは、サンスクリット語で、インド一般用語でも、「くつろぐこと」、あるいは、「くつろいでとどまること」を意味し、漢訳仏典では、「住」「安らかな落ち着き」を意味する。これらの原意を踏まえて、「ビハーラ」は広く、「精舎・僧院」「身心の安らぎ」「修行を実践する道場・休息の場所・病院」をさす言葉とされる。1985年、田宮仁は、キリスト教のホスピス・ケアの精神に学び、「仏教を背景としたターミナル・ケア(終末期医療)施設」の呼称として「ビハーラ」を提唱した。1987年、浄土真宗本願寺派は、この田宮仁の提唱した「ビハーラ」の精神に共鳴し、仏教と医療と社会福祉のチームワークによって患者とその家族を支える「ビハーラ活動」をスタートした。また同様に、1990年代より、日本の仏教各宗派でも、病院や社会福祉施設において、ビハーラ活動に着手している。

ビハーラ・ケア、終末期医療のガイドラインは、紀元前5世紀から2500年以上の歴史の糸をつむいできた仏教と医療との協力の伝統を受け継ぎながら、新しい時代と人々の願いに耳を傾けて生み出していくことができるだろう。特に、釈尊の死生観と看病精神、浄土教における救済観、日本では、源信の『往生要集』臨終行儀、法然・親鸞思想にみる生死を超える道に学び、1985年から、ビハーラ活動の理念と方向性が構築されてきたのである。ビハーラ活動の基本理念は、支えあって生かされているという仏教の縁起観に基づき、生老病死の苦しみをかかえた患者と家族に対する敬愛と傾聴に始まり、支援を求めている人々を孤独の中に置き去りにしないように、その心の不安に共感し、少しでも苦悩を和らげることをめざすものである。患者一人ひとりが自分らしい生を完遂できるように、医療と社会福祉と仏教がチームで協力して患者と家族を支えること、そして困難に向き合いながら生きる患者の言葉や姿を、看取る者がそのまま受けとめて、共に笑い、共に涙を流すのが、ビハーラ活動である。

傷つけた悲しみも支えあった喜びも、どのようなつらい別れを経験しても、一人ひとりが自分の人生に生まれてきた意味があったと思えるように。絶望の闇にとどく光を仰ぎ、自分も、大切な人々もいつまでも愛せるように。それが

私の願いである。

　これからも長岡西病院ビハーラ病棟（新潟）、ビハーラ花の里病院（広島）、ビハーラ本願寺、あそか第2診療所ビハーラクリニック（京都）、国東市民病院（大分）、ビハーラ大野（福井）、社会福祉法人日生会おやま内科医院、特別養護老人ホームバラ苑（熊本）など全国のビハーラ関連施設を視察し、臨床から生まれてくる経験と知見に学びながら、ビハーラ・ケアの特色と意義とは何かについて、有識者と経験者と共に探求していきたい。

　本書は、仏教と医療の学際的協力により生まれた一つの結晶である。すべての原稿は、龍谷大学　人間・科学・宗教オープン・リサーチ・センターにおいて、学術講演や研究発表された成果を踏まえてまとめられたものである。本書に執筆いただいた先生方に心から感謝の意を表したい。また本書は、文部科学省私立大学戦略的研究基盤形成支援事業として採択いただいた成果として、広く社会の安穏のために出版されるものである。関係各位の皆様に厚く御礼申し上げたい。

　本書が、死に直面している人、死別の悲しみと共に生きている方々、そして、死の不安をかかえている人に寄り添う方々に、大切な何かを感じていただけたら幸いである。

鍋島　直樹

目　次

序　生死を超える絆を求めて

I　医療文化と仏教文化

　　現代社会の医療文化と仏教文化　　田畑正久　*3*

II　ビハーラ活動―医療と仏教の架け橋

　　シンポジウム
　　「ビハーラ活動の今とこれからを考える」成果概要　　鍋島直樹　*21*

　　医療と僧侶としてのかかわり　　栗田正弘　*25*

　　最期まで安心して暮らし、安らかに看取られるためのまちづくり
　　　―「かあさんの家」での生と死　　市原美穂　*39*

　　学術講演：いのちを考える
　　　　　　―救急、がん医療そして緩和ケアの現場を通じて
　　　　　　　　　　　　　　　　　　　　　　　　馬場祐康　*50*

　　学術講演：いのちに携わる看護師のお話　　中島静枝　*83*

　　学術講演：ホスピス・緩和ケアとは　　月江教昭　*92*

III　遺族の求めるグリーフサポート

　　遺族のセルフヘルプグループ、サポートグループの活動
　　　　　　　　　　　　　　　　　　　　　　　　黒川雅代子　*127*

臓器移植をめぐる死生観と生命倫理　　中西健二　*134*

レスポンス　臓器移植をめぐる死生観と生命倫理　　黒川雅代子　*145*

学術講演：ニュージーランド・クライストチャーチ地震における派遣報告
　　──日本赤十字の「こころのケア」チームの一員として
　　　　　　　　　　　　　　　　　　　　　　　　河野智子　*148*

東日本大震災の東北を訪ねて　悲しみに寄り添う　　鍋島直樹　*157*

Ⅳ　生死観と超越―ビハーラ活動を支えるもの

Life or Death of the Buddhadharma ; Paradigmatic Reflections
　　　　　　　　　　　　　　　　　　　　　Ronald Y. Nakasone　*185*

【和訳】仏教の生死─パラダイム論的省察　ロナルド・Y・仲宗根　*202*

親鸞思想の基礎としての人間論　　深川宣暢　*222*

親鸞思想における行の理解
　　──『教行信証』「信巻」真仏弟子釈の理解を通して
　　　　　　　　　　　　　　　　　　　　　　　　玉木興慈　*239*

ビハーラ活動のガイドライン─浄土教における死と慈愛
　　　　　　　　　　　　　　　　　　　　　　　　鍋島直樹　*271*

プロジェクトの概要

執筆者紹介（掲載順）

I

医療文化と仏教文化

現代社会の医療文化と仏教文化

田畑　正久

はじめに

　高齢社会に急激な速さで突入しようとして、現在の日本社会にさまざまな課題が露呈してきている。中でも多くの高齢者が否応なしに直面する老病死にいかに対応するかという課題である。世界に誇れる国民皆保険があり、虚弱高齢者を支えるシステムとして介護保険が造られ順調に運営されているが、それらはいわばハード的な一面である。高齢者を支える心や精神面での対応は日本の医療制度の弱点であると思われる。

　宗教色をなくした医学教育によって育った医療関係者が支えている医療の現場では、身体的な老病死に対しては救命・延命手段が講ぜられているが、全人的な対応の求められる生活や生命の質を問題とする場面も多く発生しており、その対応は種々の課題を抱えている。

　医療と仏教の協力関係構築に向けた取り組みには、医療と宗教（仏教）の密接な協力関係が期待されているが、両者の背景にある医療文化と仏教文化の課題を検討して、同じ生老病死の四苦に取り組む両者の協力関係へ向けての方向性を見出していきたいと考える。

1　医療文化と仏教文化の背景にあるもの

（1）　医療文化の背景

　現代医療はサイエンスを基礎としています。サイエンスの根本原理は、客観性と再現性です。いつでも、どこでも、誰がやっても、ほぼ同じデータが得られるときに、その結論がサイエンスの枠組みに組み込まれていく。医学も科学的合理思考でサイエンスに基づいて人体に関する知見や経験を積み重ねて来て、

その結果が医療に応用されている。

　個人的な個別体験はデータから極力除かれるように配慮されており、そのためには、「誰が何をした」と主語を使って表現するのではなく、主語を消して「何が起こった」と客観的に表現することが尊重されている。客観的な事実やその統計資料にもとづく医療（EBM, evidence based medicine）ということである。しかし、この思考では自分を見る視点が表面的で自分の内面性を課題とすることが抜け落ちる傾向にあり、あたかも自分が除かれるような弱点をもっている。[1]

　普通の常識では、主観と客観とがあって、客観が主観に映っている、私が見ていると思っている。内に見ている私（主観）が居り、外に花が咲いている（客観）。そこで花が咲いているという認識が起こるのである。主観は客観を離れた主観、客観は主観を離れた対象であるというのが我々の考えである。外にある花が、目を通し見て、鼻を通して花の匂いが入ってきて、花が咲いたと認識すると思っている。目の網膜に目のレンズを通して、外にある花や木、山や川が映って、それを私の脳が認識していると思っている。我々はそう信じて疑わないのである。それは脳が造り出した錯覚である可能性がある。[2]

　科学的な思考は唯物論的な思考になる傾向があり、人間の心の内面とか、精神的な活動や実存的な課題に対しては客観的な事実、事象として把握しにくいために研究の対象となりにくく、意識の中枢と思われる脳の科学的な研究などはまさに始まったばかりである。精神活動はまだ未解明の部分が圧倒的に多いと推測され、心の内面の課題は私的な領域で、客観性を尊重される医療の領域では無視されてきた傾向がある。

（2）　仏教文化の世界

　一方仏教は日本では現実的に、江戸時代からの檀家制度の影響で家の宗教ではあっても、個人の宗教という意識は一般的ではない。死後の葬儀や法事としての関心事であっても生きた人間を相手にした仏教の理解は非常に少ない。しかし、本来の仏教は生きた人間を課題として医療に密接な関係を持つ生老病死の四苦の課題に取り組んできた貴重な文化の思索の蓄積を持っている。

　仏教は日本文化にどう貢献したかというと「内観の一道」といわれている。

人間の目は外の事象を見て、認識していくのが自然のあり方であると現代人は考えている。そして戦後の日本の発展を支えたのは科学的合理思考の結果であり、現実生活では物の豊かさを享受している。そのために仏教が教える智慧の世界を無視しても世俗の生活に不自由はないと思ってしまっているかのごとくである。

仏教の智慧は物事の背後に隠されている意味、物語を感得する智慧ということができる。それは釈尊の悟りの内容として、経典を通じ、時代、地域、社会を超えて、具体的に生きる道として受け取った人々を通して、今日まで思索が深められて、伝えられてきている仏法ということができる。

「私とは一体何か」「どこから来て、どこに行くのか」「人間として生まれたこの意味はあるのか」「生きる意味は何か」「死とは何か」「死んだらどうなるのか」などの人間の存在の基本的、実存的な課題に答えを与え、気づき、目覚め、悟りの内容として、多くの人を、迷いを超える道、具体的に人生を歩むことのできる道、仏道に導き、民族宗教を超えた普遍性のある法として伝えられているのが仏教である。

特に善導・法然を通して親鸞にいたる浄土教は、在家者、庶民の無条件の救いを、本願、念仏によって実現するものとして深められてきている。

2　文化の違いから起こっている種々の課題

明治時代以降、日本の医療は宗教性を極力排除して展開されてきた。そのために科学的合理思考は医療の発展に大きな貢献をして、結果として今日の世界に誇る平均寿命の長さをもたらした。特に栄養不足や感染症に対しては医学の進歩と公衆衛生的な改善が大きな貢献を果たした。その結果として急激な高齢社会に入ろうとする日本の現実がある。日本人として生まれた人の半分が80歳を超え、男女合わせて平均寿命82歳を超えるようになった。しかし、医療や福祉の現場で会う多くの高齢者は長寿を必ずしも喜んでいないように思われるのである。

(1)　キュア（CURE、治療）とケア（CARE、看護・介護）

現代の日本の医療界は医師の発言力が強く、医師の専門とする治療の分野が

大きな位置を占めている。治療の概念をわかりやすく表現するならば、患者が直面した疾病にたいして、老病死はあってはならない、元気で生き生きした健康の状態が本来の「生きている」ことの相であるから、本来の健康に戻そうとするのが治療（CURE、キュア）である。

一方、ケア（CARE）とは人間が老病死するのは自然な経過であり、老病死の過程で引き起こってくる種々の問題に対応してお世話するという概念といえる。ケアの概念の方が人間の全人的な把握がなされており、仏教の智慧の眼での把握に重なると思われる。

病院の中に集中的に治療をする部門としてICUという所がある。ICUとは「インテンシィブ・ケア・ユニット（Intensive Care Unit）」の略名で、CAREの英語が治療と訳されてしまっている。日本の医療界は医師主導で運営されている面があるため、ケアを含んだ治療という意味合いもあって治療とされたのであろうが、キュアとケアでは本来その概念に違いがあると思われる。ケアの概念で人間を全人的に、人間として生まれ、生活して、老いて、病み、死んでゆくことが自然なことであると見るように認識するのが仏教の視点でもある。

確かにキュアの概念のごとく、外傷や疾病を健康の状態に戻す治療で多くの人々の期待に応える医療活動を展開して、多くの恩恵を人々に提供してきた。しかし、一方では加齢現象に起因する病気や治療できない病状に進んだ患者に対しても、医師がキュアを主にした医療を続けると、すなわち、「老病死」はあってはならないことになる。その治療の先には如何に努力をしても、医療の敗北が待っているということになる。患者も見果てぬ夢を追いかけながら死んでゆく現実がある。医療に携わっている者は、経験が長くなればなるほど、嫌というほど敗北を経験していくことになる。

アメリカで専門医をとって帰国した某有名病院の外科医が「できる限りの私の判断で手術をしたので、あと状態が悪くなったとしたら、それは患者が悪い」と、敗北感を避けるがごとく自信に満ちた発言をしたことが思い出される。また一方では著者の先輩になり大分県の外科を指導していたT名誉教授が、80歳前後のころ別府市で著者が主催している「歎異抄に聞く会」に参加してくれるようになった。ある会の時、後半の質疑応答の時間に、先生が「手術をしてうまくいった人のことはあまり覚えておりません。しかし、手術したけどうま

くいかなかった人のことが、時々思い出されて、夜、眠れなくなるんですよ」と感想を言われた。非常に真面目な先生だなと思った。うまくいけば忘れて、うまくいかなければ敗北で、その原因は何かと反省されている。自責の念を抱えて現実を背負われて、道を求める道魂に感動した。

『平穏死のすすめ』(3)という本がある。ずっと血管外科医をしていたという著者は、大きな病院の副院長を辞めた後、特別養護老人ホームの医師となったが、そこで６年間経験したことを書いたものである。そのなかには、私がびっくりしたことが二つ書いてあった。一つは、「自分は60歳になるまで、自然死というものを見たことがなかった。特別養護老人ホームに来て初めて、人間が自然に死んでいくのを見た」という言葉である。おそらく血管外科医であるから、最先端の治療をどんどんしながら、合併症や多臓器不全で亡くなっていく死は経験したであろうが、人間が高齢で死んでいくという自然死（老衰）を見たことがなかったと。そしてもう一つは老人保健施設や特別養護老人ホームで、高齢者医療に携わってみたら、今まで自分がやってきた血管外科の仕事は、「対症療法にしか過ぎなかった」と言っていることである。

医学の世界では、根治的手術とか対症療法という言葉が使われる。対症療法というのは症状に応じた治療、姑息的な手術とも言われて、何となく低いレベルに見られる手術である。「自分が今までずっとやってきたことは対症療法にしか過ぎなかったと気付かされた」と書いているのである。

医師がおこなっている医療のことを、私は老病死の「先送り」と言っていた。つまり「老病死」につかまるのを、５年ないし７年先送りするだけだと言ってきたが、この医師は「対症療法にしか過ぎなかった」と書いているのである。その意味では、医療の世界で治療に携わってずっと仕事をしてきたが、患者さんを長い期間で診ると最終的には「死」が訪れるから、敗北の医療になっていくということだ。世俗社会では大多数の人が「幸せ」を目指しながら、結果として、老病死につかまってしまい、まさに「不幸の完成」で人生を終わることと同じ性質の課題である。

（２）　廃品と思わせる

次に二つ目である。私が外科医を辞めて、一般の高齢者医療をしていたとき

に、88歳になるご婦人が高血圧と不眠症で通院していた。ある時、自宅で意識がなくなり倒れて発見され、家族によって脳外科のある佐藤第一病院に救急車で運ばれた。脳梗塞か脳出血かと頭のCT、MRI検査をしたけれども、どこにも異常がない。そうこうしているうちに意識が戻り、様子を聞いてみると、私が処方していた睡眠導入薬をたくさん服用したということであった。薬剤の影響がなくなり、すぐ退院となった。その後私の外来診療にお嫁さんと一緒に来た。お嫁さんが「先生、この前、おばあちゃんが薬をいっぱい飲んだんですよ」というと、婦人はすかさず「わしゃ、あのまま眠りたかった」と言った。そして、「私なんか役に立たん、みんなに迷惑をかける、本当なら姨捨山に捨てられてしかるべきなのに、あのとき、あのまま眠りたかった」と言うのである。つまり、自分は廃品だと決めつけているというわけである。

フランスの思想家ボーボワールは『老い』という本の中で、「人生の最後の10年、20年を廃品と思わせるような文明は挫折していることの証明だ」と書いている。ということは、「仏教なんかなくても生きていける」と豪語している科学的合理主義での医療文化が最終的に、患者に役に立たない、迷惑をかけると思わせるということであり、その思想・考え方は壁にぶつかっていることを証明しているのである。

(3) 理知分別は身体の責任者として全うできない

三つ目は、私の受け持っている患者で、87歳になる元中学の数学の教師、東本願寺の門徒さんである。ちょうど80歳前後から受け持っており、糖尿病、高血圧、C型肝炎がある。C型肝炎がガンになる率を少なくする注射のために、週に3日ずっと通院していた。非常に真面目に来られるし、祭日と重なって注射の日が1日欠けることを非常に気にしていた。「先生、真面目に来られますね」と私が言うと、「ガンになったらおしまいですからね」と、しきりとガンになる取り越し苦労をしていた。週に3日の会話の中で人間関係が十分にできたころ、私が、「そんなガンになる取り越し苦労ばっかりせんで、もうちょっと鷹揚(おうよう)に生きたらいかがですか、仏教の勉強をしませんか」と誘いをかけたところ、「わしゃ、まだ早い」と言って関心を示さない。その後、種々の対話の中で、その患者が「ガンになったらおしまいですね」と言ったので、私が「先

生の家は浄土真宗でしょう。南無阿弥陀仏の意味がわかったら、もうちょっと鷹揚に生きていけますよ」と言うと、「訳の分からない南無阿弥陀仏だけは言いとうない」と言っていた。

しかし、一昨年の秋、この患者の肝臓にガンが二つ発症した。今までは健康で長生きで、この方向で良いと思っていた方向性がグラグラッと揺らぎだしたら、何か感情失禁みたいな反応が出てきたりする。そして、ちょっと落ち着いているように見えるものの、対話の中で、ふと「運命だ、あきらめるしかない」と発言したのである。

「訳のわからん南無阿弥陀仏だけは言いとうない」と言う主体の理性・知性の分別は今までの人生を、訳のわかるものを集めて堅実な人生を歩んできたのである。しかし、最後の最後になって、自分を自分たらしめている理知分別が理解したり、把握できない「運命」に身をゆだねざるを得ないことを表白したということは、自分の身体全体の責任者として、私の分別は全うできない、自分の身体を引き受けて生きていく主体性を全うできない、ということを示しているのである。

今まで自分の分別で「これは間違いないものだ」という確かなものを積み重ねて、堅実な人生を歩んできて、「南無阿弥陀仏なんて、訳がわからんから嫌だ」と言っていた者が、それをずっと通していくならば「運命」ということは言ってほしくない。しかし、最後になってきて、「運命だ、あきらめるしかない」と発言することは、まさに自分の理性・知性の分別が自分の身体の責任者として全うできないということを露呈したということである。

（4） 死亡診断書の課題

日本では死亡診断書は医師しか書くことができない。そして死因の病名を書くように指針で示されている。死亡診断書の課題はすでに論じたので簡単に示すが、死因を病名で書くことで医療人も国民の多くも、人間が死亡する原因は病気や外傷によると考えるようになっている。

例えば、冬になるといつもインフルエンザが流行する。すると新聞に、「某老人保健施設で3人、インフルエンザで死んだ」、などと報道されることがある。老健施設でインフルエンザで3人も死んだ、あたかも病院・医療施設が何

か手抜きをしていたのではないか、医療的な対応が悪かったのではないかという、犯人探しに近い報道がなされることがある。

　2人の寝たきり状態の虚弱高齢者がいるとする。どちらかの1人がインフルエンザにかかったとして、予備体力のないその人は風邪が肺炎へと進み死亡したという現象が起こった。2人のうち1人は風邪も引かず、小康状態が続いている。一方、インフルエンザに罹患した人は病状が進み死亡した。両者の違いはインフルエンザにかかったかどうかの違いである。そうすると死亡の原因はインフルエンザにかかったことが決定的な要素になるので、死亡原因はインフルエンザということになり、そこで死因はインフルエンザと書くことになる。しかし、死因はインフルエンザでしょうか。

　現象を細分化して一因一果の因果律でわかりやすく思考していくと、理論的にはインフルエンザが死因となるであろう。しかし、1人の人間の全体像を大きな視点で見ると、人間として生まれたことが死ぬ根本の原因であって、病気は縁ではないであろうか。科学的に表現すると、人間として生まれたことは、死ぬということを必然としている。それが死の根本的な原因ということである。そして死の縁は無量である。死の縁は交通事故のような外傷や、種々の疾病などとなるであろう。

　前記の2人のことを客観的な目で検証してみると、2人は人間として生まれて、健康状態が続いていたが加齢現象で平均寿命をすでに超えて、超高齢者となり、しだいに体力が低下して、栄養状態、免疫状態も悪化して寝たきり状態になっていた。家庭での介護は家族の種々要因で無理ということで施設介護となって久しい。肺炎に何度かなったが、今まではなんとか体力があって回復した。そんな状態の中でそのうちの1人がインフルエンザにかかり、種々の治療の甲斐もなく死亡した。そんな状況があるがままの事象であったとすると、死亡診断書の死因はインフルエンザと書くのが普通である。しかし、2人とも寝たきり状態ということは、人間の体力でいうと、7、8割の体力は損なわれ、何かのきっかけがあれば、病状が悪化して、いつ死んでもおかしくない状態になっていたというべきであろう。何かきっかけがあれば、すぐにパタッと落ちるような低空飛行をしている状態に、インフルエンザが駄目押しをして落ちた、すなわち死亡したということである。

人間が死ぬ理由を、医療界は病気だと決めつけている一面があり、人間の生命現象の全体像の把握においては不十分であるといってよいのではないだろうか。その影響で一般の人々も人間が死ぬのは病気が原因と考えるようになっている。

　ある小学校低学年の女の子が、長年その子をかわいがっていたおばあちゃんが病院で死んだときの父親との会話である。

　女子：「お父さん、病院て、病気を良くする所でしょう」。

　父親：「そうだよ、病院は病気を良くしてくれる所だよ」。

　女子：「それならおばあちゃんは何故死んだの……、おばあちゃんが悪かったから……。それともわたしたちが悪かったの……。それとも病院が悪かったの……」。

　父親：「………」

と黙らざるを得なかったという。

　医療関係者は治療にて病気はよくなるというメッセージを患者に発信するから、患者が死亡した時に、その原因の犯人探しをすることが起こってきている。それが極端になると「病院で死亡したら、医療ミスか、医療過誤か……」、と疑われることが起こっている。

　専門医として細分化した日本の医療現場では、40年間近くの経験で自然死、老衰死を経験したことがなかったという医師もいるくらいであるから。[3]

　これはある僧侶が言うように、死亡の原因は人間に生まれたことが一番の原因であり、それを病気が最後のあと押しをしたと。仏教で言うならば、ご縁であったと。仏教が教える「縁起の法」として理解するほうが全体を把握できていると思われる。

3　科学では見えないもの

　科学的視点で見えないものとして、時間が見えない、空間が見えない、今、自分に何が起ころうとしているのか、その自分の未来の姿は何か、自分の心の様々な動きが見えない、他人の心が見えない、というようなことが言われている。[5]

　我々の分別は世俗の中で「科学で世の中のことは全部把握できる」と豪語し

ており、戦後の物質的な豊かさの成功体験がそれを大きく支えている。

親鸞聖人の在世の時代は科学の未発達な時代であった。地震や飢饉など天変地異が起これば、そこに何かサムシング・グレート（Something Great）が操作しているかも知れないと、自然霊、人物霊を神様として祈願をしていた。その意味では迷信というものがはびこっていた時代に、親鸞聖人は、迷信や日時の方角を選ばないなど、そういうことを一番拒否されていた。なぜならば、それは親鸞聖人が智慧の目で無明性を超えておられたからであろう。

自分の心のあり様が智慧の光に照らされてはっきりしていた（無我）からだと思われる。仏の光に照らされたときに、自分の愚かさに気付き、霊や迷信などに振り回されなかったのである。

科学の発達した現在、天気などの自然現象も多くは科学で解明されてきた。そのために迷信などに振り回されなくてもいいはずであるが、宗教なんかなくても生きていけるという考えで、科学的な思考は進んでいくように思われるが、その傲慢さのために、分別で対応できない壁に直面した時、宗教的な方向を志向したとすると、宗教文化の蓄積を無視して宗教のアニミズム（原始宗教）へと里帰りするといわれており、その現象が見られている。

自然科学の発達で多くの現象は神というものを必要としなくなるようになってきたが、人間の老病死の課題はまだ、解明されきれずに残って人間の心を苦しめ悩ませている。そこでは宗教的な無明性が一段と深まっている時代ではないかと思われる。

このようにして、「仏教なんかなくても生きていける」と豪語している医療文化のなかで、いろいろな歪みや弱点が出てきている。では、どうしたら協力関係を築くことができるのであろうか。

4　仏教文化の支えがあってはじめて医療文化が花開く

私たちは、この医療と仏教は並列してあるように思いがちであるが、よく考えてみると、この世俗の世界は、仏様の世界が包含しているのである。私の迷いの姿を知らせるという働きにおいて仏はあるのである。我々の無明性に逆対応して仏は真なる働きを展開している。仏教文化の基礎の上に医療文化の有限性を自覚されながら医療が展開されるとき、医療が本当に生きた実あるものと

なり人類に恩恵をもたらすのではないだろうか。

　今村仁司は人間という存在を「欲望する存在である(9)」と定義づけしている。私たちは欲望する存在であるから、自分の思いや欲が満たされると、「よかった」と満足する。その思考の延長上に欲望が満足されることが救いだと思うようになっている。

　臨床の現場で悪性腫瘍の根治手術をして良くなった時、患者は「救われた」「助かった」と言うが、それは人間の全体が救われたのではなく、単に病気が治っただけなのである。一時的な思いや欲が満たされたということだけで、1年も経過すると、いつの間にかその事を当たり前と思うようになってありがたみはなくなっている(10)。しかし、宗教が教える救いは、もっと深い存在の基礎の部分、「存在の満足」の世界を私たちに教えてくれると、思索の中で今村は指摘して、自分の身柄全体を引き受けて生き、そして生ききる責任主体になる道を示唆している。

　三木清は『人生論ノート(11)』の中で、「幸福について」の項目で、「幸福とは人格である」という表現をしていることは今村の思索に通じるところである。

　仏教は我々の存在のあり方とか人格性に深く関わっている。そして仏教は我々の存在の背後に隠されている意味や物語性を気付き、目覚めさせる働きとして我々に教え伝えてきている。

　松田正典は科学技術の教育に携わり、かつ、仏教との接点を持ち続けるなかから現代文明の課題を良い方向に持って行くにはアミタクラシーという概念を提唱して、その基礎の上にメリットクラシーを展開する必要性を訴え続けている(12)。

　今までは仏教と医療の協力という並列関係での協力ということを考えていたが、その協力関係のあり方は並列的ではなく、仏教文化の支えがあってはじめて医療文化が花開くのであろう。このことを世間的に言うならば、インフラ設備という基礎があり、その上に世俗の便利で快適な生活空間が展開していくことができるのと同じである。世俗の表面的な問題だけではない。トイレを最新の水洗トイレにしても、下水道関係の整備がなされていなければ、水洗トイレも十分に機能しない。見える世界は目に見えない世界によって支えられている。人間存在のあり方に智慧の光を当てて知らされる、存在の満足という世界への

目覚めが非常に大事なのである。

　医療文化が本当に生きて働くのは、仏教文化が底辺にあった上で、医療文化が展開されるときに、本当に患者さんも救われ、家族も救われ、医療人も働いてよかった、家族もよかったという世界を共有できる文化になっていくのではないだろうか。

5　老病死にどう対応する

　医療文化のよって立つ科学的合理主義、すなわちサイエンスは、主語を消して「何が起こった」と客観的に表現することが尊重されて、客観的な事実や統計資料にもとづいて思考されている（EBM, evidence based medicine）。病気や治療の説明には納得できる情報を提供するが、病気を病む一人の人生における意味や物語性の哲学・宗教的な面への配慮ができにくい弱点がある。情緒的なものは患者の個人的な内面の問題で医療の現場では扱うべきではないという雰囲気が長く続いてきていた。

　しかし、生命に関わる病気で、まさに老病死の課題に直面した時には、患者やその家族から発せられる苦しみ、悩みは病気観、人生観、死生観、価値観をも含んだ全人的な問題点が表白されてくる。それは病気や治療の合理的な説明だけではカバーしきれない領域の広さを含んでいる。それらの問題点は人間存在そのものに起因する、実存的な課題でもあるからである。

　現代の医学・医療はひたすら老病死を先送りする、不老長寿を目指して人間の叡智を総動員してきた。しかし、その目的は永遠に適わないであろう。すべての不老長寿の試みは失敗に終わるのは自明のことである。自然の流れに逆らう不老長寿が実現したら、多分悲惨な社会になって逆説的に人類の自滅の道になるであろう。

　不老長寿の取り組みが、結果的に実現しなくても、その取り組みのなかで種々の疾病に対する知見が増えて、治療方法は改善されていくことは期待される。そのことで限りなく長寿に近づくことも大事であろうが、天寿（すなわち、与えられた寿命を精一杯生き切ること）を完全燃焼して生き切ることの大事さにも気付く智慧の世界に目覚めることは、より大切であろう。人類の思索の蓄積である、哲学、宗教、仏教も人間の貴重なる叡智に含まれていることを知る

べきである。

　本願の教え、南無阿弥陀仏の生起本末を聞きひらく歩みにおいて、自分の愚かさ、凡夫性、煩悩具足の私を知らされる。その救われがたき「私」を目あてに本願が届けられようとしていることに驚かされる。仏の心、念仏をいただく歩みで不思議にも摂取不捨と収め取られ、永遠の今を生きる世界に導かれる。そこには生死を超えた「念仏の中の生活」が展開する。命の時間的な長い、短いに捉われずに、今、今日を目的のごとくに精一杯、念仏して生き切る存在たらしめられる場との出遇いである。[14]

　念仏の歩みにおいて、我々は深い宿縁を知らされ、人間として生まれたことの有り難さ、そして仏法との出遇いのかたじけなさを喜ぶのである。[13]

　今、ここで生かされていることの背後にある意味を感得して念仏する者は、多くのものによって生かされている、支えられている、教えられている、願われているという、見えないけれどもある世界を感得する智慧をいただいた人格と転じられる。三木清はそれこそが、本当の幸福なのだと実感されたのである。三木清は『人生論ノート』の中で「幸福を武器として闘う者は倒れてもなお幸福に死んでいく」と書いている。そして、「本当の幸福が手に入った者は、いわゆる世間的な幸せと思われるようなものを、外套を脱ぎ捨てるみたいに脱ぎ捨てていって、いうならば素っ裸になっても、私は私でよかったという世界を生きることができる」と書いている。まさに、そこに生死を超えた行者の、仏教の智慧の世界を生きる生き様を教えてくれている。

まとめ

　科学的合理思考のサイエンスによって立つ医療文化、人間の知恵を総動員した取り組みで長寿が実現しつつある。その延びた時間を本当に喜び、私は私でよかったと生き切る時間にするためにはどうするべきであろうか。我々人類には量的な多さ、長さの追求はそれはそれで大いに尊重されるべきであるが、その実現は有限である。現代日本の医療現場に身をおく時、量的な捉われから解放されて、量的世界から質的世界への転換が求められていると思えてならない。

　生老病死の四苦、とくに老病死に対応するに、人間として生まれさせていただき、この世で多くの恩恵の基礎の上に生活させていただいていることの気付

きの基礎の上で考えることが大切ではないか。生きることで必然の加齢現象の老病死は自然なことである。仏教の智慧では老いも、若きも、一日一日の生活はそれ自体で完結しているのである、時間・空間や量的な捉われは念仏によって超えていける。決して未来のための今日ではない。

　生かされている限りは最新の医療を含めて、あらゆるものを利用して長生きしようという根性はある。しかし、それもご縁の中でのことである。その煩悩性、無明性を念仏して慚愧するしかないが、与えられた時間、仕事は仏からの戴き物として精一杯生き、念仏して我々の業を果たさせていただく。まして現代医療によって延ばしていただいた、戴き物、生命（いのち）は、生かされている、願われているとの気付きで自分の役割、使命、仕事を引き受け背負って精一杯生かされるのである。

　能力があるから、経済力があるから、技術があるから、年齢が若いからなどを理由に最新の医療を受けるのは当然のこととして、医療の恩恵を受けて、限りなく自分の欲や思いを実現するために与えられた生命（いのち）を酷使して恥じないことでよいだろうか……。生死の迷いは、惑・業・苦と苦しみに連鎖を繰り返すしかない。

　人間存在の本質的なところへの目覚めを促す仏の智慧、仏教文化の基礎があることで、まさに「人身受けがたし、今すでに受く。仏法聞きがたし、今すでに聞く……」の気付きの世界を共有して、医療が展開されるとき、医療関係者と患者・家族が共に老病死に対応し取り組む仲間として方向性が出てくるであろう。

　医療だけで生老病死の四苦の一時的な先送りをして、一時的な救いに似た感覚は得られることもあるであろう。しかし、それは末通ることではない。仏教文化の基礎の上に医療文化が展開されるならば、治療の効果の有無に関係なく「人間に生まれて良かった。生きてきて良かった、南無阿弥陀仏」という世界に導かれるであろう。このような存在の満足、智慧の世界、仏教文化が世俗の文化を支えているのである。

　私の迷いの姿、私の愚かさを照らし出す働きにおいて、仏さんは働いているのである。その働きを私たちは、「南無阿弥陀仏」という念仏を通して知らされていく。「本願」「南無阿弥陀仏」をいただくことを通して、いのちの仲間と

しての人間関係の成就ができたならば、医療の現場で患者は、家庭のことは家族、職場のことは同僚に、医療のことは医師・看護師にしっかりお任せするという安心の世界をもてるであろう。そして生命(いのち)のことは、仏さんがいらっしゃる、生きる、死ぬは仏さんがよいようにしてくれる。仏さんにお任せで自分の業を引き受けて生きさせていただく存在となれるのである。

　仏の心をいただく医療者は、煩悩に振り回されることが少なくなり、より理性的に、より知性的に患者のために、生命・生活の質（QOL, quality of life）をも考慮に入れながら医療を虚心坦懐に果たすことができるであろう。

　仏教文化では気付きの内容として、人間に生まれたことの意味、生きることで果たす自分の役割・仕事・使命にも気付かされ、この世での仕事が終わったら、ちょうど良いときに仏さんがお迎えに来る、ということもうなずける。

　迷いの存在であったものが、人間に生まれさせていただき、仏教の教えにあって、迷いを超える道に立たされる。この世を最後の迷いとして、往生浄土して仏に成らせていただくのである。そういう物語を生きる存在たらしめられる者は、この世を凡夫としてあるがままをあるがままに受け取って、煩悩の身のままに自由自在に生き切る道に立つのである。

　医療文化を支える基礎としての仏教文化、その両者がうまく働いていくことのできる場、それを浄土と言うことができる。生きることの安心を実現する場を浄土として多くの人が共有できるならば、医療が多くの人にとって救い成就の場となっていくであろう。そういう社会が願われることである。

註

（1）『医者の目、仏のこころ』田畑正久、法藏館、2011年
（2）『心をつくる、脳が生みだす心の世界』クリス・フリス著、大堀壽夫訳、岩波書店、2009年
（3）『平穏死のすすめ』石飛幸三、講談社、2010年
（4）『老衰という死亡診断書について（医療文化と仏教文化の課題）』田畑正久（死生観と超越、仏教と諸科学の学際的研究、2010年度報告書、龍谷大学　人間・科学・宗教オープン・リサーチ・センター〈平成23年3月〉p243-248）
（5）『科学と迷信』岡亮二、「分けると、分かる」、龍谷大学文学部ミニ講義編集会、

p45-49、2001年3月31日
(6) 『無宗教時代と仏教』二葉憲香、百華苑、1961年
(7) 「らしんばんケータイと霊視」村田久行　緩和ケア、vol.17、No.5、p383-384、2007年
(8) 『人は死なない』矢作直樹、バジリコ株式会社、2011年
(9) 『清沢満之の思想』今村仁司、人文書院、2003年
(10) 真宗シリーズ「如来の大悲に育てられて」、延塚知道（『同朋』2012年2月号、p42-47）
(11) 『人生論ノート』三木清、新潮文庫、1954年
(12) 『真実に遇う大地』松田正典、法藏館、2007年

　　　　　マイケル・ヤング（Michael Young）というイギリスの社会学者は、1958年に発表した小説の中で、当時のイギリスの社会を、「メリトクラシー」（meritocracy、マイケル・ヤングの造語『メリトクラシー』至誠堂選書(1982)）、すなわちメリットがない人間は生きていくことができない社会である、と風刺した。現在の日本は、50年前のイギリスと同じ状況にある。メリットかデメリットかの「ものさし」で計る科学技術文明は、功利主義、能力主義、成果主義の尊重された文明観である。社会にとってメリットのない人間は切り捨てられ、役に立つ人間だけが尊重される。

　　　　松田正典は、「アミタクラシー」（amitacracy）を提唱している。それは、あらゆる人間が如来によって、役に立つか否かとは無関係に、あらゆる人間がその価値を認められ、生存を保証されて生きていくことのできる社会である。「アミタ」（amita）というのはサンスクリット語で、「量ることを超えた」という意味で、漢訳仏典では「無量」と訳されている。したがって、「アミタクラシー」（amitacracy）というのは、人間の価値というものはいかなる尺度によっても量ることができない、という仏教文化による社会のこと。阿弥陀の本願力によって煩悩具足の私が往生浄土させていただくという確信を得て、往生浄土の道を生き抜くという仏教文化である。

(13) 「医療・福祉の現場で求められる「物語性」についての考察～人間に生まれた物語性～」田畑正久（『真宗学』第123・124合併号、P125-144、2011年3月）
(14) 「仏教と医療の協力」田畑正久（『仏教文化研究所紀要』第47集、p139-161、2008年12月）

Ⅱ

ビハーラ活動
―医療と仏教の架け橋

シンポジウム

「ビハーラ活動の今とこれからを考える」成果概要

鍋島 直樹

開 催 日：2010年10月30日（土）
開催場所：本願寺宮崎別院

　「ビハーラ活動の今とこれからを考える」というテーマのもと、宮崎市でシンポジウムが開催された。参加者は、九州各地から集まり、135名であった。このシンポジウムの企画推進は、紫雲宣子氏（ビハーラ宮崎代表、担当教区）、水内大澄氏（第五連区ビハーラ代表）、弘中信厚氏（ビハーラ宮崎元代表、橘保育園園長、橘デイサービスセンター所長）らによる。長年ビハーラ活動に取り組む医師、看護師、介護士、保育士、僧侶、一般市民との連携によって実現した。10月29日に打ち合わせを行い、30日午前中にシンポジウム、午後に基調講演を鍋島が行った。
　シンポジウムは、次の３名により発表が行われた。

10：00-12：30（１名25分発表。会場との意見交換）

市原美穂（NPO法人ホームホスピス宮崎理事長）
「高齢者を介護すること、看取ること」

藤澤克己（東京・安楽寺住職・自殺対策に取り組む僧侶の会代表）
「自死の問題にどう取り組むか」

栗田正弘（医師・宮崎・称専寺副住職）
「スピリチュアルケア―医師と僧侶のかかわり」

鍋島直樹（龍谷大学教授）コーディネーター＆レスポンス

　市原氏は、手術を受けて退院した後、後遺症などの不安をかかえる人たちが、安心して地域の中で暮らせる社会づくりに尽くしてきた。ホスピスは、終末期患者とエイズ患者であれば入居できるが、認知症の高齢者は入れないという。そこで、一人暮らしが困難になった高齢者、認知症の人たちを「かあさんの家」という施設であたたかく受け入れ、家族のように地域の中で安心して暮らせる取り組みが紹介された。「かあさんの家」は、新築ではなく、地域にある民家を活用し、一人の患者に対して、医師や看護師、介護士、薬剤師などのさまざまな人たちがチームでささえるものである。たとえば、口腔ケアに力を入れ、口から食べられるように援助し、ケアカンファレンスを施設利用者のそばで行い、本人の気持ちに寄り添い、日々の気づきを互いに伝えることが尊重されている。「かあさんの家」は、甘えられる、許し許される、地域に帰って地域の中で安心して暮らせるという願いがこもっている。

　藤澤氏は、自殺念慮者と自死遺族を支えるために、「温かい見守りと伴走」が必要であることを提言した。温かい見守りとは、否定せずにありのままに気持ちを受け入れることである。安易に大丈夫ですと答えたりはしない。伴走とは、相手のペースに合わせて寄り添うことであり、一緒に悩み考えることである。安心して悩み、安心して悲しめる社会を作っていくところに深い願いがある。安心して悩める場がある時、人は少しずつ自身の回復力によって生きていくことができるのだろう。

　栗田氏からは、医師と僧侶という二つの立場をもって、身の病と心の病に寄り添い、身心一如の道を歩んできたことが紹介された。現実には、医師になってから、白血病や肝臓癌の患者と出会い、亡くなっていく人々をみてつらかったという。そんな時に、駒澤勝氏と出会い、医学による対治（病気と対決して治療する）と仏教による同治（否定せずにすべてを引き受ける）の両輪が必要であることに気づいたという。仏には否定がない。すべてを引き受けてくれる。あたかも釈尊が阿闍世に月愛三昧を示したように、何かをすることではなくてそばにいること（not being but being）がビハーラの基本姿勢であるとも感じたという。最後に、元看護師長の最期を看取った事例が紹介された。その女性

は人生の終末において、夫と一緒に成長し、夫にほめられて死を迎えた。亡くなる前に彼女が作った押し花は、月愛三昧を髣髴とさせ、栗田氏や看取った看護師たちを感動させた。死に直面していのちを見つめた時、そのいのちは輝いてくるという。

次に、午後には、基調講演が次のように行われた。

13：30-15：00
鍋島直樹「仏教における死と大悲―ブッダ最後の旅」

　基調講演では、ビハーラ活動が生の完遂を支え見守るものであり、患者を看取る者が、その患者の人生すべてをまるごと受け入れる時、死をも超えた深い絆が生まれてくることを話した。ちょうど釈尊が深く悩む阿闍世のそばにいて、月愛三昧の優しい光で、阿闍世を照らし護ったように、人は誰かに自分の闇をありのまま知ってもらえる時に、希望の光がさしこんでくる。それは、医師であり僧侶である栗田氏の看取りの姿勢と深く呼応する。人は誰しも死に近づくと、動けなくなり、見えなくなり、言えなくなり、聞こえなくなっていく。自分が自分でなくなっていくという自己喪失は、すべての人間に共通する姿である。しかし人はただ自己喪失していくだけなのだろうか。決してそうではない。自己喪失の中でこそ、一人ひとりのいのちはその姿を通して一番大切なものを伝え、そのいのちは輝きを放っている。それに深く気づき、人生のすべての行程をまるごと受けとめるのが看取るものの使命であり、スピリチュアルケアである。ビハーラ活動の特色は、患者とその家族を医師、看護師、僧侶、縁者などが全人的に支援するだけなく、支援する自分たち自身が、患者に深く支えられていることに気づかされるところにある。釈尊は80歳の時、その最期の旅において、そばで25年間仕えたアーナンダをいたわり、「これからは自らを灯明とし、法を灯明とせよ」と言葉をかけた。釈尊は「私の亡き後も、あなたが教えを実践する時に、私もともに生きている」とも説いてアーナンダを慰めた。支えるアーナンダ自身が、釈尊に深く支えられていたのである。とかく世俗社会では、議論や比較、評論や批判ばかりが盛んであるが、死を通して気づく大切な愛情を忘れがちである。人生の終末において、その人間が示している、真

実のいのちの尊さをうけとっていくことが願われる。
　会場の参加者の中には、自然に涙を流す人々や、胸襟を開いて、自らのつらい死別体験を語る人もあった。会場からの質問の中に、世間では自死をうつ病のせいにしがちであるという意見があった。自殺が起きた時、その自殺の原因探しや犯人探しをするのではなく、その亡くなった人の無念さや深い悲しみを忘れずに、自分たちがそれを一緒にかかえていくことこそが大切であると、藤澤氏が訴えていたのが印象に残った。また、市原氏が、「ターミナル」は終着ではなく、境界を意味し、死を超えてつづくいのちがきっとあると提言したことも心に残った。シンポジストと会場の人々の心の琴線がふれあい、余韻の残るシンポジウムとなった。「ひとりじゃなかもん」という歌が、山内氏（ビハーラ佐賀）によって紹介され、三浦氏（ビハーラ長崎）のギター伴奏で全員が歌った。人々は去ってもぬくもりは去らない大会となった。シンポジスト、参加者ならびに大会実行委員会の皆様に感謝の気持ちで一杯である。

医師と僧侶としてのかかわり

栗田　正弘

医者で僧侶

　私は宮崎県高鍋町にある浄土真宗の称専寺というお寺の副住職をしていますが、同時に近くにある内田医院という診療所に内科医として勤めております。月曜日から金曜日までは医者として白衣で診療、土曜・日曜は黒い衣で法務に従事します。ただ、平日でも急なお葬式などができると白衣から黒衣に着替えお参りに行き、終わるとまた病院に戻って白衣を着て診察するという、めまぐるしい生活をしています。白を着たり黒を着たりするので友達からは、「お前はオセロゲームか」などとからかわれたりもしておりますが。

　この僧侶で医者という風変わり？な生活、当初は非常に珍しがられました。例えばお葬式に行き仏前で読経していると、背中の方でヒソヒソ声がします。

　「あのお坊さん、病院の栗田先生によく似ているけど双子やろか？」

　「違う違う、栗田先生そのものよ。先生は医者だけどお坊さんもしているのよ」

　「へえー、生きてても死んでもみてもらえるんだ。便利な先生やね」と冗談か本気か分からないようなうわさ話が気になって、思わずお経を間違えそうになったこともありました。

　しかしこのような生活も20年近くもなると最近では皆もすっかり慣れ、違和感なく受け入れてくれています。病院の受付なのに、

　「お坊さんの先生をお願いします」と指名されたり、

　「仏様にあげておいてください」と、お米や野菜などのお供え物を病院に持ってくる人、さらには門徒会費を持ってくる人までいて苦笑いの毎日です。

医者と僧侶を目指した訳

　私は小さい頃から医者にあこがれていました。それには伯父（父の兄）の影響がかなりあったと思います。
　伯父は、医者と僧侶を兼職しようと考え、龍谷大学専門部を卒業後、中国の青島(チンタオ)の興亜医専に入学し医学を勉強していましたが、卒業を前に腸チフスにかかり無念にも亡くなったそうです。その約20年後に私は生まれましたが、偶然にも誕生日の９月16日はちょうど伯父の命日でもありました。
　その縁で祖母から事あるごとに、
「あなたは伯父さんの生まれかわりよ。あなたもお医者さんになったらいいね」と言われ続けてきました。
　そのようにして医師という職業を何となく意識してきたある日、たまたま伯父の学生時代の日記を見せてもらいました。そこにはこう書いてありました。
「これからの僧侶は医学知識も身につけていなければいけない。病気の知識がないと、悩んでいる人を見ても何に悩んでいるのか、苦悩の本質が分からないから」と。
　この言葉との出会いで、私の医師への気持ちは膨らんでいきました。
　それで中学３年の頃、
「僕はお医者さんになりたいんだけど」と父に思い切って相談しました。
「だめだ。お前はお寺の後継ぎだ」と怒られるかと覚悟していましたが意外でした。父は、
「お医者さんは体の病気を治す。僧侶は心の病気を癒して行くのだ。心と体は身心一如、決して切り離せないものだから、その両方に関わって行くのはとても素晴らしいことだ。医者と僧侶、両方やったらいい」と逆に激励してくれました。（その時の私の気持ちとしては医者だけでよかったのですが……）折角父が賛成してくれましたので医学部を目指して勉強し、地元の宮崎医科大学（現宮崎大学医学部）に入学しました。

仏教の大事さを痛感したこと

　そういう訳で、大学に入るまで心の中は医者になりたい気持ちが99％以上を

占め、僧侶になりたいという積極的な気持ちはほとんどありませんでした。
　しかし面白いもので、医学部に入り医学に携わるようになって、逆に仏教の大切さを徐々に感じるようになりました。今思い返すと、仏教が大事だと思うようになった転機が2回程ありました。

・解剖実習

　医学部では3年生になると人体の解剖実習が始まります。医学の発展のためにと、亡くなられたあとにご遺体を献体してくださる方々がいて、そのお陰で医学生は実際に体を解剖させて頂きながら、心臓や肝臓などの臓器の仕組みや、血管や神経の一つ一つの走行を学んで行くのです。私の場合は学生4人で1体のご遺体を受け持ちました。

　実習初日、ご遺体を前に私達は緊張していました。献体してくださった方への畏敬の念、そして初めて人の体にメスを入れるという行為への罪悪感。そんな複雑な気持ちが錯綜し、みんななかなかメスを握ることができません。
「お前が先にやれ」
「お前こそ先にやれ」とお互い譲り合いながら時間が過ぎ、最後は、
「それなら私がやります」と女子学生がまずメスを入れました。その日の緊張は今でも忘れることができません。

　しかし人間の慣れというのは恐ろしいもので、実習が2ヵ月も過ぎる頃には、ご遺体に対面しても何とも思わなくなってきたのです。授業のチャイムが鳴るとさっさと実習室に入り、淡々と昨日の続きの解剖をこなしていく、そのような毎日が続きました。

　そんなある日、大失敗をしてしまいました。解剖中、解剖台の横の容器に保管していたある臓器を床に落としてしまっていて、その上、落としたことに気づかずに私は解剖を続けていたのです。そこにたまたま教授が通りかかり、
「君、臓器を落としてるぞ」と怒られました。その瞬間、私はゾッとしました。

　実習初日、あれほどご遺体に畏敬の念を持ち、メスを入れるのもためらった自分が、たった2、3ヵ月の間に大切な臓器を落としていても気づかない人間になってしまっている。この解剖実習とは私にとって一体何だろう。体の仕組みを理解するために行っているはずなのに、いつしか人間性を失わせるための

実習になっているではないか。

そう思った私は、まず「こころ」を回復させなければならないと考え、それには幼い頃から聞いてきた仏教を勉強しようと思いつきました。そこで当時、学内には聖書研究会というのがすでにあり、積極的に活動しておりましたので、それに対応する形で仏教研究会を立ち上げました。

その旗揚げにまず大学祭で講演会をしようと考えました。そこで宮崎市の僧侶、馬場昭道氏（現在は千葉県我孫子市で都市開教しておられる）に講演を依頼しました。

「医学部に仏教のサークル、それは素晴らしい。是非話をさせてもらおう」
と快く引き受けてくださいました。

そして大学祭当日。教室を貸し切り「仏教講演会―命の大切さ」と銘打って開催しましたが、何と開始時間が過ぎても１人も聴講者がありません。講師の馬場氏も顔面蒼白の私を見ながら、

「栗田君、僕も色々講演に行くけど、聴衆のいない講演は初めてだね」と笑っておられました。その後、見かねた親友が付近にいた友人数人をかき集めてくれて、何とか講演会は開催できました。

講演会の失敗で失意の私でしたが、人の縁は分からないもので、無理矢理集められた友人達が馬場氏のお話に感動し、仏教の勉強を一緒にしようと言い出してくれました。思いがけず仏教研究会はいきなり７人程のサークルとなりました。

その後は皆で馬場氏のお寺を訪ね輪読会をしたり、また当時宮崎銀行の頭取で浄土真宗の教えに深く帰依しておられた井上信一氏が、月１回わざわざ大学に来て仏教講話をしてくださるようにまでなりました。

そして会の発足から２年後、その井上氏を講師に再び仏教講演会を開きましたが、今度は医学生、看護師さん、さらには患者さんまで聴きに来られ、教室が一杯になり大成功でした。その様子を見て、やはり医療関係者もこんなに仏教に興味を持ち、心の話を欲しているのだと改めて思ったことでした。

なお、この講演会を開催したのは昭和58年のことですから、その頃はまだ御本山でもビハーラ活動が始まっておりませんでした。そういう頃に、宮崎の大学医学部の講義室で、医療関係者向けに仏教の講演があったという事実、これ

は誇ってもいいのではないかと内心思っています。

・臨床の現場で

　もう一つ、仏教が大事だと思い始めたきっかけは、実際に医者として勤めだしてからです。「よーし、人の命を救うために頑張るぞ」と意気込んで医者になったものの、実際はそううまく行きませんでした。

　私の入局した医局は血液病と肝臓病が専門で、患者さんは白血病や肝臓癌など終末期の方が大多数でした。今でこそ白血病も肝臓癌もかなりの確率で治りますが、私が研修医だった20数年前はまだ良い治療法が無く、次々に患者さんが亡くなっていきました。医療がもし病気を治すことを勝利というならば、連戦連敗。つらい毎日でした。かなり精神的にもまいっていたようで、その頃の日記にはこう書いています。

　「悲しいけれど患者さんを助ける事が出来ない。命を預けると言ってくれたのに、助ける事が出来ない。悲しい。自分の非力が悲しい。患者さんはみんな生きたいのだ。みんな死にたくないのです。生きたいから病院に来るのです。だから医者として精一杯患者さんを長生きさせてあげねばならないのに……。この責任の重さに僕は耐えられない」と。

　毎日数時間の睡眠で、末期の患者さんの診療をしながら自問自答するようになりました。やはり医学だけでは限界があるのでは。ご縁があってお寺に生まれた身、この辺で仏様の教えをしっかり学ぶべきではないか。

　そういう思いが徐々に強くなり、29歳の時に意を決して大学病院を辞職させていただきました。

　大学を辞めるに当たっては、当時はドラマの「白い巨塔」のごとくまだ教授の権限が非常に強く、医局を辞めるのもなかなか難しい時代でした。案の定、教授は医局長に、

　「もう少し肝臓病の研究をさせてから辞めさせなさい」と言われたらしいのですが、医局長が、

　「教授、栗田に２、３年研究させてどうなりますか。あいつの能力では何も成果は出ませんよ」と頑張って？くれたらしく、教授も、

　「それもそうだな」ということになり、一発で退局が決まりました。私にと

っては、嬉しいやら寂しいやら複雑な気持ちで退局しました。

　大学病院を辞めた私は、大阪の行信教校や本願寺の伝道院で１年半ほど学ばせて頂きました。しかしそれまで医学用語や英語で書かれた本ばかり読んでいたのに、今度は急に漢字だらけの仏教書を読むようになり最初は戸惑いました。「御本典」「散善義」「唯識学」等と書かれている授業の時間割の意味さえ、何のことか分からない状態からの出発でした。しかし病院勤務時代と違い時間は十分ありましたので、じっくりと勉強させてもらいました。そしてその後、帰郷して冒頭に述べたごとく医者と僧侶の二足のわらじを履かせてもらっているような次第です。

対治と同治

　ビハーラ医療団という集まりがあります。これは浄土真宗に帰依している医療関係者がネットワークを作り、年に１回集まって共に聞法しようという会で、同朋大学の田代俊孝教授や龍谷大学の田畑正久教授らが発起人となってできている会であります。私も毎年参加させて頂いているのですが、そこで駒澤勝先生という、岡山で小児科を開業している先生と出会えました。先生は私に「医療と仏教」について胸の透くようなお話をしてくださいました。

　駒澤先生は開業前、国立岡山病院に22年間勤め、たくさんの小児癌等の難病の子供さんを専門的に診てこられたそうです。しかしその中には助けることができずに死んでしまう子供さんも多数いたそうです。何故その子供達を助けることができないのか。それは自分の勉強が足りないからだと考え、「もっと頑張らねば」と一生懸命勉強されたそうですが、それでもすべての子供を助けることができない。そういう日々を過ごしていくうちに医学に限界を感じだしたと言われました。

　医学の限界はどこにあるか、それは医学が否定から始まっているからだ。例えば目が見えない子がいたとする。すると医学は目が見えないのはいけないことだと、否定を出発点としている。それで薬を開発したり手術をしたりして目が見えるように努力する。耳が聞こえない子がいれば、耳が聞こえないのはいけないことだと否定して治療する。死にそうな子がいれば、死ぬことはいけないと否定から入り、死なないように血圧を上げたり人工呼吸器をつけたりして

延命に努める。

　そのお陰で医学は日進月歩、劇的に進歩していき、目や耳の不自由な子が健康になったり、死ぬような重い病気の子が助かったりして、これまでたくさんの人々を幸せにすることができた。そんな素晴らしい医学であるけれど、それでもどうしても助からない子供達がいる。それらの子供達は、医学が否定から始まっている以上、「それではいけない」と否定されたままになってしまう。それではこの子供達は救われない。そこに医学の限界があるのだと先生は考えられたそうです。

　そのような子供達も救われる道はないのか。それを求めて先生は色々な本を読みあさられたそうですが、最終的に出会ったのが親鸞聖人が書かれた『教行信証』だったそうです。しかしこの書物は非常に難解で、最初は内容が全く理解できなかったけれど、ここで諦めてはいけないと何年もかけて何度も何度も読まれたそうです。

　そうして分かったことは、仏様には一切の否定が無く、すべてありのままに受け入れてくださるということ。目が見えない子でも「目が見えないか、よしよしそれでもいいよ」。耳が聞こえなくても「それで一向に構わないよ」と受け入れてくれる。死んで行く子にさえ、「そうか死ぬか、生き死には問題にしていないよ」と、条件無しにそのまま受け入れてくださる。だから仏様の前ではすべての人が平等に救われていくのだということに気づかれたそうです。

　医学は否定から始まる。病気と対決して治療するからそれを対治という。一方、仏教は絶対的肯定から始まる。否定せずに本人の側に立ってすべてを受け入れてくれるから同治という（参照『健康であれば幸せか』駒澤勝、法藏館）。

　私はこの先生のお話を聞いて感激しました。同時にスーッと心の整理がつきました。医学と仏教、このどちらも私には必要であり、この二つが車の両輪となって活動して行くことが大切なのだと痛感しました。そして医学と仏教の架け橋となるような活動を今後、否生涯かけて私はやっていきたいと胸を熱くした次第です。

ある看護師長の話

　後半は、最近経験したことをお話しします。

私の外来に、ある病院の病棟看護師長をしていた70歳の女性が腹痛で受診されました。
　検査したところCTで膵臓癌が見つかり、すぐに大学病院を紹介し入院して調べてもらいました。しかし癌はすでに肝臓やリンパ節に転移しており、手術はできないとのことでした。
　当初は入院して治療を続けていた彼女でしたが、入院生活で様々な不平不満が募ってきたそうです。例えば、不眠や痛みをいくら訴えても看護師に十分な対応をしてもらえないとか、私は看護師なのに他の一般的な70歳の老女と同じようにしかみてくれないとか。また医師に対しても、いつも忙しそうで足先や身体が出口の方を向いているなど。しまいには、検査が済み手術もしない患者は、この外科病棟では用なしの対象外の患者なんだとまで思ったそうです。
　そんな折、ある面会者と話をしていた時ふとあることに気がついたそうです。それは、
　「私は今までつい元看護師長という指導者の目で看護師さんたちの行動を見てしまっていたようだ」ということでした。だから一般の人と同じように無心に看護を受けることができず不平不満がたまっていったのだ、これは私の職業病だと。考えた末、
　「自分は入院で最期を迎えるのは無理だ、在宅療法に切り替えよう」と彼女は決心し退院。その足で私の外来を訪れたのです。
　その時のことは今でもはっきりと覚えています。彼女は私にこう言いました。
　「先生がお坊さんだからお願いに来ました。在宅で私の最期を看取ってほしいのです。大学病院が紹介してくださった延命治療のための抗癌剤治療は、してもしなくてもいいです。6ヵ月生存率の表を見せてもらいましたが10％が20％になるくらいで大差ありませんでした。私は１年生存率の表を見せて欲しかったけど見せてくれませんでした。０％ということでしょう。
　それよりも私には希望が３つあります。１つめは、とにかく痛みと不眠だけをとってほしい。２つめに、無駄な点滴や栄養チューブ等は入れずに、枯れるように死なせてほしい。３つめに、この病気を通じて主人と一緒に成長し、最期に主人から、やっと楽になれるねと、ほめられながら見送られたい」と。
　私の医療の手腕の云々ではなく「先生がお坊さんだから」という言葉に最初

は戸惑いましたが、私は了解し２週間に１回抗癌剤の点滴を外来で行いながら自宅療養を続けてもらいました。

　自宅療養を始めてから、ご主人の手厚い介護と抗癌剤の効き目もあってか、彼女の容態はよくなっていき、それに連れ彼女の気持ちも変わっていきました。

　「療養を始めた頃は食事も摂れず、１日寝たきりの状態でした。しかし徐々に食事も摂れ、痛みも減り、不完全ながら主婦としての役割も果せ、庭の手入れなどもできるようになりました」と喜んでくれました。

　そしてある往診の時、彼女はこう言いました。

　「自然の移ろいがとても新鮮で尊いものに感じられ、愛犬や小鳥など命あるものが皆いとおしく感じられるようになりました。必死に世話をしてくれる主人に接し、夫婦の絆の深さを知らされ、この人のために１日でも生きねばと思うようになりました」と。

　私は、この言葉に驚きました。余命１年足らずと宣告された人が、全ての命をいとおしみ、ご主人のために１日でも長く生きていたいと前向きな言葉を発せられるのですから。

　この彼女の気持ちを私なりに考えてみました。人生は「生老病死」であるといわれますが、彼女もこの世に生まれ、老い、膵臓癌という重い病を患い、初めて「自分の死」という現実に直面したのではないでしょうか。彼女にとって死は待ったなしであります。だからこそ真剣に死に向き合い、いのちを見つめていった。その結果いのちが輝いて見えてきたのではないでしょうか。

　そのことを私の大学病院勤務時代の恩師である林克裕先生（宮崎大学医学部・医学教育改革推進センター教授）にお話ししたところ、いたく感動され、彼女のその気持ちを医学部の学生達に直接お話ししてもらえないだろうかとの依頼を受けました。彼女にその旨相談したところ、私の話でよければと快諾してくれ、彼女の講義が実現しました。

　体調の悪いのを押してご主人の車で大学まで１時間かけて来られ、５年生の前で今までの経過やいのちの輝きについてお話ししてくれました。

　学生は患者さんの生の声を聞くことができ、皆感動していました。ある学生は、

　「今日、普段は聞く機会のない患者さんの話を伺った。慣れない場で緊張し

ておられ、気持ちが昂ぶって声をつまらせてしまう場面もあったが、私達が良き医療人に育っていくことを期待されて、心の深いところまで曝け出してくださったのだと感じ、身の引き締まる思いだった。今日の講話を胸に留め、患者さんに向き合い寄り添っていける医師を目指していかなければならないと強く考えるようになった」と感想を述べていました。

　その後、残念ながら彼女の容態は徐々に悪化していきました。それでも往診に行く度に色々なことを話してくれました。
　死の3週間前には、
　「これおかきです。自分の畑で作ったピーナッツやお米等で手作りしたものです。もう作れるのはこれが最後かもしれないので、先生食べてください」と私にくれました。
　「これをつまみにして飲みますね」とお礼を言うと話題が焼酎の話になりました。
　「先生も焼酎を飲まれるのですか」と聞くので、
　「僕は大好きですよ」と答えると、側にいたご主人が、
　「そりゃあ、先生は、お前のような患者ばかり診てるっちゃから、焼酎でも飲まんとやっちょられるかよ」と言われたので、3人で大笑いになりました。その時から3人の気持ちがさらにグッと近くなり、その後お互いに何でも言える、相談できる関係になることができました。
　そして亡くなる1週間前には、
　「食べてもすぐもどしてしまいます。でもこうやって弱っていかないと死ねないのですよね。先生、これで間違っていませんよね。これでいいんですよね」と言い、気力を振り絞りパソコンで作った手紙をくれました。そこには、
　「先生には本当に身勝手なお願いをいろいろとして参りました。最後までこの様なお願いを致しまして申し訳も御座いません。心から感謝と御礼を申し上げます。有り難うございました」と書いてありました。
　死の4日前には、いつもより多弁で、家族みんなに、
　「ありがとう、ありがとう」とお別れを言い、私にも、
　「ありがとうございました。もう思い残す事はなくなりました」と言ってく

れました。
　その時ご家族が写真を撮られましたが、ご主人が彼女の枕元に寄り添い、手を握りあって微笑んでいる、それは仲睦まじい情景でした。

　彼女のお通夜にはその時の写真が飾られていました。そして会葬の挨拶文には、
「よく頑張ったね……もう苦しくないよ」とご主人から彼女へのほめ言葉が述べられてありました。
　私は手を合わせながら、彼女の写真に心の中で語りかけました。
「彼女の3つの願い。1つめの痛みや不眠のコントロールは、十分してあげることはできなかったけれど、3つめの、主人にほめられながら見送られたいという願いは、かなったようですね。本当によかったですね」と。

月愛三昧

　彼女のお通夜に行って、もう一つ心に残ったものがありました。それは、通夜会場の入り口に飾ってあった押し花でした。
　これは彼女が病床で作ったもので、砂漠の上に優しく照り輝く月をイメージした押し花でした。この絵を見て、私は『教行信証』の信巻に出てくる月愛三昧（がつあいざんまい）という言葉をふと思い出しました。王舎城の悲劇として知られている物語に出てくる言葉です。その物語とは、
　「ある時、インドのマガタ国に王舎城というお城がありました。王様の名前はビンバシャラ（頻婆沙羅）、お妃の名前はイダイケ（韋提希）といいました。その2人の間に皇子が生まれ、名前をアジャセ（阿闍世）王子といいました。その王子がお釈迦様の従兄弟のダイバダッタ（提婆達多）にそそのかされて、父親のビンバシャラ王を牢屋に幽閉して殺してしまいます。
　王様が死んだあと、アジャセはようやく自分の罪の重さに気づきます。そして罪の重さにさいなまれ心因性の腫れ物ができてしまいます。
　6人の大臣が次々にやってきて王子にアドバイスしますが、王子の腫れ物は治りませんでした。最後に医師のギバ（耆婆）の勧めによりアジャセは、お釈迦様のもとを訪れます。お釈迦様は、それを月愛三昧という方法で治していき

ます。
　月愛三昧とは、月の光が私達を静かに優しく照らしてくれるように、あれこれ言うのではなく黙って傍にいて相手の痛みや苦しみを受け止めていくことをいいます。
　このお釈迦様の月愛三昧によりアジャセは心身ともに救われ、腫れ物が治っていくのです」。
　この月愛三昧の心を鍋島直樹先生は、
　「Not doing but being（何かすることではなくそばにいること）」と訳して教えてくださいました。
　病む人の傍らにいてじっと話を聞き、その人の悩みや苦しみに共感していくこと。これが月愛三昧であり、医療やビハーラ活動における究極の癒しではないかと思います。
　病床でこの押し花を作った彼女も、ご主人の優しい介護に無意識のうちに月愛三昧のこころを感じていたのかもしれないと思いました。

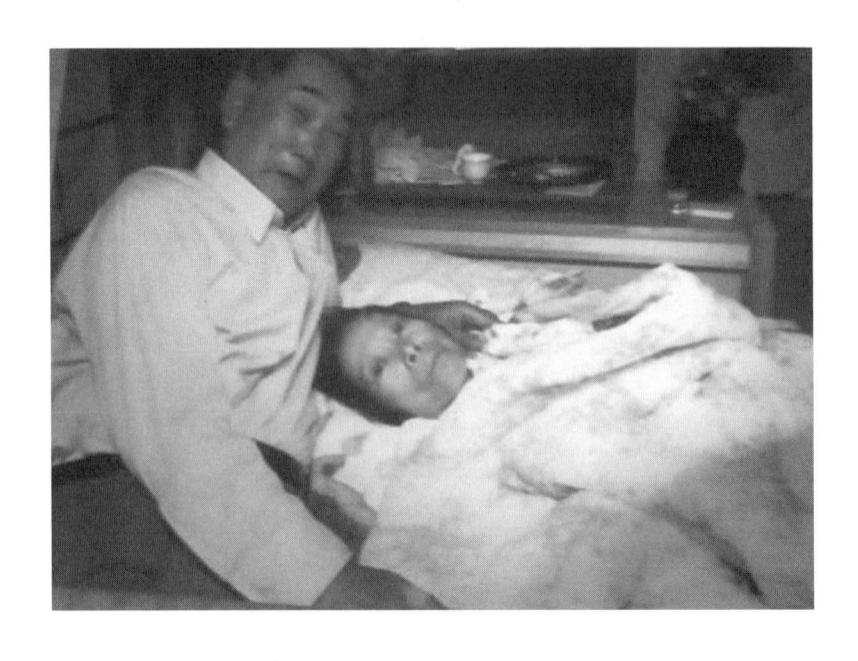

終わりに

　彼女の話を聞いた医学生が、卒業していきました。大学の林教授と相談し、卒業記念に彼女の講義録を小冊子にして全員に渡すことになりました。その本の題名を、『月愛三昧〜なにかすることではなくそばにいること〜』とし、彼女の押し花の絵を表紙とさせてもらいました。

　医学生達は卒業後、医師となり臨床の現場で様々な患者さんと出会っていくでしょう。そこで患者さんの苦悩に直面し立ち往生することもあると思います。そんな時、その冊子を読み返し、月愛三昧の心を思い出してくれればと願うことであります。

38

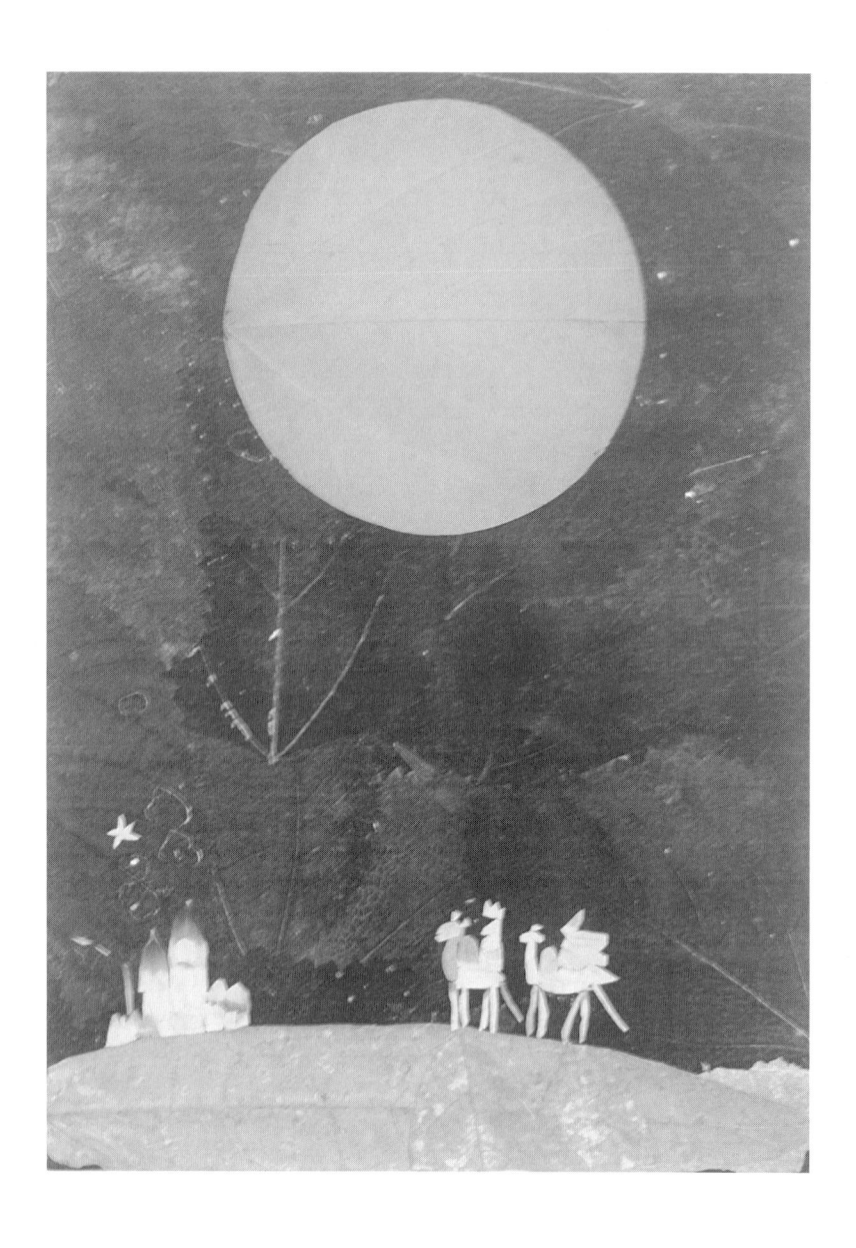

最期まで安心して暮らし、安らかに看取られるためのまちづくり
── 「かあさんの家」での生と死

市原 美穂

1 「宮崎にホスピスを」から「宮崎をホスピスに」の活動へ

　誰もが人間らしく、心豊かに暮らしていける社会であればいいな、最期は自分の家で身近な人に囲まれて暮らしたいなと願っている。1998年、終末期を家で過ごす患者とその家族の支援をしようと立ち上げた当会は、在宅ホスピスについての勉強会からスタートし、在宅ホスピスボランティアとして、家族のいないときの見守りや外出の同行などの活動を行っていた。
　その頃宮崎市にはホスピス病棟がなく、宮崎にホスピスを設置して欲しいという県民運動が起こった。ホスピスは作って欲しいけれど、そこが死に場所になって欲しくない、作るのならば在宅ホスピスのバックアップベッドが欲しいと、宮崎市議会と宮崎市郡医師会に「緩和ケア病棟及び在宅ホスピス支援センター設置の要望書」を提出した。要望書を受けて2001年に開設された宮崎市郡医師会病院・緩和ケア病棟は、在宅の後方支援という理念で、当時では先進的な病棟である。基本的には在宅でかかりつけ医の後方の病棟として、かかりつけ医に協力して、患者が可能な限り、できれば最後まで自宅で暮らせるように支援していくという運営方針でスタートした。
　当会の設立のきっかけは、このように「宮崎にホスピスを」から始まったが、最後まで安心して自分の生を全うできるまちづくりを活動のミッションにすえ、まちづくりを医療体制づくりと並行して進めていかなければならないという視点から、「宮崎のまち全体をホスピスに」の活動へと発展していった。
　急速な高齢化にともない、高齢者世帯や独居高齢者の数が急増している。そんな中、介護が必要になり、自立して自宅で暮らしていけなくなると介護施設に入居するということになる。施設の入居者の約7、8割は認知症があると推

定され、その上に慢性疾患や障害を抱えている。また、医療依存度の高い患者（低酸素脳症や神経難病など）で家族介護が限界になったケースや、グループホームで生活していた人が癌になり、退院になっても元のホームに戻れないケースなど、どうしても在宅へ戻れない人をどこで看たらいいのかという方の相談が増えてきた。

2　最期を「どこで」「どのように」生きるか

そこで、空いている民家を借りて「かあさんの家」を開設した。ここは、住民登録をしている自宅ではないが、もう一つの家である。「最後まで、暮らしと「いのち」を支えること」が大きな目標である。それは病人としてではなく普通に暮らし生活する人として、朝、目が覚めて顔を洗い、食事をし、気持ちよく排泄し、眠るという日常行動（ADL）の支援を行い、痛みが緩和された状態で毎日が暮らせることを目標にする。

・なぜ「かあさんの家」を作ったのか

核家族や地域力の不足などの社会情勢の変化で、独居あるいは高齢者のみの世帯が増えて、病気を得てから一人暮らしが困難になる方が増えている。その場合、施設を探すことになるが、気管カニューレ・IVH・胃ろう・緩和医療などの医療の依存度が高い人の介護は、スタッフの不足等で介護施設に受け入れを断られることが多い。

また、認知症でグループホームで暮らしていたが、がんを発症し病院に入院した場合、積極的な治療を望まなければ退院となるが、これまでの施設から受け入れを断られ戻れないケースが多い。また緩和ケア病棟では、高齢のがん患者は症状も穏やかで長期にわたる場合が多いため入院の優先順位は低く、認知症があると一般病棟でも断られることがある。つまり、制度の枠組みから外れた人の受け皿がないのである。

このような人が、緩やかに集まって共に住むという、自宅ではないけれど、もう一つの家として「かあさんの家」を開設した（図1）。

(図1)

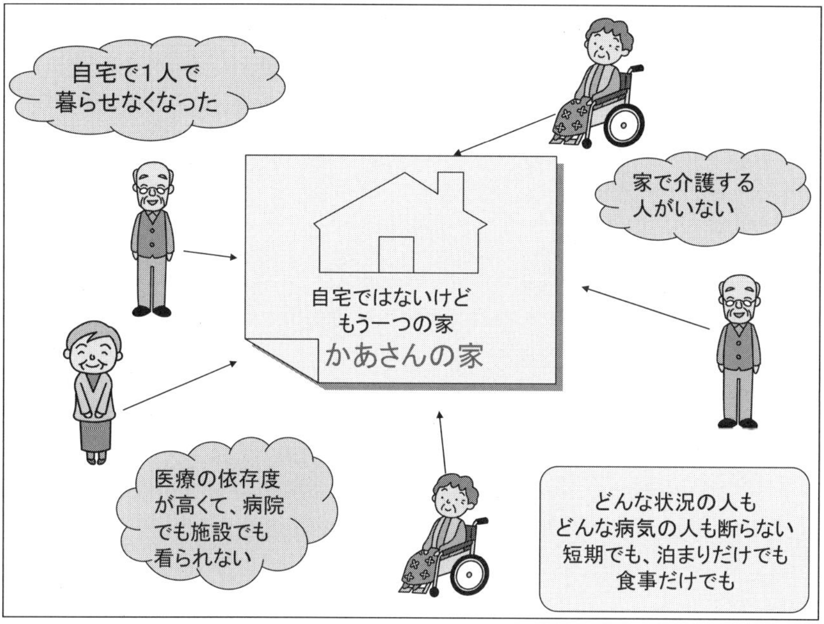

```
自宅で1人で
暮らせなくなった

家で介護する
人がいない

自宅ではないけど
もう一つの家
かあさんの家

医療の依存度
が高くて、病院
でも施設でも
看られない

どんな状況の人も
どんな病気の人も断らない
短期でも、泊まりだけでも
食事だけでも
```

・「かあさんの家」の仕組み

　一人一人の状態に合わせて、在宅医療と介護のケアチームが入り、個別ケアを実践している。入居者には必ず24時間対応の在宅療養支援診療所が主治医として関わり、訪問看護や介護保険サービスなどは主治医意見書に基づいて提供される。訪問看護、訪問入浴や訪問リハビリなどを使いながら、他事業所のデイサービスやデイケアにもかあさんの家から出かける。

　チームを構成するのは、在宅療養支援診療所、訪問歯科、訪問看護、訪問リハビリ、調剤薬局などの医療と、デイサービス、福祉用具事業者、訪問入浴、訪問介護等の介護事業所で、多職種が、一人の利用者に連携してチームを組んでいく。主治医との連携で精神科、皮膚科、泌尿器科、神経内科の医師が、その人の病状にあわせて関わることもある。このような医療の地域連携が看取りには欠かせない。

　しかし、フォーマルな医療と介護のサービスだけでは、生活を支えることは

困難になる。介護度に応じてのケアプランは、1日24時間の内、スポットのサービスにすぎず、その他の時間をインフォーマルなサポートとして、家族に代わってスタッフが担っている。どうしても自宅で最期まで過ごせない理由が、このインフォーマルな部分にある。老々介護など介護力が弱くて他の家族の支援が受けられない場合や、介護している家族が疲労疲弊した場合などで、自宅に暮らし続けられなくなるからだ。

　スタッフは、当会が運営する「訪問介護ステーションぱりおん」から派遣する介護職である。1軒あたり6名のヘルパーが、夜勤1名、日勤2名の体制で、24時間2交替の勤務で日々の暮らしを支えて最期まで見守る。スタッフは、家族とはなれないが全く3人称ではなく2.5人称の疑似家族となる。

　「かあさんの家」は、このようにフォーマルなサービスとインフォーマルなサポートを、外付けで入れていくことに特徴がある。つまり、「居住」と「ケア」を統合して持ってくるという仕組みである（図2）。

(図2)

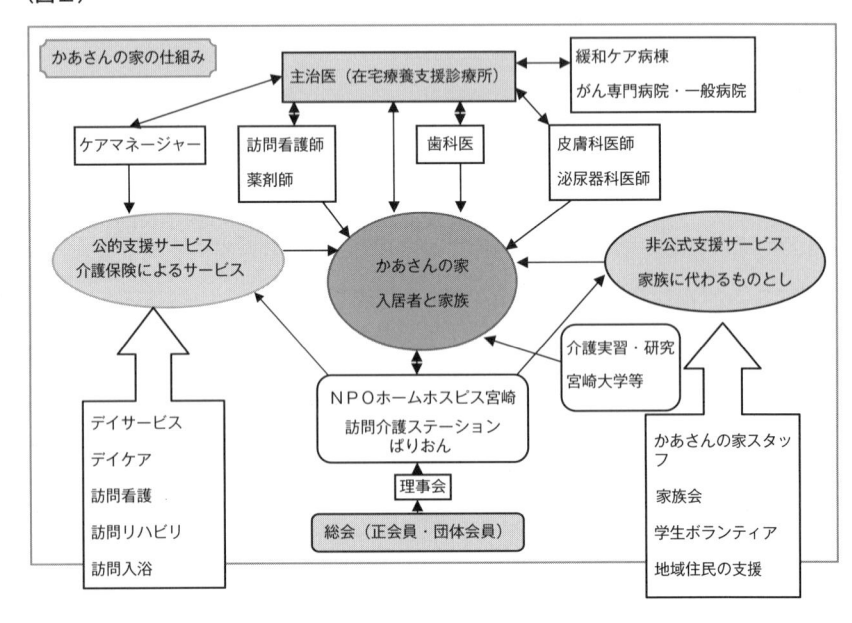

・住まいと環境

　今、全国には住人が高齢で施設に入居していたり、亡くなったりして空いている民家が増えている。人が住んでいた住宅には、暮らしの歴史があり地域との関わりも残っている。その民家の持つ力を利用して、住み慣れた地域の中に住み替える「家」をつくっていくという試みでもある（写真１）。

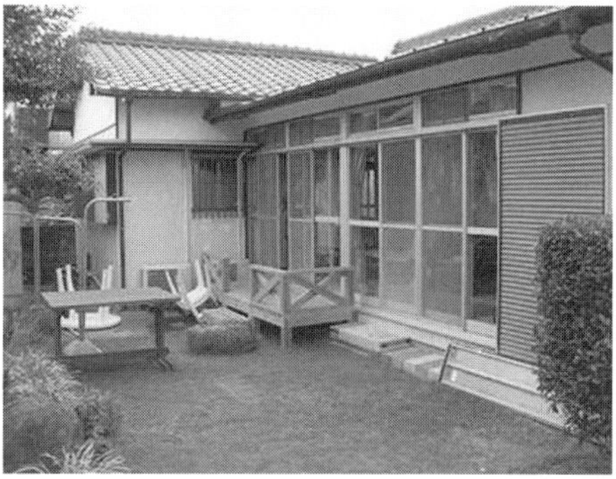

（写真１）

　そこは何気ない住宅地の風景の中に在る。日当たりが良く、ちょっとした庭がありお部屋から眺められる空間がある。ほっと和む居場所には欠かせない縁側では日向ぼっこをしながらゆったりとした時間が流れる。

　広さは100平方メートルくらい、30坪程度で、人の気配のわかる広さである。必ずしもバリアフリーでなくても良い。バリアが逆に生活リハビリになるのである。家具や壁をつたってできるだけ歩行を持続できるようにする。最初の改装は最小限にして、実際に住みながら利用者の状態に合わせて整える。

　看取りの時期になると居間の近くにベッドを持ってくる。他の入居者の食事をしたりおしゃべりをする何気ない話し声や、食事を作る台所のコトコトという音や匂いが漂い、始終人の話し声がして、それが安心感につながっている。

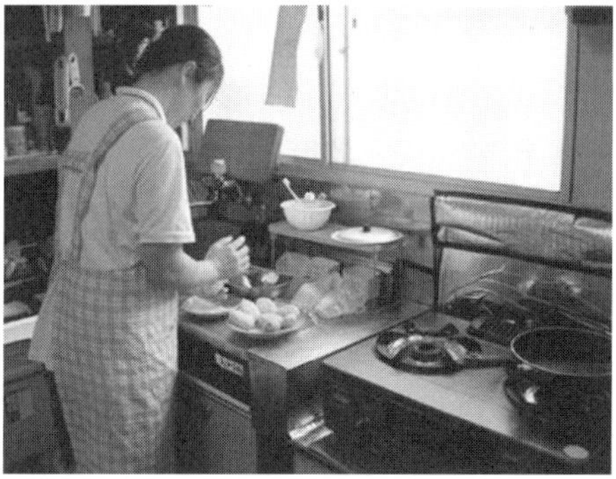

　新聞配達の音で目覚め、窓を開けると風で季節を感じ、もうすぐ食事だと漂ってくる匂いで感じる。「家」は人の五感を刺激しながら暮らす空間であり、そこにこそ暮らしがあると考える。これが私たちが民家にこだ

（写真２）

わる理由でもある（写真2）。

・入居者は5名

　5名という人数はケアの黄金比ではないかと経験的に考えている。集団を形成する最小限の数で、それまで違った人生を歩んできた人たちが、それらを受け入れ共に生活をする人数の限度ではないかと思う。擬似家族になってお互いに気遣い合って暮らすには、大勢より少人数で5人から6人ではないだろうか。

　そして、どんな状況にある人も断らない、つまり医療依存度が高くても、残された時間が余りなくても、どうやったら受け入れていけるかを皆で考えていく。そのことによってスタッフはどんどんスキルアップすることができるし、入居者から学び、介護技術も獲得していくのである。

　これは入居者5名に5、6名のスタッフが介護にあたり、1対1介護で実現できると考える。しかし、人件費が全体経費の8割を超えるので、必ずしも経済効率でいえば良くない。運営を安定させるには当然入居者を増やすことがいいのだが、ケアを充実させるためにはあえてこの入居者5名が一番良い。

　地域の空いている民家を、個人資産というだけでなく、既存の社会資源だと考えて活用していけば、新しい施設を建設しなくてもすむ。そのコストを人件費にかけてケアの質を向上させることができるのではと考えている。

3　暮らしの中にホスピスがある

　「かあさんの家」のもう一つ目標は、家族が悔いのない看取りができるように支えることである。

・最後まで口から食べたい

　だんだん口から食べられなくなって栄養が取れない状態になってくると、ご家族はこのまま死んでしまうのではないかと心配する。老衰で身体の機能が少しずつレベル低下してきていると理解していても、それでも元気になってもらいたいと願う。「母はうなぎが好きだったから」といって、もう食べられない状態であっても、うなぎを持ってきたりするのが家族の気持ちだと思う。

　どうやって家族が老いのプロセスを納得し、いずれ亡くなることを受け入れ

ていくのか、家族の気持ちにより添って、そのために何度も家族が納得するまでカンファ（協議会）を開く。そのメンバーはかかりつけ医を中心に、歯科医や看護師、栄養士、作業療法士などで摂食嚥下チームを組んで、最期まで口から食べるということを支援する。

　口から食べることは、人間の根源的な欲だと思う。つまり、食べられなくなったら寿命だという価値観が今揺らいでいる。医学的には、栄養補給ができなくなったら胃に穴を開け、栄養を補給する技術が比較的簡単にできるようになり、栄養状態は保たれているが、これによって言葉を失い表情もなく寝たきり状態でいる高齢者が増えている。

　これは、自分の命をどう考えるか、一人一人の死生観の醸成をもってしかないと思う。つまり、死をどうとらえるかの価値観が問われている。

・死をどうとらえるか

　少しでも長く生きるか、人生の充実を優先するのかという価値観が、死をどうとらえるかということにつながる。

《事例》

　Kさんが玄関に座って「俺は日南に帰る。タクシーを呼べ」と言って動かないという。急いでボランティアの看護師のUさんをともなってかあさんの家に急いだ。Kさんは、肝臓がんの末期で、すでに黄疸症状も出ていた。スタッフはなんでこんな状態の人を外出させるのかと心配したが、しかし、この人の最期の望みであり、それをサポートするのが大切であり、一期一会でこの時しかないのだ。これは一歩踏み込んだケアである。

　何があってもおかしくない状態なので、息子さんに電話で「もしものことがあるかもしれませんが……」と了解をもらって車のシートを倒して車を走らせた。途中窓から眼下に広がる太平洋を眺めながら、日南市の飫肥城の大手門の前に着いた。「どうする」と聞いたら「降りる」と言われたので、支えながら立ち上がったもののもうこれ以上は動けない。「およばん」と言われた。こちらの方言で「もうどうにもならない」という意味だ。再び車に横たわり「かあさんの家に帰ろうか」と車をゆっくり走らせた。そうしたら「そこを突き当たって坂下りろ」「そっちに行ったら教会がある。そうじゃろう、その先には保

育園があるぞ」。Kさんは目を瞑ったままだったが、飫肥の町を歩いたのだ。そして「息子を呼べ」と。息子さんに言っておきたいことがあったのだと思う。かあさんの家に帰りつくやいなやほっとしたように眠ってしまい、結局駆け付けた息子さんとお話しすることはできなかった。そのまま傾眠状態が続き、1週間後にご家族の見守る中で静かに息を引き取られた。

　実はKさんは息子さんが結婚するのを許していなかったそうである。年上の人との再婚は明治生まれの父親としては簡単に受け入れられなかったのだ。本当はもうとっくに許しておられたのだが、人は亡くなる前には和解したがっているなと思わされることがよくある。Kさんの場合も、亡くなる1時間前に本当に30秒くらいだと思うが、目を開けられたそうだ。傍に寄り添っていた息子さん夫婦は、思わず「お父さん私たち仲良くするから安心して」と声をかけたそうだ。そしたら、すっと目を瞑って1時間くらいして息を引き取られた。お通夜に行った時に「実は父が私たちを許してくれたんです」と涙を浮かべて嬉しそうに報告してくださった。もう言葉では何も伝えられなかったけれど、家族だからこそこれをお父さんのメッセージとして受け取れたのだと思う。

　医学的には絶対安静の状態であっても、病気（身体的）よりも、人間として全体を見ることが大事だと思う。高齢者の場合は特に、医療を尽くして死に至るのではなく、その人らしく人生を全うすることと、最期は穏やかに過ごすことが一番価値のあることだとすることが大切だと考える。

・「立派な旅立ちでした。また、お会いしましょう」
　（写真3）は、看取りをしているときのかあさんの家の庭の風景である。ひ孫さんが賑やかに遊ぶ声を聴きながら、そういう状況の中で逝かれた。これは病院ではできないことである。小さい子供に曾おじいちゃん曾おばあちゃんが死ぬという現場を見せてほしいなと思っている。もう残された時間があまりなくなると、お孫さんや曾孫さんを是非臨終の場に連れて来てくださいとお願いしている。

　また、認知症の方にもしっかりと事実を看てもらいたいと思っている。ずっと教会のボランティアでオルガンを弾いていた方が、同居者が亡くなった時を

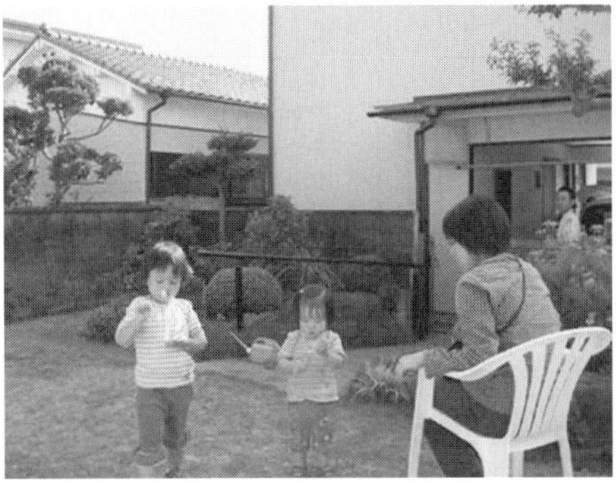

察して賛美歌を弾いてくださる。認知症で今言ったことも忘れてしまうのだが、でもオルガンは弾ける。

　かあさんの家に同居している方が亡くなる時、それをどう伝えるのかとよく質問を受ける。隠さずにはっきり、今こういう状態です、もうそろそろお迎えが来るような時ですよと伝える。認知症であっても大切なことですからきちんと理解できるし、むしろ、伝えないことは失礼なことである。

　認知症の方が、亡くなった方の胸に手を置いて、「立派な旅立ちでした、またお会いしましょう」と言葉をかけられた。認知症であっても何もわからないのではなくて、そういう感情的なものとか大切なことは全部理解され、そしていずれ自分も行く道だということを受容しておられる。

（写真3）

・看取りは家族のもの

　大切な方を看取る主体は家族である。現在は病院での看取りが大半だが、病院での死と在宅での死は質が違うのではないかと思う。かあさんの家では、入居時に「看取りはご家族にしていただきますので」とお願いしている。

　臨終の際、病院では血圧や脈拍、心電図等のモニターを見ながら、死を管理していく。その場にいる家族もモニターを見てしまう。そして異常のランプがつくとナースコールを押して医療者がくる。心電図がフラットになって死を確認する。しかし、これは身体的なものの死であり、大切な人の死を看取るということは、それだけではないのではないか、かあさんの家での看取りをみていてそう思う。

　亡くなっていくときに最後の大仕事をしていくのではないか、その仕事とは、人としてどう生きていくかということを残された人に伝えていくのである。病院の看取りではなかなか伝えにくいのではないかと思う。

かあさんの家にはモニターはない。ここでは、手を握って脈を取りながら、チアノーゼの出ている足をさすり、途絶えそうな息遣いに声をかける。ゆっくりと家族の時間が流れる。だんだん悪くなっていく容態をそばで見守ることで、家族は大切な人の死を受け入れていく。この時間は誰のものでもない家族の時間である。逝く人が、家族にしかわからないメッセージを伝え、残される人がそれを受け取る時間でもある。

　このような時期になると、スタッフは、本人から少し離れて控えめになる。家族が安心してゆっくり寄り添えるように、支援を家族にシフトする。つまり、家族の食事やお茶をすすめながら家族の思いを聞くこともある。泊り込まれる場合は、入浴や洗濯等を手伝う。

　人生の大きな出来事である「死」を、病院から生活の場に取り戻せないか、病院完結型医療から地域完結型医療へシフトすれば、それは家族の主体的な看取りにつながる。家族が安心して看取れるためには、地域の中にそれを補完する仕組みも必要で、かあさんの家はそのモデルになるのではないかと考えている。そういう意味では、看取りの場面は、医療というより文化なのではないだろうか。

・いのちのバトンタッチ

　次の詩は、当会が平成21年度ホスピスケア市民講演会にお招きした、青木新門氏（映画『おくりびと』の原案となった『納棺夫日記』の著者）のネット詩集からの引用である。

　　人は必ず死ぬのだから
　　いのちのバトンタッチがあるのです
　　死に臨んで先に往く人が
　　「ありがとう」と云えば
　　残る人が「ありがとう」と応える
　　そんなバトンタッチがあるのです

　　死から目をそむけている人は

見そこなうかもしれませんが
目と目で交わす一瞬の
いのちのバトンタッチがあるのです

　「ありがとう」と言ったら残る人が「ありがとう」と応える、そんなバトンタッチがあるというのが、取り戻さなければならない看取りの文化だと思う。

4　ホームホスピスの提案

　暮らしの中にこそホスピスがあると思っている。質の高い生活つまり QOL（クオリティ・オブ・ライフ）の実現は、単にサービスを増やすことではなく、その人の人生が意味のあるものにするための支援である。そのケアの積み重ねが、QOD（クオリティ・オブ・デス）につながっていくのだと考える。

　人生の最後を迎える時、自宅で暮らし続けることが困難になれば住み替えていく、それが馴染みの地域であればと願う。今、日本全国の地域には空き家がたくさんある。それを活かして、より自宅に近い形で安心して暮らせる居場所にしたらどうだろう。小規模で擬似家族のように最後まで暮らしを支える「ホームホスピス」を提案する。

学術講演：いのちを考える

―救急、がん医療そして緩和ケアの現場を通じて

馬場　祐康

開 催 日：2011年11月24日（木）
開催場所：龍谷大学大宮学舎清風館Ｂ103

【司会：鍋島センター長】

　みなさんおはようございます。本日はご来場ありがとうございます。只今より文部科学省私立大学戦略的研究基盤形成支援事業の龍谷大学　人間・科学・宗教オープン・リサーチ・センターの主催で特別講義を開催します。開催にあたり、本日のご講演の先生をご紹介いたします。本日のご講演は、この私たちのプロジェクト「死生観と超越」に関わって、緩和ケアの最前線でご活躍の馬場先生をお招きいたしました。馬場先生は現在、京都の城陽にある、あそか第２診療所ビハーラクリニックの院長をなさっております。このビハーラクリニックに就任されてからはまだ半年なのですけれど、ここに至るまでの先生の簡単な略歴をご紹介させていただきます。先生は医師で、自治医科大学をご卒業の後、岩手県立釜石病院で外科の医師をされ、その後、岩手県環境保健部医務課付医師、大野村診療所所長を平成４年から約３年間勤められます。このとき先生は人口約7000人の村でただ１人の医師として仕事をされたということです。そのあと岩手県立久慈病院、それから今日スライドにも出てくる岩手県立大槌病院、盛岡赤十字病院等々でご活躍になりました。その後京都にご縁ができて、薬師山病院、そして現在あそか診療所のビハーラクリニックの院長をなさっています。先生は日本外科学会の専門医であり、日本救急学会の専門医でもあります。そして日本緩和医療学会の暫定指導医という立場でもあります。しばらく前に「コードブルー」というドラマがあったことを知っていますか。山Ｐ

（山下智久）が主役の。先生はちょうどあの山Pのような仕事をなさっておられたわけです。そういう救急救命の最前線で尽力された先生が、縁があって今、緩和ケアという終末を迎える患者さんを全力で生き抜くことができるよう支える仕事に就いておられます。心から敬意を表します。それでは馬場先生から「いのちを考える―救急、がん医療そして緩和ケアの現場を通じて」と題してご講演をいただきます。どうぞよろしくお願いいたします。

【馬場】

はじめに

　はじめまして、あそか第2診療所の馬場と申します。今日は皆さんお忙しいところをお集まりいただき本当にありがとうございます。鍋島先生には過分なご紹介をいただきまして、感謝申し上げます。

　「いのちを考える」ということで、いろいろな立場の先生方が講演をされたと思います。今回、私の特徴は、救急をやっていたということ、それから1人で村の診療所にもいましたし、さらにそこから抗癌剤を用いるがん医療にも携わり、そこから自分なりの問題というか生きるということについて考えることがあり、今現在緩和ケアというところで仕事をさせていただいております。それでは始めさせていただきます。

　ご紹介にありましたように、私は岩手の出身で、盛岡一高で学びました。この学校の前身は盛岡中学で、宮沢賢治が学んでおりました。一方、盛岡の北山には願教寺さんがあり、近代仏教の先駆者として高名な島地黙雷の息子にあたる島地大等の時に、この宮沢賢治が夏季合宿に参加しているということが記録で分かっています。

　龍谷大学では今回「宮沢賢治の死生観」という研究展示をされているとお聞きし、私も後で見に行きたいと思っておりますし、なにかのご縁、つながりを強く感じる次第であります。

　その後、栃木県にある自治医科大学で学ばせていただき、卒業と同時に岩手での地域医療に携わってまいりました。その中で、現代医療の問題点も感じて

(図1)

現代医療の気付き
1・治癒： 治らない人は？
2・症状緩和が不十分： 医師のせい？
3・精神的援助も不足： 精神科Dr？
4・神の手： チーム医療？
5・流れ作業： 個性は？

きました。

　手術をしたり、お薬で治るという方は良いのですが、やはり治らない病気をもち続けるという方もいらっしゃるわけです。そういう人たちはどうしたら良いのだろうか？という疑問が出てきました。

　また、がんの患者さんの7割から8割には痛みという問題が出てくるのですが、痛みの緩和の方法を身につけた医師が少ないという現実がありました。目の前のとある患者さんには明日手術しましょうと言い、かたや隣の部屋の患者さんはもう長くはないかもしれない、という両極面を20年見続けてきて、自分自身でもどうしたら良いのだろうと思っていました。精神的な援助ができる精神科のドクターも全国的に少ないですし、ですから、患者さんを1人で全部を引き受けることは難しいのではないか、ということを感じていました（図1）。

救急医療の現場

　巷ではテレビに登場する神の手とよばれる外科医など、すごい先生方がいらっしゃる。一方で私のように地域で目の前の患者さんをどうしたら良いのかと悩む医師、というギャップを感じつつやってきました。

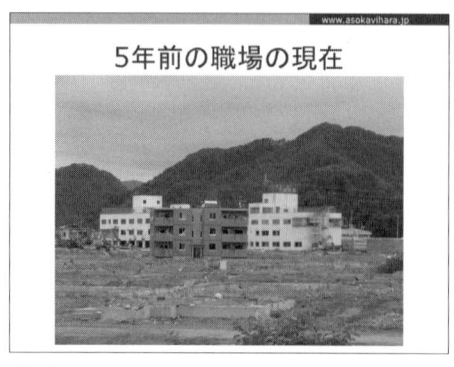

(図2) 5年前の職場の現在

　救急医療では、ある型にはまった、流れ作業的な部分もあります。救急のABCと言われるように、患者さんが来たらまずA、これは気管（airway）を、空気の通り道を確保しなさい、次にB、呼吸（breathing）をしているか確かめなさい、そしてC、血液の流れ（circulation）があるかどうかを確認しなさい、ということになり

ます。患者さんが来院したら、このABCの繰り返しなのです。そのことをやるだけに陥ってしまっていないか、というような疑問をまた感じつつ過ごしてまいりました。

5年前の職場は大槌というところにあります（図2）。8月に行ってきたのですが、白い建物が勤めていた病院で、私のアパートの建物は残っていましたが、ほかは何もなくなっていました。ですから今、私がここで皆さんにこういう話をしていること自体、不思議だなと思いつつ、今現在を過ごしているというのが実感です。

今日は、1：救急医療のこと、2：がんのこと、それから3：緩和ケアのこと、この3本立てでいきたいと思います。

まず、救急の実態を皆様にお知らせしたいと思います（図3）。

平成20年のデータによると、救急車の出動件数は500万件を超えており、平成10年に比べると約4割増加しています。救急車を利用しやすいということは良いのですが、その結果、119番通報してから現場に到着するまで約2分長くなり、約8分かかるようになりました。その待っている時間というのは、呼んだ人にとってはとても長く感じられる時間です。わずか8分のことですが、何十分にも何時間にも思えたというふうにおっしゃいます。さらに、そこから病院に着くまでに約35分かかります。これは8分延長しています。また場所によっては受け入れてくれる病院がないという問題も起きています。

それで、救急車を利用した人の半分は帰宅できるような方々で、重症の方は約10％、来院すぐに亡くなる方は1.5％という報告もあります。もちろん、その方やご家族にとっては急病で、重症に思えるわけです。救急車の出動件数は右肩上がりに増えています。

以前、帝京大学救急部での短期実地研修を受けました。東京都の場合、およそ20か所に東京消防庁のホットラインがあり、「そちらでは受け入れ可能ですか？　○○○で搬送をお願いしたいのですが」と、救急患者の受け入れ要請の電話がきます。鳴り方が違うのでみんな一瞬ビクッと身構えるんですね、そういう体制で24時間やっていました。医師も多いので、一気に採血や点滴、検査ができ、集中治療室（ICU、intensive care unit）に入院ということになります。そこは常に心電図、呼吸が監視されており、呼吸が不安定な方は人工呼吸

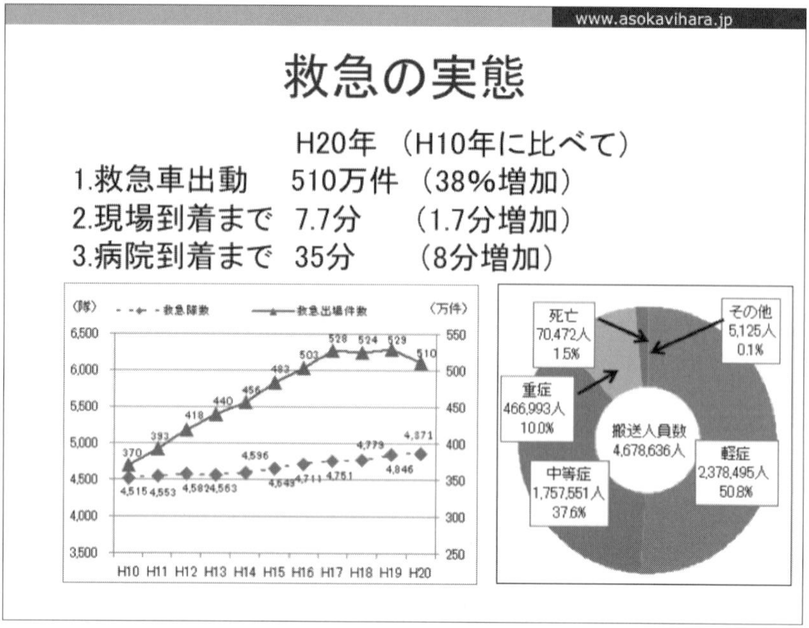

54

救急の実態

H20年 （H10年に比べて）
1. 救急車出動　510万件　（38％増加）
2. 現場到着まで　7.7分　（1.7分増加）
3. 病院到着まで　35分　（8分増加）

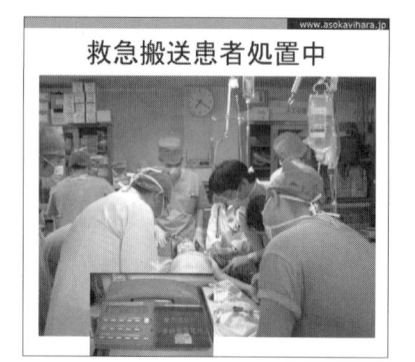

（図3）

救急搬送患者処置中

（図4）

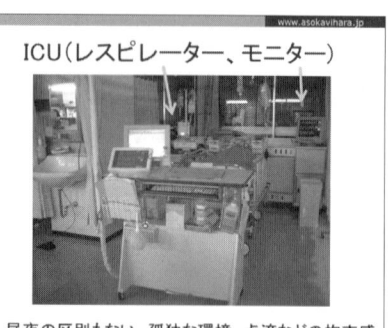

ICU（レスピレーター、モニター）

昼夜の区別もない、孤独な環境、点滴などの拘束感

（図5）

器（respirator）で呼吸の補助をする場合もあります。今はこの装置も小型化され移動にも面倒がなくなりました。ベッドは、転落防止目的に柵で四方が囲まれます。ですから、ご家族が面会時間に来た時は、患者さんが檻に入れられているようにも感じます。昼夜の区別もできにくい孤独な環境であり、本人も拘束されているという気分になります。そのような場所です（図4）（図5）。

　これからの話は交通事故についてです。もしかするとトラウマになった経験を思い起こさせることになるかもしれません。

　まずは死亡診断書について説明をします（図6）。

　外科や救急部門で何枚も書きましたが、記載事項は生年月日、氏名、死亡時刻をまず記入します。死亡の判定というのは医師の仕事です。生まれた時も医師が判定します。この判定をもとに戸籍ができ、また無くなるということになります。さらに重要な事は、何で亡くなったのかという理由です。死に直結した病気は？　他にあった病気は？　関係した手術は？　病気なのか事故なのかの違いも重要です。交通事故、火災、溺水、窒息などのことです。お正月になると餅を詰まらせて窒息という事故も毎年のように起こります。診断日、そして医師の署名という形式になっています。

　次は交通事故の概要についてです（図7）。

　1970年、16,000人余りが交通事故に遭われて亡くなっていました。そのため警察の方々の取り締まり強化、違反に対する法令改定等が行われました。その効果で死者数は減少し、2010年で4,800人余りという、実に3分の1に減りました。しかしまだ京都では1年間に96人亡くなっています。週に2人が交通事故で亡くなっている計算になります。今日皆様にお伝えしたいメッセージの1つは、<u>交通事故には気を付けてください</u>、です。事故が多いのは夕暮れ、車から見えにくい時間帯が多いのです。反射材などを付けて見えやすくすることもよいです。自転車の無灯火走行は危険ですからやめてください。そして行動には時間の余裕を持っていただきたいと思います。

　私も車を運転していて3度危険な目に遭遇しました。前の車が居眠り運転で対向車線にはみ出しトラックにぶつかりました。ところが、その車が衝突の弾みで私の車のほうへ跳ね返ってきたのです。何とか避けることができましたが、今思うと怖いです。どこで事故に遭うかわからない、そういう時代に生きてい

(図6)

死亡診断書

氏名、性別、生年月日
死亡時刻
死因（直接、影響したもの）
手術の有無

死因の種類
病死
外因死：交通事故、溺水、火災、窒息、中毒、自殺、他

診断日
医師の署名

(図7)

交通事故死　1970年16765人が最悪

2010年　4863人　（最悪時の約1/3に減少）
　　　13.5人/日、約2時間に1人、65歳以上が半数
- 1位　北海道、東京都の215人
- 3位茨城県205人、4位大阪府201人、5位埼玉県の198人
- 20位　京都96人（2人/週）

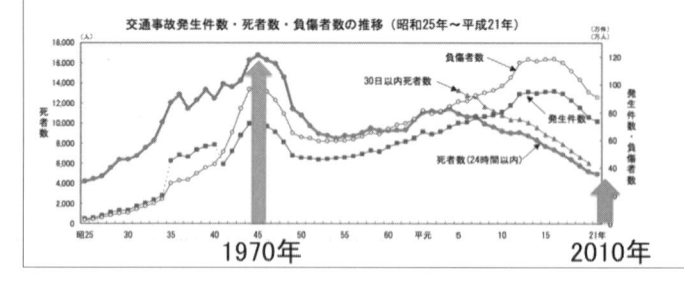

交通事故発生件数・死者数・負傷者数の推移（昭和25年〜平成21年）

1970年　　　　　　2010年

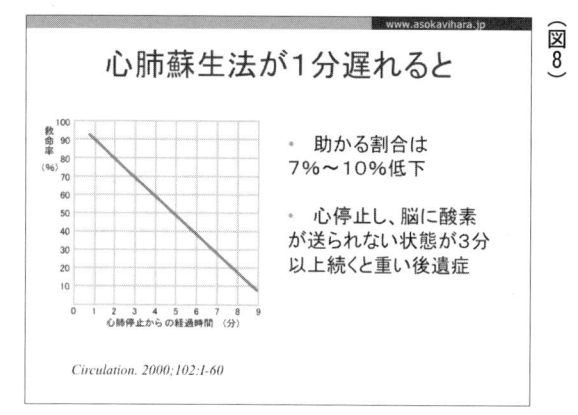

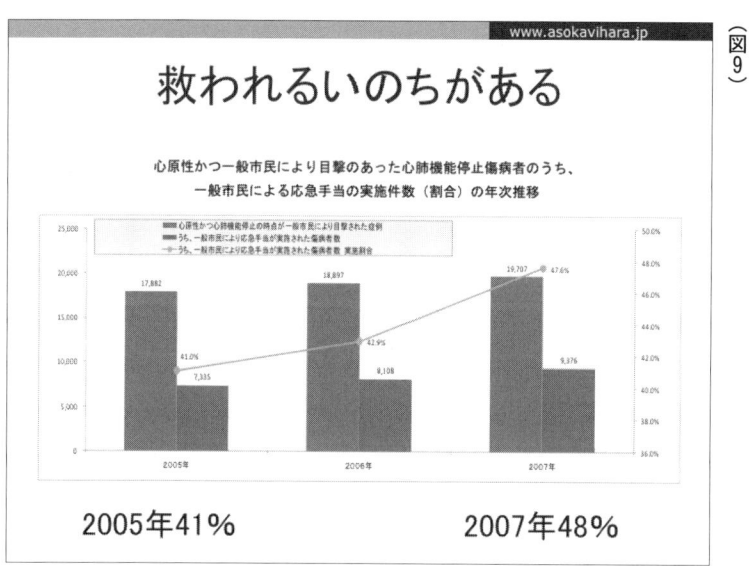

(図8)

心肺蘇生法が1分遅れると

- 助かる割合は7％〜10％低下
- 心停止し、脳に酸素が送られない状態が3分以上続くと重い後遺症

Circulation. 2000;102:I-60

(図9)

救われるいのちがある

心原性かつ一般市民により目撃のあった心肺機能停止傷病者のうち、一般市民による応急手当の実施件数（割合）の年次推移

2005年41％　　2007年48％

るのです。

　ここからは救急蘇生の話になります。

　事故や病気で意識がない、呼吸がない人を見かけたら、心肺蘇生（心臓マッサージ、人工呼吸）をやりましょうということです。というのも、心肺蘇生が1分遅れるごとに、助かる割合が約10％低下すると言われているからです。単純にいうと10分遅れたら助からないのです。脳の状態から考えると、3分間遅

れると後遺症が残るとも言われています。分単位の対応が、その人の将来を左右します（図8）。

「胸が苦しい」というような、心筋梗塞の場合、近くに居た人が何らかの応急手当てをやってくれている率が、2年間で7％伸びています。助かる可能性が増えているのです（図9）。

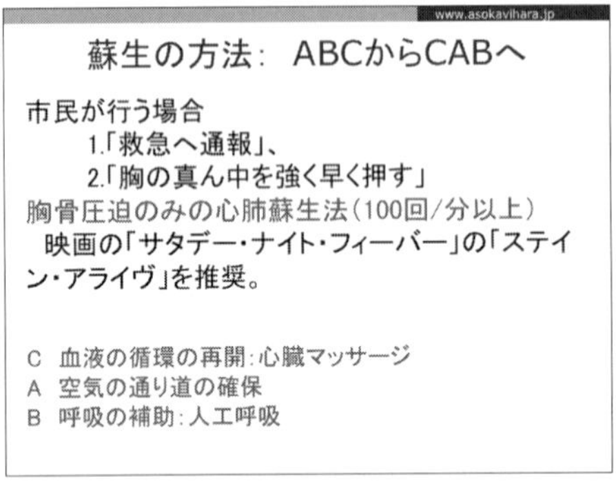

```
蘇生の方法：　ABCからCABへ
市民が行う場合
　　1.「救急へ通報」、
　　2.「胸の真ん中を強く早く押す」
胸骨圧迫のみの心肺蘇生法（100回/分以上）
　映画の「サタデー・ナイト・フィーバー」の「ステイン・アライヴ」を推奨。

C　血液の循環の再開：心臓マッサージ
A　空気の通り道の確保
B　呼吸の補助：人工呼吸
```

(図10)

この心肺蘇生法のやり方に変更がありました。以前はABCの順序でした。A：空気の通り道の確保（のどに何か詰まっていないか？）　B：呼吸ができているかどうか。C：血液の流れがあるかどうか。ところが、心臓に問題が多いということがわかり、CABの順序になりました（図10）。

もし倒れている人を見たら、まず通報です、119番。それからもう動かない、息もしていないということであれば、胸の真ん中、そこを強く押す方法です。これが心臓マッサージです。深さ的にはおよそ4～5cm押すくらいです。速さは1分間に100回、結構速いです。

鍋島先生はご存知と思いますが、「サタデー・ナイト・フィーバー」という映画の音楽「ステイン・アライヴ」という曲のテンポが覚えやすいと言われています。音楽のリズムを体が覚えているので、それに合わせて押せばいいということです。日本赤十字社や病院等では、心肺蘇生法講習会をやっておりますので、参加してみるのも、皆さんにできることの1つです。

治療の甲斐なく死にゆく人の家族は？

ここから皆さんに考えていただきたいのですが、とある救急の場面です（図11）。

A君24歳、大学を卒業後就職して2年目、残業をして夜12時、1人で車を運

転していて何かの原因で脇にそれて立ち木に激突。近くの家の方が物音を聞いて119番通報、救急車が駆けつけて病院に搬送されてきたという状況を想定してください。警察の方は免許から身元を検索して、家に電話を掛けて、両親、家族は病院に駆けつけてくる。救急室では、酸素を流して、点滴をやって、心臓の動きを回復するような手当をする。およそ１時間懸命の治療が行われる。しかし薬の効果なく死亡された。駆けつけたご家族は、どんな気持ちになっているか？

重い場面ですが、おとなりの２、３人でご家族の思いを考えてみてください。

〔ディスカッション〕

皆さん、いろいろなご意見ありがとうございます。

当然ですが、助かってほしいが一番ですよね、その対極にはダメなのかという思いもあったかもしれません。なんでこうなったのだ？という疑問、だれが悪いのだ？という思い、救急車はすぐ現場に行ったのか？ 先生はベストをつくしてくれたのか？など、そこにはいろいろと入り交じったものがあると思うのです（図12）。

このような場合は、医師法第21条というのがありまして、警察署へ連絡の手続きが必要です。こういう患者さんが来まして、今お亡くなりになったので一緒に診ていただけますか、と。すると担当の職員が来て何か事件性があるかど

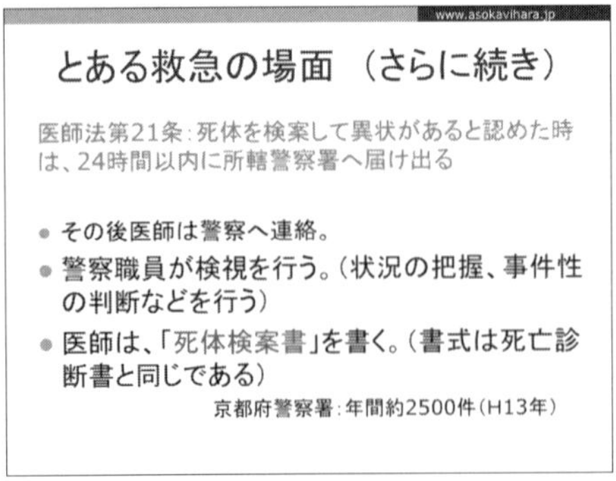
www.asokavihara.jp
とある救急の場面 （さらに続き）
医師法第21条：死体を検案して異状があると認めた時は、24時間以内に所轄警察署へ届け出る
その後医師は警察へ連絡。
警察職員が検視を行う。（状況の把握、事件性の判断などを行う）
医師は、「死体検案書」を書く。（書式は死亡診断書と同じである）
京都府警察署：年間約2500件（H13年）
(図13)

うかを判断します。私達は亡くなった後でも必要ならばCT 検査を行い、死亡の原因を究明することがあります。これによって、太い血管からの大出血や、肺や肝臓の出血などが判明するということもあります。このようにして診断した場合を死体検案と言います。皆さんには聞きなれない言葉だと思います（図13)。

またこのような事故の場合には、しばらくしてから保険会社の調査員が来ることがあります。多くの方は生命保険に入っておられますのでその関係で来るわけです。事件性ということより、アルコールのことです。飲酒運転かどうか、そこを聞きたいのです。お金の問題に行き着くのですが、こちらもきちんと対応するため血液中のアルコール濃度を測っておきます。

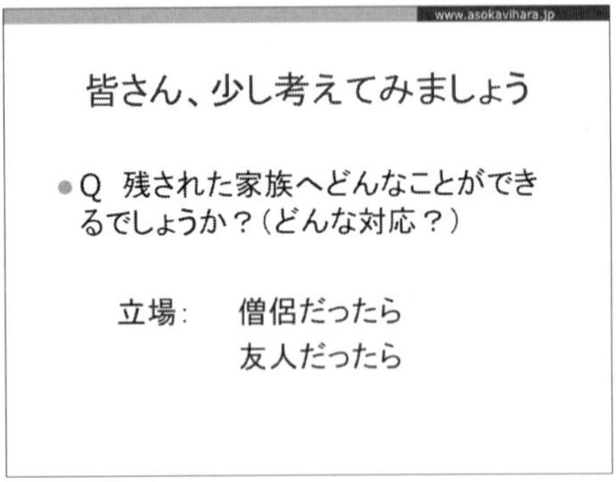
www.asokavihara.jp
皆さん、少し考えてみましょう
Q 残された家族へどんなことができるでしょうか？（どんな対応？）
立場： 僧侶だったら
友人だったら
(図14)

そこで次に、遺されたご家族にどんなことができるのか、どんな対応ができるのかについて、皆さんに考えていただきたいのです。たとえば友人だったらどんなことができるのか？ 僧侶さんになったとして檀家さんの１人であるということであればどんなことができるのか？

先の２、３人で考えてみましょう（図14)。

〔話し合う声〕

ここではどんな意見がでましたか？

（参加者）「僧侶なので考えたのですが、お葬式をまずおこないます。あとは月忌参りや四十九日などのお参りに行って、ご遺族の方と触れ合うことが、無いと有るとでは違うのかなと」。

ありがとうございました。葬儀のことから後々の仏事についてやっていくというご意見でした。檀家さんと行き来していて、あぁ、あの子だったねという場合と、ある程度分かるくらいの距離感ということもあると思います。ご友人であれば、葬儀、それから一周忌の際に、ご家族に会った時に、「こういうことで頑張っていましたよ」、というような自分との関係の中での話をすることができます。そういう機会に亡き人の在りし日のお姿を共有するということが、ご家族にとっては良いことなのかなと思います。

自殺とゲートキーパー

次は、自殺の問題です。これは鍋島先生もすでに取り上げられていることと思いますが、あらためて私も今回勉強しなおしました（図15）。

現在年間に3万人が亡くなっています。がんで亡くなる人が約30万人ですから、その10分の1にあたります。特に問題なのは、20代から39歳の方の死因の1位ということです。今ここにいる皆さんにとっても、病気よりも自殺という問題はすごく大きな問題と考えています。もしも何か悩みがあるなら友達に相談してください、というのが今日のメッセージの一つです。

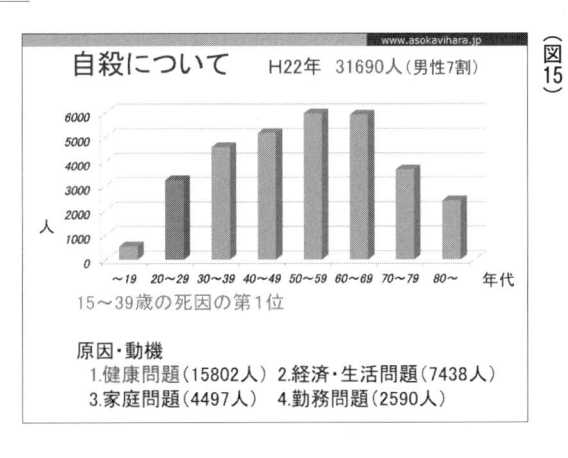

（図15）自殺について　H22年　31690人（男性7割）
15〜39歳の死因の第1位
原因・動機
1.健康問題（15802人）　2.経済・生活問題（7438人）
3.家庭問題（4497人）　4.勤務問題（2590人）

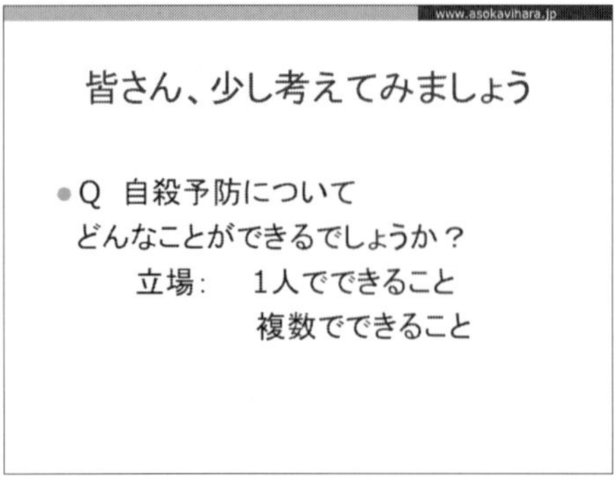
www.asokavihara.jp
皆さん、少し考えてみましょう
Q 自殺予防について
どんなことができるでしょうか？
立場:　1人でできること
複数でできること

（図16）

50代60代の方は健康問題での理由が多く、５～６千人が死亡しています。

またここで、皆さんご自身に考えていただきたいのです。ひとりもしくはグループで、自殺を減らす何かの行動、活動ができないのか？ということを（図16）。

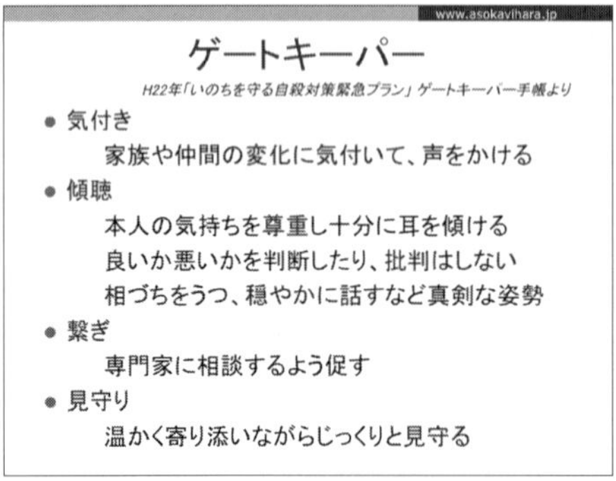
www.asokavihara.jp
ゲートキーパー
H22年「いのちを守る自殺対策緊急プラン」ゲートキーパー手帳より
気付き
家族や仲間の変化に気付いて、声をかける
傾聴
本人の気持ちを尊重し十分に耳を傾ける
良いか悪いかを判断したり、批判はしない
相づちをうつ、穏やかに話すなど真剣な姿勢
繋ぎ
専門家に相談するよう促す
見守り
温かく寄り添いながらじっくりと見守る

（図17）

考える際の一つのヒントとして、「ゲートキーパー」という言葉を紹介します（図17）。

平成18年に自殺対策基本法という法律ができて、これを受けて平成22年厚生労働省では「いのちを守る自殺対策緊急プラン」というものを作成しています。このプランの中にゲートキーパー手帳があります。「ゲートキーパー」という自殺予防につながる門番の役、相談役について解説してあります。「気づく」ということと相手の話をよく聞く「傾聴」の２つが大事です。家族や仲間の変化に気づいて声をかける。そしてどんな気持ちかをとにかく聞いてください。「最近やる気がでないんだよ」「少し行き詰っているんだよ」と発せられたら、「そんなこと気にするなよ」ではなくて、「どうした、話を聞こうか」「お茶飲もうか」「酒飲もうか」など、まず聞いてあげる姿勢や時間を持つことが重要なのです。特に強調したいのは「良い」か「悪い」かの判断をこちらがしてはいけないということです。これは「緩和ケア」にも通じる重要な姿勢、態度です。

物や事への価値観というのは人それぞれが違うのです。価値観の物差しの種類が違う、物差しの長さが違う、目盛りが違うのです。ですから自分の価値観

を押し付けないことがポイントです。批判をしないでまず聞く、とにかく聞くことです。相手は、この態度でホッとするのです。もうすこし付け加えると、穏やかな話し方聞き方、「ああそうだね、そういうことあるね」のように相槌を打って共感していることを体で示してあげれば、相手は変わると言います。

　自分1人で困難だと思われたら、友人、グループを巻き込んで考えていくこともできるということです。そういう意味でも、仲間を大事にしてくださいというのがメッセージです。場合によってはやっぱり病院に行った方がいいんじゃないかというアドバイスも必要な時があります。心療内科、メンタルクリニックも増えていますのでうまく利用することです。

　外科にはリストカッターという方が来ることもあります。この時は、手首の傷は縫合処置で治すのですが、「私は外科医だから心までは治せないのでね」を決め台詞にして、「隣の精神科の先生のところに寄っていかないか？」と言います。

　夜中に来院した場合には、必ず付き添いの人に「明朝、必ず連れて行ってね、それがあなたのできることだよ」とお願いしていました。

「がん」の治療と医療費

　それから2つ目のテーマ、「がん」についてです（図18）。

　昨年100万人強の死亡中、原因の1位はがんで35万人でした。以下2位が心臓病、3位が脳血管の病気、いわゆる脳卒中、脳梗塞、4位が肺炎、5位老衰でした。京都はこの3位と4位が入れ替わっています。数字で示すと、京都の人口255万人のうち、亡くなる方が23,000人、がんの方が7,000人でした（図19）。

　たとえば、大腸内視鏡検査はお尻から、内視鏡を挿入して腸の中を直接見ていく検査です。早期のがんであれば、この内視鏡を用いて電気メスで切り取る手術ができます。少し進行した場合には腹腔鏡手術というもので傷を小さくして手術することもできます。しかし手術後5年の間には、再発してくる人もいます。再発の場所が1か所であればまた切除することもできますが、何か所にも再発となると、手術は困難になってきます。抗癌剤の治療（化学療法ともいいます）や放射線治療なども説明し、本人の意向を考慮して決めていくことになります。

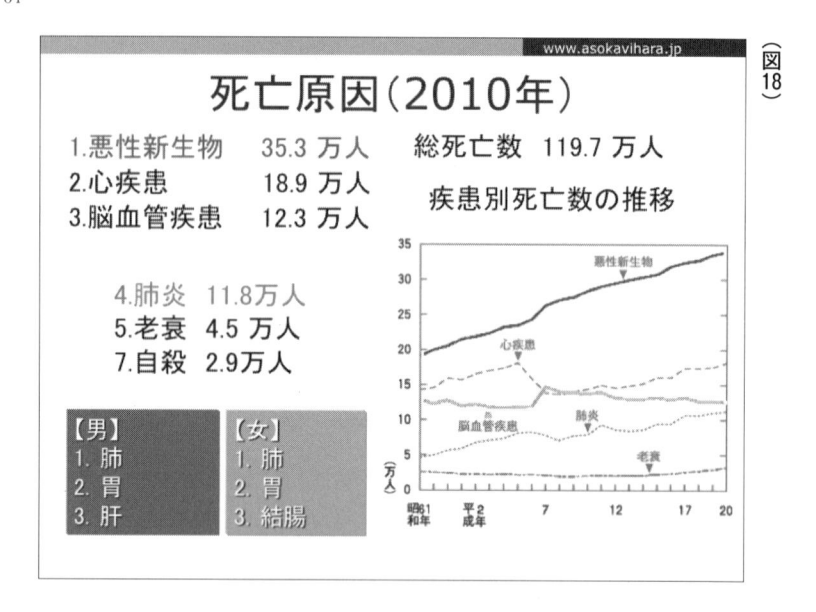

(図18)

死亡原因（2010年）

1. 悪性新生物　35.3万人　　総死亡数　119.7万人
2. 心疾患　　　18.9万人
3. 脳血管疾患　12.3万人　　疾患別死亡数の推移

4. 肺炎　11.8万人
5. 老衰　4.5万人
7. 自殺　2.9万人

【男】
1. 肺
2. 胃
3. 肝

【女】
1. 肺
2. 胃
3. 結腸

死亡の現状（2010年）

人口	全国 1億2705万7880人	京都 255万人
死亡者数	1,197,012人	23,714人
がんによる 死亡者数	353,499人 (29.5%)	7,311人 (30.8%)

（図19）

　この時あることばの認識、捉え方に注意が必要です。医師の言う「効果がある」というのと、患者さんの受け取る「効果がある」という認識には大きなギャップがあるのです。医師のほうは、10の大きさであったものが7になりますよ（3割小さくなる）ということを言っています。ところが患者さんは10のものが0になる、元の体にもどるという認識でいることが多いのです。ですから両者で治療の情報をうまく共有することから始めないといけません。

　ここ数年大腸がんに効果のある抗癌剤が多く開発され使用されています（図20）。

　手術を行い、その後肝臓への転移が判明した場合で抗癌剤を使用しないと約

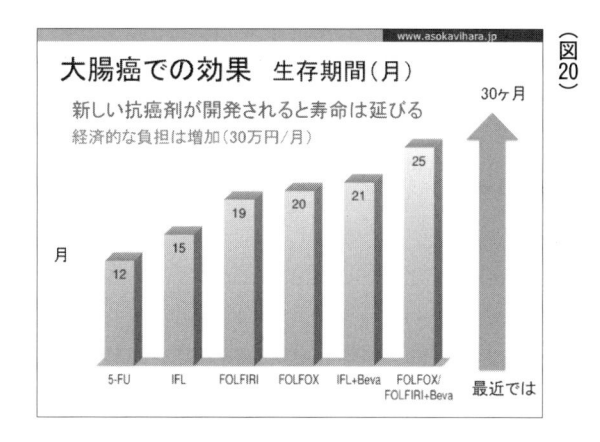

（図20）

大腸癌での効果　生存期間（月）
新しい抗癌剤が開発されると寿命は延びる
経済的な負担は増加（30万円/月）

1年という大まかな話をします。それが、抗癌剤を使うと、20か月、最近では30か月も頑張れる方もいます。月の医療費は高額になり30万、50万、それ以上ということもあります。ほとんどは保険が効く薬ですから、また高額療養費制度というものが適応になる方であれば、月8万円くらいを限度額として支払う制度もあります。

それが3か月続くとその半分の4万円くらいが上限の支払い額になります。自己負担が減る制度なのです。では残りは誰が払うのかというと、国民皆で支え合うというシステムです。それが国民皆保険の仕組みです。医療費がどんどん高くなるというのは、医者が何か悪いことをして儲けているというのではなくて、長生きをすると病気になる人が増えて、また最新の医療、薬にはお金がかかるということです。

ここでちょっと一息ついてもらいましょう。

5年前の、ある朝のドラマで有名になった岩手山を背景にした小岩井農場にある一本桜です（図21）。

小岩井農場の一本桜

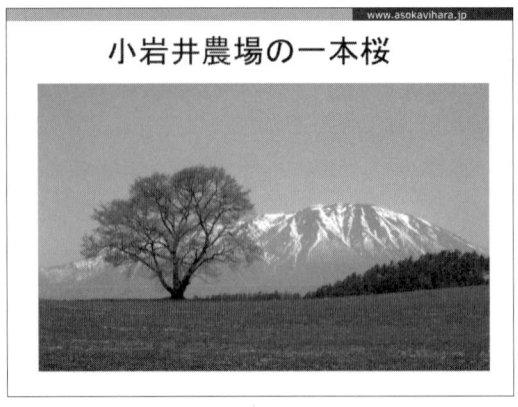

（図21）

「緩和ケア」について

　ここからは3つ目のテーマの「緩和ケア」についてです。
　平成18年にがん対策基本法ができました（図22）。がんの予防、早期発見に努めること、がん医療が全国津々浦々同じようなレベルのことができるようにという趣旨の法律です。
　ある国会議員さんが自分自身のがんを公表し、国会の場で議論し、全会一致でできたのです。この第16条には、国、地方公共団体はがん患者の状況に応じて疼痛等の緩和を目的とする医療が早期から適切に行われるようにすることと書いてあります。京都府は、医師に向けて痛み止めをきちんと適切に使用できるようにと、月1回、府内の病院で「緩和ケア講習会」の開催を調整しています。京都大学医学部、京都府立医大、京都第一赤十字病院、京都第二赤十字病院、それから公立山城病院などで行われています。私は、その講習会に講師役として参加させていた

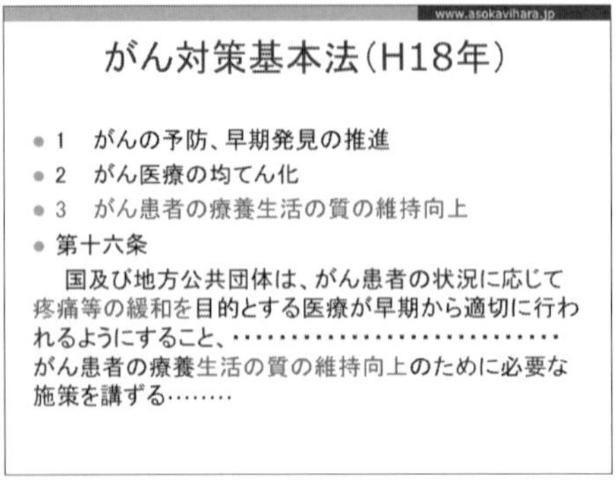

がん対策基本法（H18年）
- 1　がんの予防、早期発見の推進
- 2　がん医療の均てん化
- 3　がん患者の療養生活の質の維持向上
- 第十六条
　　国及び地方公共団体は、がん患者の状況に応じて疼痛等の緩和を目的とする医療が早期から適切に行われるようにすること、
　　がん患者の療養生活の質の維持向上のために必要な施策を講ずる………

（図22）

だいております。全国規模での講習会も開催されていまして、このほうにも参加し、痛み止め、特にモルヒネに代表される麻薬などの薬の使い方なり、患者さんとのやり取りのポイントについて指導する側になって活動をしております。目指すところは、がん患者の療養生活の維持向上、QOLを高めることです。

　また国民の義務としては、がんのことを勉強してください、必要に応じて検診を受けてください、と規定しています。医師の義務としては、薬の使い方を勉強して、苦痛な症状を軽減することに努めなさい、と書いてあります。これを実行しないと法律違反です。まだ罰則規定はないのですが。

　このように緩和ケアへの追風が吹いてきました。抗癌剤、手術療法以外に、穏やかに過ごすことに希望を見出すという選択です。それを実践する病棟が「緩和ケア病棟」という名前で、現在全国に213施設、ベッド数約4200床ほどあります。単純計算では、がん患者さんの1割のみが入院できるという見方もできます（図23）。

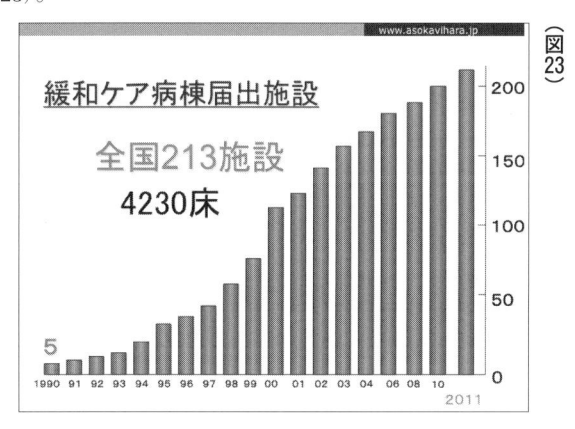

（図23）

　京都の緩和ケア病棟の実際は、114床ほどで人口10万人に対して4.5床で、あそかクリニックの19床は診療所ですので計算には入っていません。来年の病院化に向けて、西本願寺さんと協議しているところです（図24）。

　全国的には、四国が多く、関東は不足しており京都は全国平均のレベルです。入院までに約2か月待っているという話も聞きます。とすると、体が弱ったときにどうするのか、ということをもう少し前から相談しておく必要があります。突然「明日から緩和ケア」ということをお医者さんも言いづらいし、本人、家

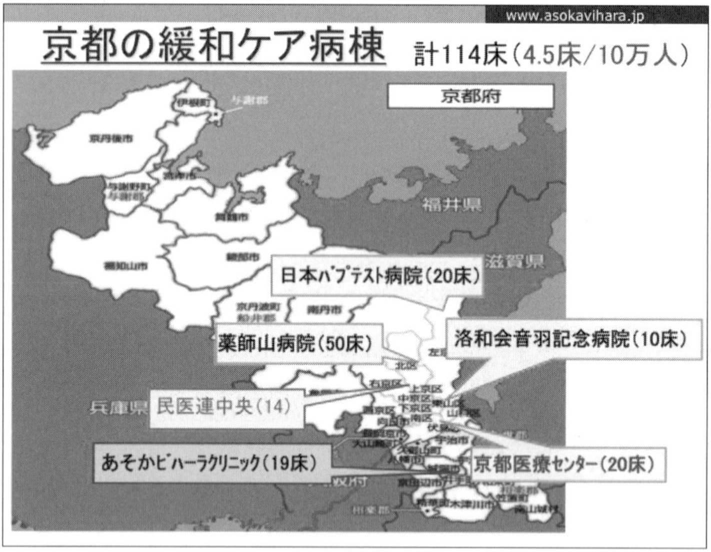
www.asokavihara.jp
京都の緩和ケア病棟　計114床（4.5床/10万人）
京都府
福井県
滋賀県
兵庫県
日本バプテスト病院（20床）
薬師山病院（50床）
洛和会音羽記念病院（10床）
民医連中央（14）
あそかビハーラクリニック（19床）
京都医療センター（20床）

（図24）

族にも受け入れがたい部分があると思います。

「ホスピス」という言葉の起源はラテン語で「もてなす」という意味のhospitiumという言葉に由来します。hospital、hospitality、hotel、も同じ起源とされます。古くは４世紀頃、自宅を弱者に開放していた女性、11世紀十字軍の遠征の頃傷ついた兵士さん、病気の人を修道院で手当てをしたという歴史もあります。そして1967年、イギリスにできたのが聖クリストファーホスピスです。シシリー・ソンダース（Cicely Saunders）先生が痛みで苦しんでいる患者さんの治療を通じてモルヒネの使い方を研究されました。この方法が広く世界に行き渡り、先生の名前とともにこの病院も有名になりました。先生は当初ソーシャルワーカーの仕事をされ、後に看護師免許を取り、さらに医師免許を取っています。治療のみならず、温かい言葉、「あなたは、あなたであるからこそ、大切な存在であるのです。そして、このことは最期の瞬間まで変わることはありません」と話され、その人の存在価値、尊厳、最期まで見放さないことを語っておられます。

横道にそれますが、私が緩和ケアを習ったのは高槻の赤十字病院ですが、そこの上司の先生はクリスチャンでした。医局の机には、イエス様やマリア様が

飾ってあり、日曜日には教会に行ってお祈りをされる生活をされており、キリスト教のお考えで生きておられました。だからといって宗教を押し付けることはされませんでした。自分自身の拠り所としての宗教をしっかり持っていた先生です。

もどりますが、そのシシリー・ソンダース先生が言った全人的苦痛（total pain）の図です（図25）。

外科をやっていた時は、体の痛みばかりに焦点があてられ、「どこが痛い、肩？　足？　おなか？　ではこうしましょう。こうやったらよくなるよ」という話ばかりだったことに気付きました。でも患者さんには、精神的な不安、苛立ち、鬱的な症状が多いのです。それから社会的な苦痛です。高額な抗癌剤もありますから、お金の工面はどうしようかと思いますよね。高額療養費制度を知らない人にとっては苦痛です。月に何十万は払えないですよね。そういう場合にはソーシャルワーカーさんのところへ行ってご相談していただくのです。それで理解されて、現実的な対応ができた方もいます。

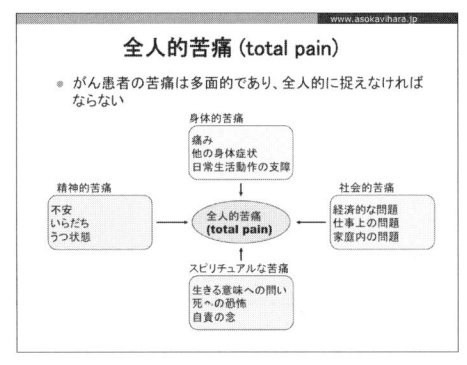

一番難しいのがスピリチュアルペインです。これは宗教の問題ということではありません。人種にも関わらない、どうして自分はここに生きているのか、死とは、というような人間の存在、根源的な問いから引き起こされるものと言われている。この問題は難しく私は医師1人では無理だと感じています。ここにおいて、宗教を学んでいる皆様がたのような研究者、実践者の活躍を期待しています、たぶんそうなってくるであろうと予測しています。どうやって連携していくかという所の方法論がわからないのです。

チームアプローチとは、患者さんと家族を一つの集団と見たとき医師（主治医）、看護師、薬剤師、栄養士、リハビリスタッフ、ボランティアさんなどがチームを組んで治療にあたっていく方法です。この図には必ず宗教家も描かれていますが実際の病院に常勤でいるところは極めて少ないのです（図26）。

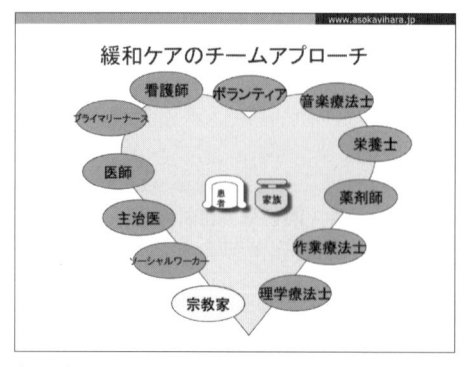

(図26)

1970年代カナダにおいて「ホスピス」という言葉はフランス語圏と英語圏の文化の違いもあって、暗いイメージがあったようです。その頃、泌尿器科のBalfour Mount先生が、ギリシャ語の外套に由来する言葉を用いて、「緩和ケア」（palliative care）を提唱しました。内容はソンダース先生と変わることはありません。医師、看護師だけでなく、他の職種もいろんな面から人間を見ていくということを行う。患者と家族が対象で、苦痛や困っていることを見つけて、改善し、毎日の生活を豊かに送られるように考えていく方法です（図27）。日本でも「ホスピス」と言うより、「緩和ケア病棟」「緩和支持療法科」と包み込んだような名前もあります。

患者、家族に「ホスピス」のことを話した途端に、患者と医師の関係が断ち切られたと思ってしまう患者さんがいます。

当院の外来受診時に「もう診てもらえない」「主治医から見放された」と言う患者、ご家族がかなりいます。このような時には、前の主治医と連絡をとりあうことや、希望であれば前の病院に戻ることもできるとあらかじめ説明し、より良い療養を考えて行くことを話しています。

これはアメリカで発表された医学論文です（図28）。

今まで、緩和ケアがどれだけ寿命を延ばせるのかについてはよくわかっていませんでした。今回肺がんの患者さんの治療で、A：従来の治療をやった群と、B：従来の治療＋最低月1回の緩和ケア外

(図27)

緩和ケア介入（肺癌Ⅳ期）の成果

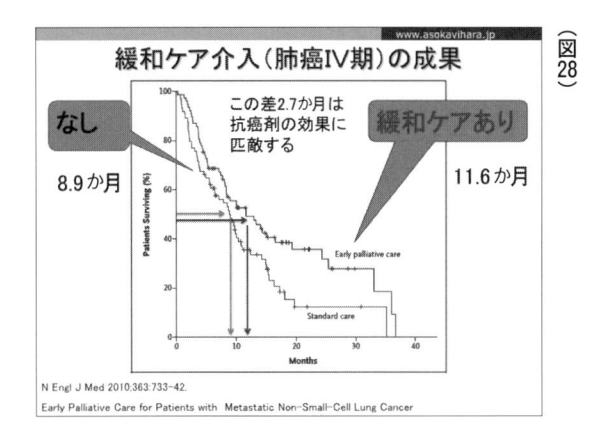

（図28）

なし 8.9か月
緩和ケアあり 11.6か月
この差2.7か月は抗癌剤の効果に匹敵する

N Engl J Med 2010;363:733-42.
Early Palliative Care for Patients with Metastatic Non-Small-Cell Lung Cancer

来への通院の群の２つで比較検討したものです。つまりＢ群では、体と心のつらさに対応した治療が行われたことになります。結果Ａ群：8.9か月、Ｂ群：11.6か月で、この差2.7か月は抗癌剤の治療効果に匹敵する長さなのです。

　この論文は世界中へ強いインパクトを与えました。これにより「緩和ケア」の効果は医学的に根拠のあるものとして明確に示されたからです。

　当クリニックの話になりますが、今入院している患者さんは13人ほどいまして、中には薬が嫌いだという人もいます。点滴も止めてくれという人もいます。だから私が良いと思うことと、患者さん自身が良いと思うことの溝がある場合は、第一番には患者さんのご意向、それからご家族さん含めて考えて行きます。入院した時に基本的な方針を立てて実践して行くわけですが、人間とは揺れ動くことが多々あるわけです。その時の波によっては、やっぱり注射して欲しいという時もあります。それから見放されたと思わないようなケアが重要です。自宅の介護力が乏しい方、もとより一人暮らしの方、娘さんの不安のほうが強い方、２人部屋の希望の方、個室希望の方など、個々人でその状況は、違っていても、「ここに居て落ち着くな」「ここで良かった」と思われることが１つの目標です。

ビハーラのあり方

　今年（2011年）は親鸞上人の750回大遠忌法要の年でもあり、「安穏」という言葉に通じているものと感じています。

```
日本のホスピスの歴史
1970年代    ホスピスが紹介
1981年      聖隷三方原病院設立
1982年      淀川キリスト教病院設立
1985年      田宮仁「ビハーラ」の呼称を提唱

1990年4月   緩和ケア病棟入院料
            →医療保険として制度化
   1990年       25000円
   1993年       31200円
   1998年       38000円
   2002年〜     37800円（現在も据置き）
```
（図29）

日本におけるホスピスの歴史は、1981年静岡に聖隷三方原病院、1982年大阪に淀川キリスト教病院ができました。設立までには様々なご苦労があったと聞いています（図29）。

その後医療保険制度により入院料が算定できるようになったのは1990年になってのことですから設立した後々も、運営は大変だったようです。

患者の多くは仏教徒である現実、そして仏教はこの状況にどう答えるのか？という指摘もありました。

1985年、田宮仁は仏教を背景とした終末期医療施設を「ビハーラ」と呼称し始めたのです。

皆さんはご存知とは思いますが、この言葉はサンスクリット語に由来し、「精舎・僧院」「心身の安らぎ・くつろぎ」「休息の場所」というような意味です。

6世紀には、厩戸皇子が四天王寺を建立し、この中に「四箇院」を設置したと言われています。その「四箇院」とは敬田院、施薬院、療病院、悲田院の4つであり、敬田院は寺院そのもの、施薬院と療病院は現代の薬草園・薬局、病院に近く、悲田院は病者や身寄りのない老人などの福祉施設であったのではないかと言われています。仏教、医療、福祉というのは1か所でやっていたと考えられます（図30）。それがある時から、分離、分業していったのです。ビハーラの意味する所も狭い

```
ビハーラについて
  1  精舎・僧院
  2  身心の安らぎ・くつろぎ
  3  休息の場所

 一般に「寺院」のことで、お寺は「身心の安らぎの場所」を意味
していました。仏教の教えは、生・老・病・死の苦悩を課題とし、
心身の安らぎをもたらすものでした。

 厩戸皇子が建立した四天王寺の「四箇院」
「敬田院」「施薬院」「療病院」「悲田院」があり仏教・医療・福祉
は密接な関わりをもっていた。
```
（図30）

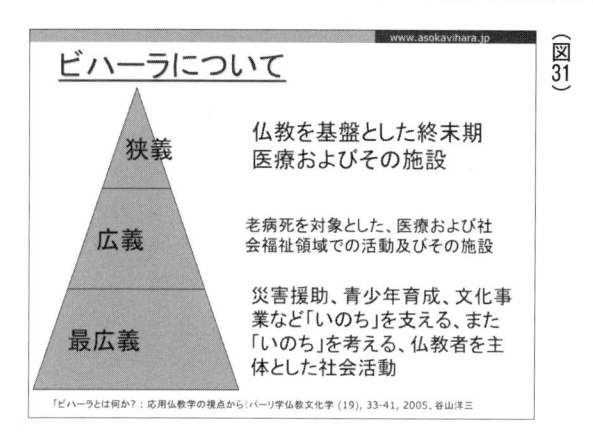

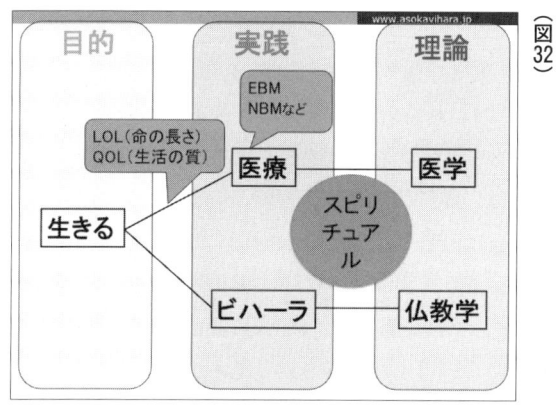

（図31）

ビハーラについて
- 狭義：仏教を基盤とした終末期医療およびその施設
- 広義：老病死を対象とした、医療および社会福祉領域での活動及びその施設
- 最広義：災害援助、青少年育成、文化事業など「いのち」を支える、また「いのち」を考える、仏教者を主体とした社会活動

「ビハーラとは何か？：応用仏教学の視点から」（パーリ学仏教文化学 (19), 33-41, 2005. 谷山洋三）

（図32）

目的／実践／理論

生きる — 医療（LOL（命の長さ）・QOL（生活の質）／EBM・NBMなど） — 医学
　　　　　スピリチュアル
　　　　　ビハーラ — 仏教学

意味から広く、さらにもっと広い使われ方をされています。当初は終末期医療及びその施設を表し、ついで社会福祉領域での活動、施設の意味、そしてもっと広く、いのちに関連した社会的活動一般までを示して言う時があります（図31）。

　ここで、仏教と医療の関係について考えてみましょう。

　まず医学と言えば、基本的な知識や理論的なこと、学問という意味で、医療というと目の前の患者さんをどうするのかという実践そのものと考えることができます。

　これに当てはめると、仏教学は皆さんが勉強している学問としての仏教であり、それを今の時代にあわせた実践を「ビハーラ活動」ということができると

思います（図32）。

　病気に対する薬も毎年開発されるようにこのビハーラ活動も年々変化していくこととは思いますが医学と宗教をつなぐ部分は心というか精神というか、スピリチュアルというか、人間本来の奥底にある部分でつながっているものと考えます。

　ここであそか第2診療所（通称はビハーラクリニックといいます）の話になります（図33）。

　基本理念は、「願われたいのちを共に生きるひとときに、仏の慈悲に照らされている「ぬくもり」と「おかげさま」の心で、安らぎの医療を実践します」です。この文章は、鍋島教授のご尽力でこのようなお言葉を理念として頂きました。経営母体は「大日本仏教慈善会財団」であり、明治34年に浄土真宗本願寺派によって設立されております。この診療所の奥には、特別養護老人ホーム「ビハーラ本願寺」がありまして、108人の高齢の方々が生活されております。時々往診もしているのですが、皆さん「住みやすく良いところ」とおっしゃっています。まだ2つの施設しかありませんが、土地は広く残っていますので、この一帯をビハーラの活動拠点にしていく夢もあります。診療所の今年の方針を、1）今まで以上に患者さんを受け入れる、2）実践教育の場としていくことを掲げました。

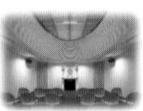

　そのためには全国的に認めてもらうことも必要と考え、「日本緩和医療学会」という緩和ケアの一番大きな学会が認定する要件を整え、この10月から医師の研修施設として認めていただきました。全国に約445施設ありますが、ほとんどはがん拠点病院という300床以上の病院が認定されています。その中で19床のクリニックでも、勉強できるという認定を受けたことは大きな励みとなっています。

　そのようなこともあって、診療の実績は昨年の2倍くらいになっています。

また、施設見学、診療の実際の見学などの実習プログラムを整備したところ、滋賀医科大学の総合内科の先生との連携もでき、月に数人の実習を開始しました。

　また当院の中島静枝看護部長が複数の看護学校の非常勤講師をしていることもあり、京都府内の看護学生の見学研修を企画運営し、約500人への指導を行っています。また京都第一赤十字看護学校からは1回に2人ずつ2日間の実地研修も行っております。ほか、東京方面の大学の看護師さんが見学に来られたりもしております。このように少しずつではありますが、医学看護教育への参画を積極的に進めているところであります。

　11月からは、龍谷大学実践真宗学大学院の吾勝常行教授のご指導のもと、先生の教室の院生の方の実習にも参加させていただくこともできました。

　先日、千葉で開催された「死の臨床研究会」に発表者として参加してきました。この学会は35年前から発足しており医学、看護学、倫理学、教育学、社会学、宗教学、他多数の各方面の参加者により、死の臨床において患者や家族に対する真の援助の道を全人的立場より研究していくことを目的として活動しています。

　今回は、当院での僧侶の役割についてまとめてみました。病院で明確にしているところは少ない、というか僧侶がいることが珍しいので貴重な発表と考えています（図34）。

　現在やっている役割は、朝夕の勤行、各部屋のお部屋回りです。傾聴ということをしています。患者本人が導いてくださる心の動きに合わせた会話、仏教用語では対機説法というのですね。患者さんとのお話だけではなく、ご家族ともお話しし傾聴しています。当院には非常勤の僧侶さんも含め計3人がいるのですが、これまた皆さん、穏やかな方で上手です。

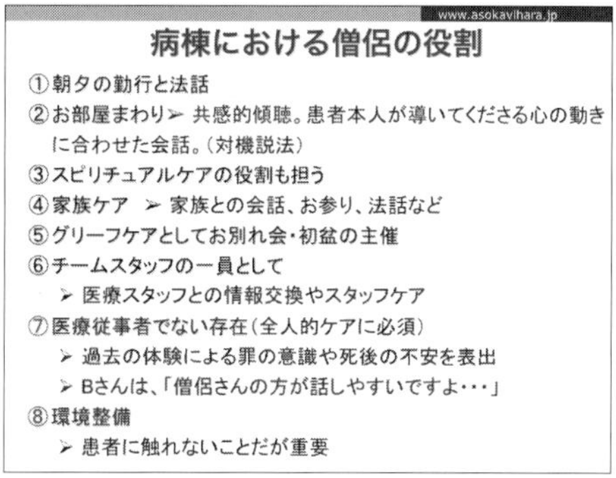

　最初から順調にお話ができるわ

病棟における僧侶の役割
① 朝夕の勤行と法話
② お部屋まわり　共感的傾聴。患者本人が導いてくださる心の動きに合わせた会話。（対機説法）
③ スピリチュアルケアの役割も担う
④ 家族ケア　家族との会話、お参り、法話など
⑤ グリーフケアとしてお別れ会・初盆の主催
⑥ チームスタッフの一員として
　➢ 医療スタッフとの情報交換やスタッフケア
⑦ 医療従事者でない存在（全人的ケアに必須）
　➢ 過去の体験による罪の意識や死後の不安を表出
　➢ Bさんは、「僧侶さんの方が話しやすいですよ…」
⑧ 環境整備
　➢ 患者に触れないことだが重要

（図34）

けではありません。まずは環境整備です。お寺での仕事にも境内、寺院内部の清掃があるように、病院では庭の木々、花壇の手入れ、食堂にいる金魚、メダカの水層の水替えなどをしていただいています。患者さんのお部屋の整備、ベッドから車いすへの移動の補助などの身の回りのことにも看護師とともに参加して、そこから信頼関係を築いていくのです。そのような関わりの中から「この人話しても大丈夫かな」、という思いが患者さんに芽生え、また自分にとって言いやすい人を見つけるのです。

　最近ある患者さんに、「先生よりも僧侶さんの方が話しやすいです」と言われました。「そうか、僧侶さんが居てよかったね」とは返事をしたものの、個人的には非常にがっかりしました。

　院長という立場で、僧侶さんたちの役割という点からみると、この出来事は良いこと、即ち患者さんはいろいろな問題を抱えており、医療従事者でない僧侶さんだからこそ話をする対象に選ばれたということなのです。医師がいくら低い目線に立ったとしても、医師と患者の間にある力の関係は、医師が感じている以上に患者さんには強く、敏感なものなのです。「これを言ったら先生が気を悪くするかな」、と考えているのです。医師に言えない悩みがあることをみんなで共有するということが大切です。

　僧侶のもう一つの役割はスタッフへのケアです。いろいろな状況の患者さんを毎日ケアしていると看護師さんたちは、自分自身も悩みが多くなり、仕事に疲弊してきます。そうした時、僧侶さんのもとへ行き自分のことを話し、また仏教のお話、知恵を頂いて心身が落ち着くと言われております。

　また、遺族ケア、グリーフケアの1つとしてお別れ会を、亡くなったその日に行っています。

　阿弥陀様がいらっしゃるビハーラホールを使い、15分くらいの時間で行っています。亡くなった方を前にして、ご家族さん、医療スタッフが座ります。僧侶さんが進行役、勤行を行い、主治医、担当看護師からは診させていただいたご縁に感謝し、心に残ったエピソード、今回の関係性から頂いた人間としての学びをお話しさせていただいております。このような会は、急性期病院という大きな病院では行われていないのが普通です。多くの病院は、亡くなると、診断書を書いて、お見送りと言って病院の裏口玄関から見送ることが普通です。

そのように死というものを隠そうとしているように見えます。この診療所には表も裏もないので、正面玄関から入っていただくし、またそこからお帰りいただいています。

それと年に2回開催している遺族会の役割があります。8月の盂蘭盆に合わせて初盆法要という形で1回、2月にぬくもりの会を行っています。

今回8月には音楽法要の形式で行いました。それに法話、茶話会と続きます。ちょっとした菓子とお茶を出した程度ですけれども、外来の時から、入院、そして亡くなる時のことを振り返る時もあれば、その後のご家族のお気持ちをお聞きして共感するという時間を持たせていただいております。この会は、ご家族への精神的なケアという意味と病院スタッフのケアという2つの意味を持っているものと考えます。

宗教の問題に関しては、世の中には穿った見方をする方もいるのであえて申し上げておきますが、当院では布教活動は行っていませんし、勤行への参加を強要しておりません。

それでも、入院患者さんの一部には宗派が違っていてもご自分の意志でお参りに参加されている方がいます。このことからも、仏教を基盤にした医療施設、病棟というのは今後もっと必要になるものと考えています。

もう少し細かく述べると、この4月から僧侶さんにも日誌を書いてもらっています。患者ごとに、どういう関わりをしたのか、どのようなお話を聞かせていただいたのか、どのような話をしたのかなどを書いています。

たとえば、「30分ほどご本人と娘さんのお話を聞きながらその部屋にいました」とか、「ご家族から感謝の言葉を頂きました」とか、「カトリックとプロテスタントの違いを質問された」ことなど医療者への語らいではない様々なことがらに関わっている姿が記録に残っています。

ですから病院内で活動する僧侶さんには、仏教のことは勿論、初歩の医学的なことや一般的な話題など幅広い教養が必要と思われます。

次に、2008年に日本ホスピス・緩和ケア研究振興財団が行った「余命が限られた場合、どのような医療を受けどのような最後を過ごしたいか」という1000人余へ行ったアンケート調査を紹介します（図35〜40）。

これによると「がんの告知を希望される方」が7割で、「余命が1、2か月と

いわれたらご自宅で過ごしたいですか」と聞くと男性の27％が「はい」と答えています。また「死に直面した時の心の支えは誰ですか」という質問には、配偶者、子供、友人、医師と続き、宗教者と答えた方は4.7％でした。前回の4.2％から増えています。しかし「支えになる人はいない」と答えた人は約5％もいるのです。

「宗教は心の支えになるのか」との設問には、女性で43％、年代別では70歳以上では48％が「そうなると思う」と答えています。「今までの人生100点満点でいったら何点ですか」には、20代の59.5点、年代があがると点数も上昇し70歳代以上で76点という結果でした。

信仰の有無によって2群に分けてみると、お参り、読経、会合に出席する人のほうがそうでない方より10ポイントも高かったのです。生きていくうえで何か根本にある人の方が1日をきちっと過ごし、人生をしっかり生きているということが言えるのかもしれません。そういう意味でも宗教、また皆さんを含め宗教家の方々の今後の活動は、今まで以上に大きいことであろうと思います。

私は医師として、緩和医療を通じて、その人がその人らしく、どう生きるかについて患者さんと同じ方向を見ていけるようにと考えています。長い時間ご清聴ありがとうございました。

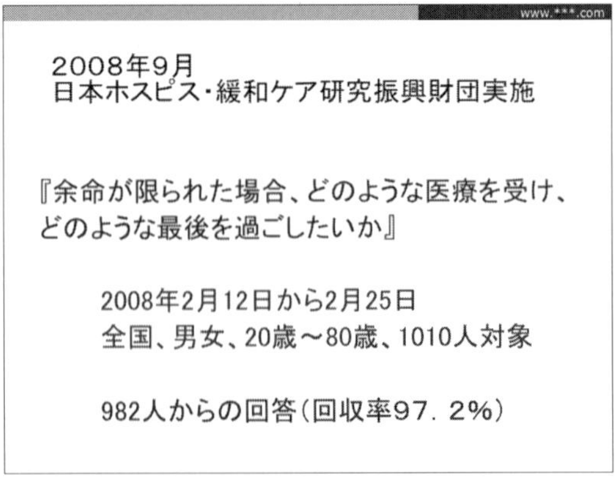

（図35）

2008年9月
日本ホスピス・緩和ケア研究振興財団実施

『余命が限られた場合、どのような医療を受け、どのような最後を過ごしたいか』

2008年2月12日から2月25日
全国、男女、20歳〜80歳、1010人対象

982人からの回答（回収率97.2％）

Ⅱ　ビハーラ活動―医療と仏教の架け橋　79

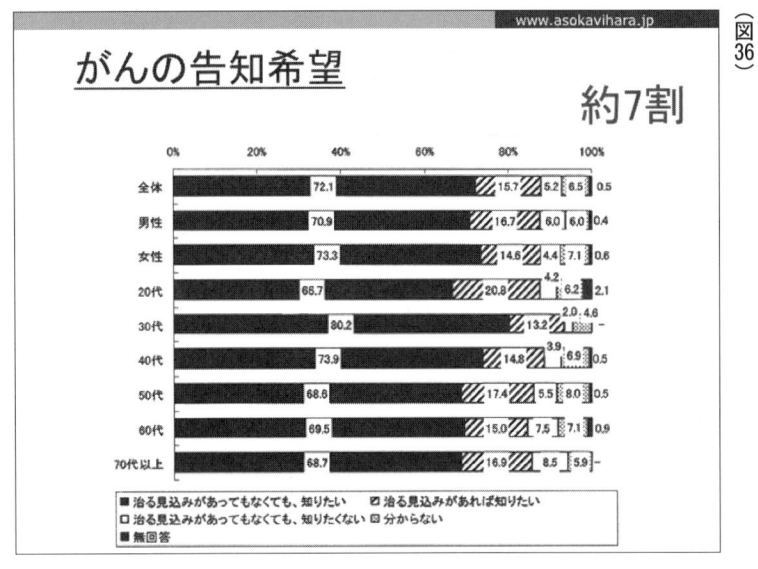

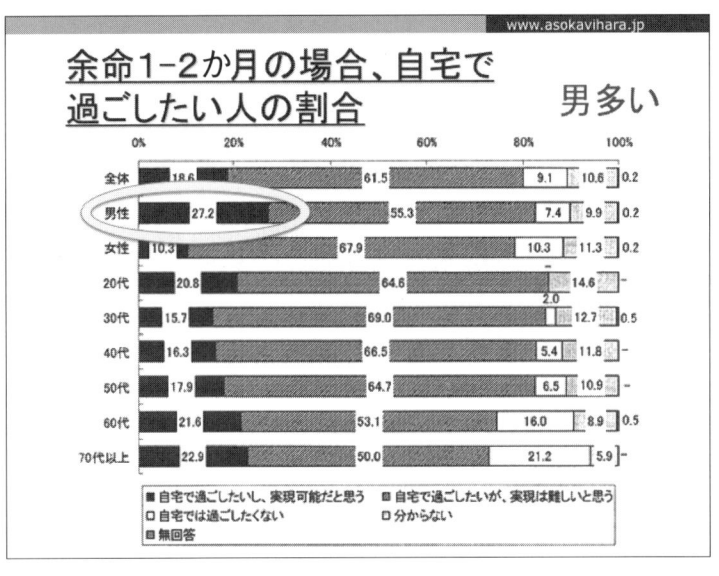

（図36）

（図37）

80

(図38)

死に直面した時の心の支えは？

	2005年調査	今回調査
配偶者	69.2	77.4
子ども	61.7	71.4
友人	33.1	30.0
医師	23.8	27.8
同じ病気を持つ仲間	20.3	20.8
親戚	17.7	19.4
看護師	11.2	17.0
ソーシャルワーカー	4.2	—
宗教者	4.2	4.7
職場の仲間	2.5	2.7
支えになる人はいない	4.1	4.9

前回 4.2%
今回 4.7%

(図39)

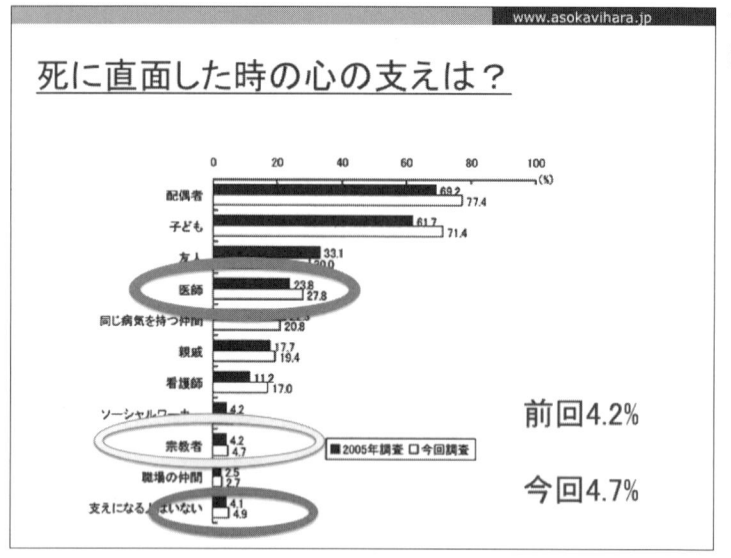

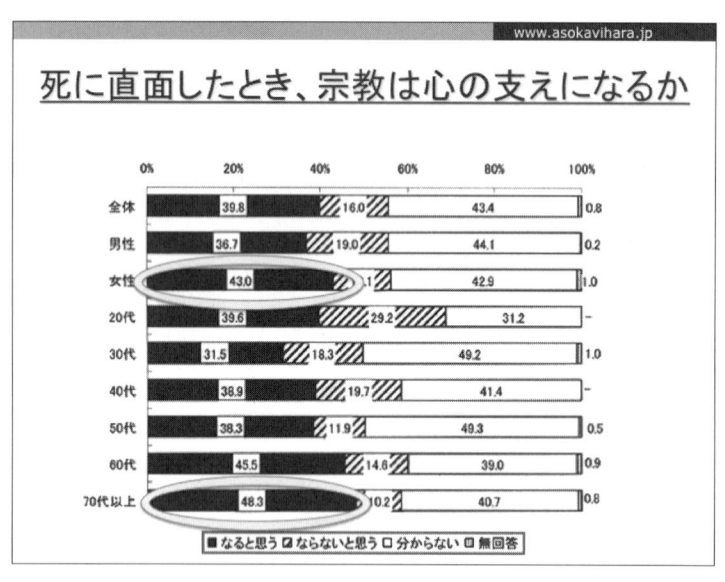

死に直面したとき、宗教は心の支えになるか

	なると思う	ならないと思う	分からない	無回答
全体	39.8	16.0	43.4	0.8
男性	36.7	19.0	44.1	0.2
女性	43.0	13.1	42.9	1.0
20代	39.6	29.2	31.2	—
30代	31.5	18.3	49.2	1.0
40代	38.9	19.7	41.4	—
50代	38.3	11.9	49.3	0.5
60代	45.5	14.6	39.0	0.9
70代以上	48.3	10.2	40.7	0.8

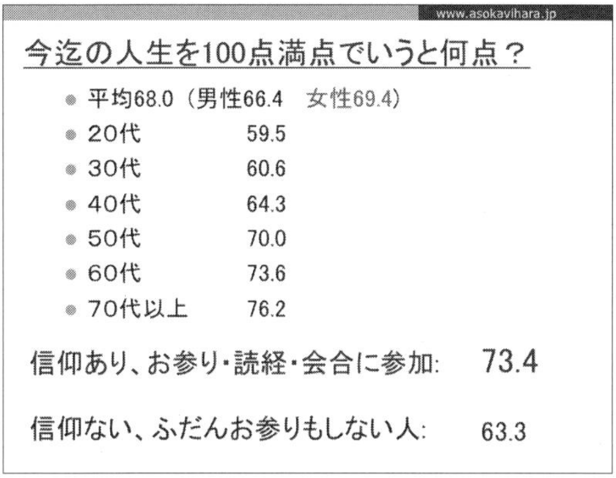
www.asokavihara.jp
今迄の人生を100点満点でいうと何点？
平均68.0（男性66.4　女性69.4）
20代　59.5
30代　60.6
40代　64.3
50代　70.0
60代　73.6
70代以上　76.2
信仰あり、お参り・読経・会合に参加:　73.4
信仰ない、ふだんお参りもしない人:　63.3

（図40）

【司会】

馬場先生どうもありがとうございました。長い間、このビハーラを20年近く考えていると、今日初めて馬場先生とお会いしましたが、こうしてお会いしていることがうれしいです。それが一番の感想です。今日の枠組みはおおよそ、救命と、自殺と、そして最後にがん、緩和ケアという３つのフレームワークの中でお話をいただきました。そして最後に言われたことがやはりいろいろ心に残りますが、寄り添うというのは、相手の人生をそばで、丸ごと肯定しながら、一緒に考えていくという姿勢なのかなと感じました。

今日、後わずかな時間ですが、もし質問したい人がいたら、お一方だけお受けしたいと思います。いかがですか。

【質問】

実践真宗学大学院１回生の田中と申します。ご講演ありがとうございます。あそか第２診療所ビハーラクリニックの現場において、ビハーラ僧が常駐されていることを学びました。今現場に求められる、常勤の僧侶は何名いらっしゃいますか。

【回答】

今現在は３人おりますが、常勤という肩書の方は１人ですね。２人が非常勤。

ただ常勤と言ってもお体、年齢、通勤のこともあり、月15から20日の勤務です。出勤できない時は非常勤の方々がサポートしてくださいます。それに隣には特養老人ホームがありそちらでも法話会がありますので、およそ２人分の仕事があります。

【司会】

ありがとうございます。田中君のように、若い実践真宗学を研究している人は、将来常駐のビハーラ僧になってみたいのだろうけど、それが本当に職種として定着していくのかどうか、という不安というか、期待があって、質問してみたのですね。

【追加回答】

キリスト教系の病院ではチャプレンという肩書の方が何人かはいますが、仏教チャプレンという肩書でお給料を頂いている方というのは少ないものと見ています。最近は、スピリチュアルケアということに焦点をあててスピリチュアルケアに特化した資格を作りはじめている学会があります。そのような学会が求める知識と、仏教学とは一部で重なると考えますが、まだ「国家資格」になるかについては不透明なのです。逆に龍谷大学でカリキュラムを組んで、これだけ勉強しましたのでこのような資格を与えるという仕組みを作った方が良いのかなと思うこともあります。

そのように考えた時、実践の場としての「あそか第２診療所」の存在意義が大きくなるものと期待しています。

【司会】

一緒にやっていきたいと思います。それでは時間が参りましたので、これで今日のご講演の方は閉じさせていただきます。この領域を龍谷大学の実践真宗学研究科は大事にしていきたいですし、こうして馬場先生に会えたことをご縁にして少しずつがんばっていきたいと思います。どうもありがとうございました。

学術講演：いのちに携わる看護師のお話

中島　静枝

開　催　日：2011年11月7日（月）
開催場所：龍谷大学大宮学舎東黌205

　皆さん、こんにちは。只今、ご紹介頂きました中島です。人は自分の「いのち」について考える機会が何回あるのでしょう？　いつ・どのように考える機会が何度与えられるのでしょうか？
　私は、看護師という職に就き一般病院・在宅（我が家）・緩和ケア病棟と施設で看取りに携わり様々な患者・家族の出逢いの中から、いのちとは……、そのひとらしくを支えるとは……など、今までの経験の中から教えて頂きました。今回、私がいのちに携わり、教えて頂いたことや、Indiaのお話も含めて皆さんと一緒に少しの時間ですが過ごしたいと思い、講師の機会を頂きました。では、お話を始めさせていただきます。

　まず、貴方ならどちらで最期を迎えたいですか？

A：生活環境に配慮された緩和
　　ケア病棟の特別室
B：インドの日常的な生活環境
　　の我が家

　人は最期に何を存在の意味とするのでしょうか……？（価値とするのだろうか？）

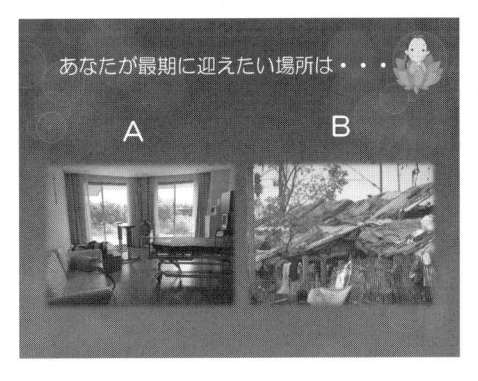

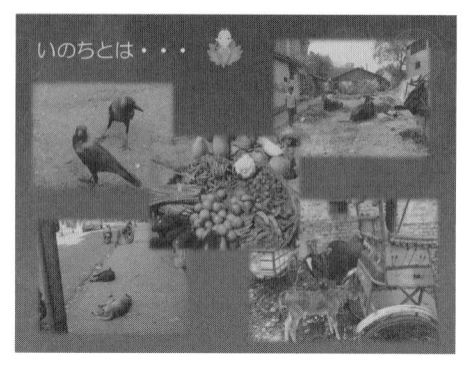

私は、ご縁がありインドに行ってきました。

中学生の頃から私は、マザーテレサを尊敬していました。いつか、マザーテレサに会いに行きたい、「いのち」を学びたいと願っていました。長年現実できずにいたのですが、今回職場を変更するにあたり実現可能になりました。これまでは、日本の中での「いのち」を学び、価値観・道徳心・日本という文化の中で看取りを体験してきました。インドに行くことができ、今までの自身の中での「いのち」に対する気付いていないものに出逢え、学ばせて頂きました。犬・カラス・牛・山羊・ねこなど、日本のように飼われているのではなく、動物と人が共存しています。お腹を空かした犬が傍にくると子供が食べようとしている、その手にある少しの食べ物を分けて幸せそうにふたりで食べていました。そして、その排泄物が野菜にいのちを与え、皆が生きている。このように、すべてが「いのち」であるインドでは、いのちが循環していました。それは、生死(しょうじ)を意味していました。

では、あなたの中にあるいのちの音について考えてみましょう。どんな音があると思いますか？　そうですね。息づかいの音・心臓の音・肺呼吸の音など自分の中に音があるのです。我々医療者は、常にこのいのちの音を聴かせて頂いています。皆さんも、大切な方のいのちの音を聴いてみてください。実は、いのちの音は、母親の胎内でこの世に生を享ける前から、聴いているのです。

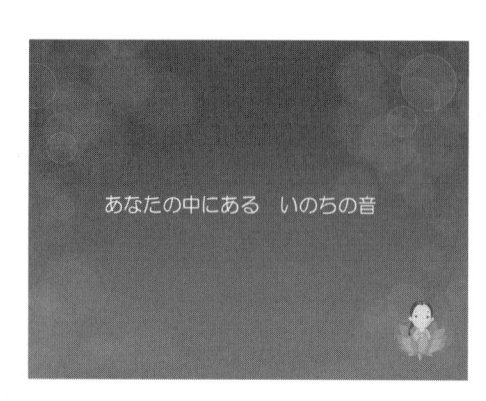

ところで、日本人は、どのよう

な病気によって亡くなっているのでしょうか？　そうです。がんです。この表は、2009年度の全国と京都の死亡者数です。その中でがんによる死亡者数は30％前後を占めています。ここ17年悪性新生物は死亡第1原因です。

今のところ、このがん（HIV含む）に対する治療のひとつとして緩和ケアというものがあります。全国には、223施設　4434床（2012年1月1日現在）となっています。

	全国 127,057,880人	京都 255万人
死亡者数	1,197,012人	23,714人
がんによる死亡者数	353,499人 (29,5％)	7,311人 (30,8％)

緩和ケアの現状（2010年報告）

私の職場であるあそか第2診療所のことになりますが、仏教理念「ぬくもりとおかげさま」の下、緩和ケアの基本方針に則り、あそか第2診療所は、死亡第1原因の悪性新生物の患者さまの大切な最期の時間を過ごすお手伝いをさせて頂いています。医療施設でありながら、仏教理念……？　そこに我々が目指すものがあります。医療も仏教も「ひと・いのち」とともにあるということです。

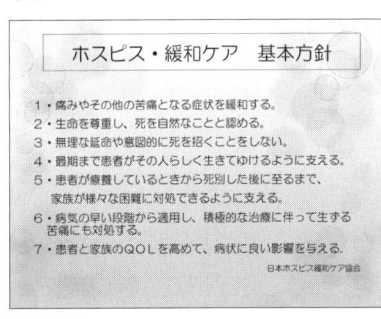

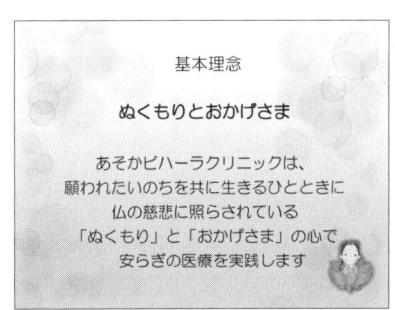

ホスピス・緩和ケア　基本方針
1・痛みやその他の苦痛となる症状を緩和する。
2・生命を尊重し、死を自然なことと認める。
3・無理な延命や意図的に死を招くことをしない。
4・最期まで患者がその人らしく生きてゆけるように支える。
5・患者が療養しているときから死別に至るまで、家族が様々な困難に対処できるように支える。
6・病気の早い段階から適用し、積極的な治療に伴って生ずる苦痛にも対処する。
7・患者と家族のQOLを高めて、病状に良い影響を与える。
日本ホスピス緩和ケア協会

基本理念
ぬくもりとおかげさま
あそかビハーラクリニックは、
願われたいのちを共に生きるひとときに
仏の慈悲に照らされている
「ぬくもり」と「おかげさま」の心で
安らぎの医療を実践します

では、基本理念についてご説明します。仏様は、患者さんも家族もスタッフも分け隔てなく平等に慈悲の心で寄り添ってくださいます。仏様の慈悲とは私が悲しい時に悲しいと一緒に泣いてくださる心で、私達を包み込んでくださっています。私達が仏様に包み込まれている「ぬくもり」を患者さんに伝え、ま

た患者さんからそのぬくもりをいただきます。それは、「ありがとう」と「おかげさま」という感謝の心が循環することです。私達と患者さんはこの世で偶然に出会いました。その出会えた時間はほんのひとときです。そのひとときがぬくもりにあふれ、互いに感謝の心で過ごせるような医療を実践していきたいと思います。

　仏教の教えには、我々が日常から教えを乞うことや、いのちから受け継がれる言葉があります。それを気付かず使用していることもあります。看護の中でも、「私達が仏様に包み込まれている「ぬくもり」を患者さんに伝え、また患者さんからそのぬくもりをいただきます。それは、「ありがとう」と「おかげさま」という感謝の心が循環することです」。これは「ケアリング」というものと同一と考えて良いと思います。医療・看護が全く仏教と関わりないものではないということです。

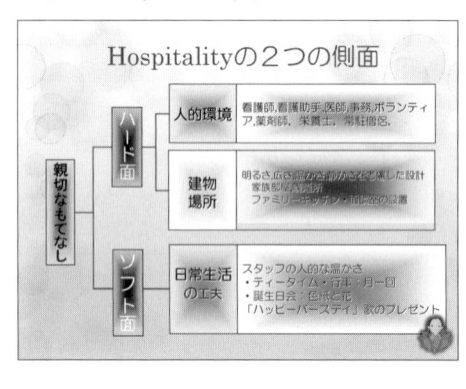

　今、私はこのような緩和医療を行う場での、医療展開の中から様々なことを学ばせて頂いています。

　緩和ケアの歴史的展開からみると「もてなす」という言葉から発生しています。緩和ケアは、二つの側面を大切にしています。一つ目は、人的環境と建物によるハード面です。医師・看護師・MSW（医療ソーシャルワーカー）など様々な職種から構成されています。当院の特徴としては、常駐僧侶が居るということです。そして、家のような建物でありたいと考え、条件を工夫しています。二つ目は、ソフト面、日常生活の工夫です。医療施設ですので、薬による緩和は当然行っていますが、それにも増して日常生活援助を大切にしています。日頃私達は、繰り返し行われている食べる・眠る・排泄するという日常のありがたさを、感じずに過ごしているのかもしれません。ごく当たり前のことが変化なく繰り返しできるありがたさを、患者とともに感じながら援助させて頂いています。

緩和ケアをやっている病院とはどんなところなのだろう……想像されるのは、とても怖いイメージや暗いといったネガティブな感想を耳にします。がん＝死。それは、「死」を怖いといったネガティブなイメージを与えられてきたからではないでしょうか？　人は皆、誰もが必ず自分の人生を終わりにする時が来ます。だからこそ、このように考える機会が必要だと考えています。それは、自分の人生を有意義にするものでもあるといえるのではないでしょうか。

　ここでは、私の出逢った患者さん3人のいのちからのご縁を、勉学の為になるのであればと遺族様より許可を頂き、紹介させて頂きます（前施設）。

　小西晴美さん（23歳）、看護学生さん。大腸がんと診断されましたが治療を受け、臨床実習など自分の夢に向かい勉学に頑張っておられました。様々な治療を受けられていたのですが、心がしんどくなり緩和ケア病棟に入院されました。体の調子と相談しながら外出・外泊を繰り返され、家族・友人との時間を大切に過ごされました。入院中は、いつもお母さんが入浴を一緒に介助してくださり、家族全員が一丸となり日常生活を支え、いのちの大切さを我々に教えてくださいました。最期は白衣姿で退院され、ご葬儀の遺影はお花畑のような祭壇の中から、晴美さんの笑顔がいつまでも、今を生きている家族・友人・我々を見守ってくれていると感じました。看護学校のはからいで、卒業式をクラスメイトがしてくださったそうです。卒業証書を天国で授与され、今、このようにして晴美さんは看護教育やいのちのメッセージを伝え生きているのです。

　島裕伸さん（23歳）と島始さん（父）です。裕伸さんは、脳腫瘍で症状緩和の為に、入院されてきました。同一体位での症状緩和はできましたが、体動時の症状緩和は困難なものでした。様々な障害が出現する中、彼の右目はとても澄んだ瞳をして、いつも私達に"ありがとう"と左手でジェスチャーをしてくださるのです。今、まさに我が身に「死」が訪れるであろうという状況の中でなぜ、こんなに相手に優しくできるのでしょう……。彼は、「こうなったのは誰のせいでもない。自分は死ぬ。それは仕方ない。だけど、死ぬまでにどんなに辛くて、どんなに苦しくて、どんなに痛いのか。そう考えると恐怖でたまらない」と感じていたはずです。

ある日、空に大きな虹が出ました。彼と廊下に出て虹を見つめ、「もし奇跡が起きて、もとの体に戻れるなら戻りたいですか？」と質問すると、彼は、大きく頷きました。人は生きたい・死にたい、そう心は揺らぎながら、感じながら存在するのではないでしょうか？　その揺らぎに寄り添い見守る、そして心を緩和することが緩和ケアなのではないでしょうか？　家族が暖かく見守る中、彼は旅立ちました。

　彼の父は入院中、彼と一緒に自殺をしようと計画していたことを話されました。生きるのは辛い、我が子を失う親の気持は耐え難いものであると痛感しました。この状況の中、父は生きることを選択し、その後、自身もがんとなり「今は亡き妻と我が子が辿った道を歩んでみます」とふたりが通った過程を自身のいのちで感じとりながら生き抜かれました。「息子をなんでもっと早くに緩和ケアを受けさせてやらなかったのか、心のケアを早くしてやればと悔やまれる」。緩和ケアに対する葛藤の中から生まれてきた本心であると感じました。そして、その父も最期は自身で緩和ケアを希望し、安らかに旅立たれました。

　家族から頂いたクリスマスカードを紹介させて頂きます。

「あの時　裕伸は笑っていた。あの時　裕伸は怒っていた。
　あの時　裕伸は語っていた。あの時　裕伸は生きていた。
　今、私たちの心のなかで生きている。これからもずっと生き続ける。裕伸と共有された時間を忘れないでほしい……」と願いがつづられています。

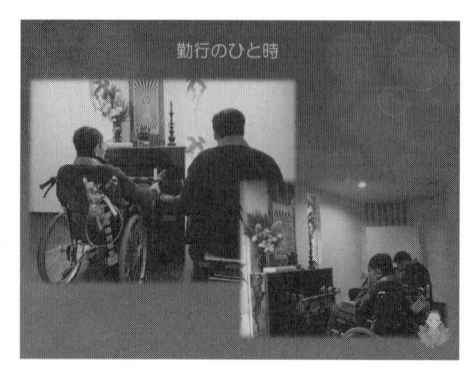

　いのちからのメッセージを大切に、我がいのちを精一杯生きることの教えを頂きました。
　当診療所では、朝夕に勤行がなされています。毎日行うことの意味、それはそのひとにとって日常生活の一部であり尊い時間であるということです。勤行のお姿に感銘を受けます。ある時、僧侶が

「○○さんにとって勤行（宗教）とは、どんな意味がありますか？」と聞きますと患者さんは、「私にとっては、なくてはならないものです。なかったら、迷っていました」と答えていました。その会話を聴かせて頂き、心が温まりました。このような日常を感じさせていただいています。

　今の日本では、日常を生きている中で「死」について実感することは限られて、機会が少ないと思います。私は、緩和医療に携わり患者と家族から教えて頂いたことは、最期まで「その人らしく」「生きている」という現実です。またそれを、患者と家族、スタッフが一緒になって実感できるありがたさなのです。大きな変化ではないけれど、日常の流れの中での連続がとても大切であり、緩和医療ではないかと感じています。患者の生きていた事実は、スタッフの心の中に残るだけでなく、次の患者のケアへ活かすことで、患者が生きた「証」となるのです。そして、今、生きている私達が学んでいるのです。
　命から学ぶもの……皆様ひとりひとりに感じていただきたいと思います。

　この写真は、インド・バラナシでの日の出の写真です。嵐のような状況から一転して日が差し、360度の光が差しています。聖なる河、ガンジス川より臨めた光景です。バラナシは365日お祈りがなされ、ヒンズー教・仏教の聖地です。何処を歩いても神秘的な世界でした。
　このインドの旅では、生まれるから死して埋葬されるまで出逢うことができ、そこに生きる真のいのちに触れ、感じることができました。私の大きな財産となりました。
　また、ブッタガヤーに行き、マハーボディー寺院、ブッタが菩提樹の木陰で49日間瞑想を行い、悟りを開いた場所に辿り着くことができました。世界からこの地に訪れ、世界中の方が勤行をお勤めされていました。

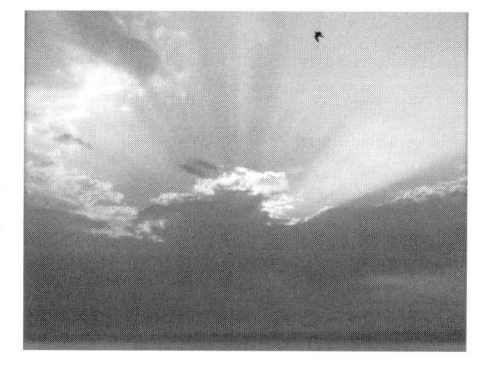

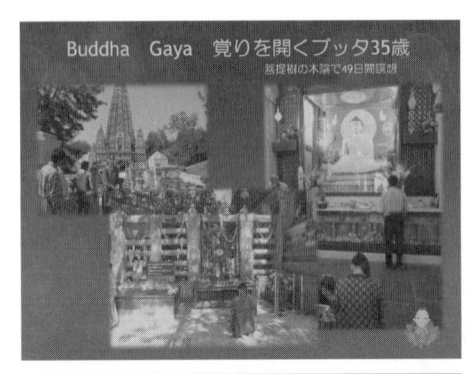

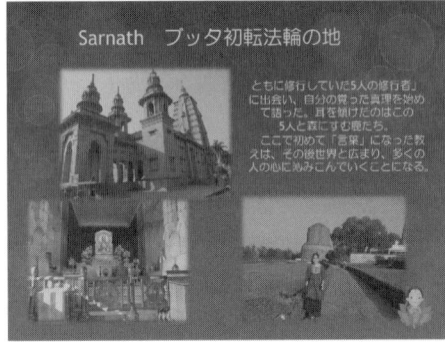

ブッタゆかりの地に着き、自身のおかれている立場と役割を真摯に受け止め、見守って頂き、時を超えてその場に存在することができました。

次に、サルナートに行きました。ここは、ブッタ初転法輪の地、ともに修行していた５人の修行者に出会い、自分の覚った真理を始めて語られました。ブッタの話に耳を傾けたのはこの５人と森にすむ鹿たちでした。ここで初めて「言葉」になった教えは、その後世界へと広まり、多くの人の心に沁みこんでいくことになり、現在の私達が出逢っているのです。

緩和ケア・いのちを看取るとは、命に関わる最期の時期を共に過ごさせて頂ける、ありがたい医療分野だと思います。また、専門性を、お互いが生かし患者を理解し、患者の心に寄り添い、見守り、共に生きるということではないでしょうか？　何事にも主人公は「誰」なのか見失ってはなりません。この世でのお別れは悲しいことですが、死に逝く人と残される人の意味（失うものと、得るものがあるということ）を考える機会となります。新たな出会いに感謝し、いのちから学んだことを忘れないでいたいと思います。

　そして、あそか第２診療所の理念であるように「ぬくもり」と「おかげさま」の心が実践され、与えるのではなく、与えられているのです。

　いのちの最期に出逢う者として、その人にとって、ふさわしくありたいと考えています。

お話の最初にご質問をしましたが、再度問いかけたいと思います。貴方ならどちらで最期を迎えたいですか？　人が最期に存在した意味とするもの（価値）とは？　皆さんはどうですか？　考えてみようと思ってくだされば幸いです。

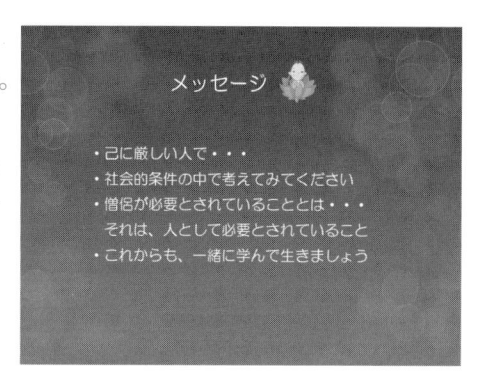

本日は、龍谷大学・実践真宗学研究科に関係する方々とご縁を頂きました。私から見て僧侶の方に対して批判的意見を伝えさせて頂きます。まず、己に厳しい人でいてほしいと願います。社会的条件の中で考えてみてください。現在の社会の中で僧侶が必要とされていることとは……葬式仏教ではなく、生きている時からの関わり。あそか第2診療所にも常駐僧侶が在職しています。僧侶である前に人として必要とされています。これからも、一緒に学んで生きましょう。

最後になりましたが、これはブッタガヤー・マハーボディー寺院の菩提樹の葉です。手にしたいと願っていたところ、チベットの僧侶さんのもとへ舞い落ちてきました。私に気付いたその僧侶さんが、その手から私にくださいました。ありがたき授かりもの、皆様にもと、ご紹介させて頂きます。

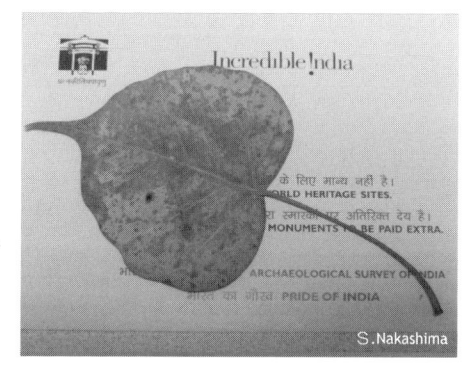

長いお時間を頂き、ご清聴ありがとうございました。

付記

　2011年11月7日（月）開催の公開講演内容を一部加筆訂正したものである。

学術講演：ホスピス・緩和ケアとは

月江 教昭

開 催 日：2011年4月26日（火）
開催場所：龍谷大学大宮学舎清風館 B103

鍋島
　皆さん、こんにちは。只今から龍谷大学　人間・科学・宗教オープン・リサーチ・センターの学術講演を開催致します。今日の学術講演会のテーマとご講師を開催に先立ってご紹介致します。このビハーラ活動論では、「ホスピス・緩和ケアとは」というテーマで特別講師をお招きし、広く社会にその成果の一端を還元したいと思います。ご講師は、月江教昭先生です。現在、京都府城陽市にある「現：2012年4月より那珂川病院緩和ケア科（以下、あそかビハーラと略す）[1]」の医師をなさっています。ご専門は、循環器内科と緩和ケア科です。
　月江先生は、1978年生まれで、福岡県のご出身です。大分赤十字病院、福岡赤十字病院、九州大学病院、九州大学医学系学府博士課程（単位取得満期退学）などを経て、2010年よりあそかビハーラの医師を務めておられます。また、浄土真宗本願寺派（福岡教区　那珂組　光耀山　真教寺）の僧侶でもあります。九州大学ご出身の医師であり、龍谷大学大学院実践真宗学研究科教授の田畑正久先生と久しく交流を続けていらっしゃいます。今日の講演は約1時間を予定し、そのご講演の後、大学院生の皆様にロールプレーイングを体験して頂き、医療従事者向けの緩和ケア研修を僧侶向けビハーラ活動用にアレンジしたものを試みたいと思いますので、皆様楽しみにして頂けたらと思います。それでは、月江先生どうかよろしくお願い致します。

月江

1．はじめに

　今日は「ホスピス・緩和ケアとは」というタイトルで皆さんに話させて頂きます。話をする前に、「ホスピス」「緩和ケア」「ビハーラ」という言葉を聞いたことがある方はどれほどいらっしゃいますか？　ほとんどの方が聞いたことがおありですね。ですが、おそらく深く知っているという僧侶の方は多くはないように思います。もし、これから緩和ケアにおいて狭義のビハーラ活動（図1：ビハーラの概念）[2]をやっていきたいという方は、最低限知っておいて欲しいという内容を話させて頂きます。その後「あそかビハーラの紹介VTR」を見て頂いて、緩和ケアで僧侶がどのような関わりを求められているのかを、実際ロールプレイという形で体験して頂きたいと思います。頭でわかっていることと、実際に経験することとは違いますので。[3]

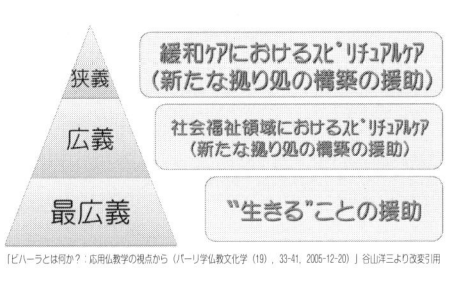

図1：ビハーラの概念

2．「緩和ケア」について

　まず「緩和ケア」について話します。「緩和ケア」ということを一言で言うと「がんの痛みをやわらげる」[4]です。ここでは「がん」と明記されている点がポイントです。次にWHO（World Health Organization：世界保健機関）の定義を見てみますが、WHOの定義というのは、全世界共通認識として成立する定義です。

　　緩和ケアとは、生命を脅かす疾患による問題に直面している患者とその家
　　族に対して、痛みやその他の身体的問題、心理社会的問題、スピリチュア
　　ルな問題を早期に発見し、的確なアセスメントと対処（治療・処置）を行

うことによって、苦しみを予防し、和らげることで、クオリティ・オブ・ライフを改善するアプローチである(5)。

ここでは4ポイント挙げておきます。

① 「生命を脅かす疾患」とあって、必ずしも「がん」だけではない点。
② 患者だけでなく「家族」も含むという点。
③ 身体的な痛みだけでなく、心理社会的、精神的、スピリチュアルな痛みに対してもケアしていくという全人的なケアが求められている点（全人的痛み・ケアということに関しては後述）。
④ 亡くなる直前だけでなく、早期から関わっていくという点。

しかし、現実的には日本の医療は、保険診療によって成り立っています。保険診療とは、国のレベルで定められた医療行為に対する診療報酬によって医療機関は収入を得るというシステムです。逆に言うと国のレベルで定められた医療行為を行わなければ、医療機関は収入を得ることができません。WHOの定義では、必ずしもがんだけではないと言いましたけれども、今の日本の緩和ケアは、緩和ケア病棟入院料(6)という保険診療によって成り立っています。その適応疾患は、悪性腫瘍とAIDS（Acquired Immune Deficiency Syndrome：後天性免疫不全症候群）のみです。ただAIDS罹患患者を緩和ケア病棟でみている施設は少ないです。

「生命を脅かす疾患」とは、極論を言えばすべての疾患が当てはまると言えますが、それは今の日本の保険制度では難しいかもしれません。

この中で実践真宗の学生さんはどのくらいいらっしゃいますか？　ほとんどの方ですね。その中でビハーラ僧になりたいと思われている方はどのくらいいらっしゃいますか。1人いらっしゃいますね。これを少ないと捉えるのか、現実的であると捉えるのか難しいところですね。

「ごく普通の病院に、ごく普通の僧侶が、ごく普通にいる」それが、私の目

指すビハーラの姿です。「ごく普通」ということが大変難しいのですが。

　それは、病院という場が、多くの現代人の生老病死・愛別離苦をはじめとする四苦八苦に出遭う場だからです。緩和ケア病棟に限りません。その出遭いは、がんのようにある程度時間の猶予が見込めることもあれば、突然倒れたり、交通事故などの不慮の事故などで急に救急搬送されたりすることもあるでしょう。助かる命もあれば、助からない命もあるでしょう。しかし、そこには四苦八苦が介在していることには違いないのです。

　今の医療の主体はあくまでも科学的命題としての命を助けることに主眼を置いています。しかし、人は科学的命題としての命を生きているわけではなく、価値的命題としてのいのちを生きています。その価値あるいのちに目覚めていくのが仏教であるとも言えると思います。そのお手伝いをするのが僧侶のはたらきでもあろうと思うのです。もっと言うと、ビハーラやビハーラ僧という呼称自体が不要なのかもしれない。それが本来の仏教・僧侶の果たすべきはたらきのはずだからです。

　現在ビハーラ僧として常勤・常駐できている医療施設は、長岡西病院緩和ケア科とあそかビハーラのみです。それはあそかビハーラのような宗教立病院（診療所）や長岡西病院のように経営・運営者に宗教的理解・理念があるから成立することなのです。

　しかし、一般の緩和ケア病棟では、そのような理念や宗教に根ざした緩和ケアを施行することに抵抗があります。経営面の問題として、100人いても1円の利益も生み出さないビハーラ僧を雇用することに難しさがあると同時に、ごく一般の日本人の感覚として、いわゆる宗教アレルギーと、それに立脚した公的施設での宗教家の関与の拒絶があるからです。

　もし、そのような一般病院における緩和ケア病棟でビハーラ僧ないしはスピリチュアルケアワーカーを常勤させることができるシステムとしては、保険診療として成立させる必要があると考えます。例えば、ビハーラ僧を緩和ケア病棟に1名以上配置すれば、緩和ケア病棟入院料に100点加算されるというようなことになれば、仮に20床の病棟であれば1日あたり2万円の診療報酬が増えるので、スピリチュアルケアを担うビハーラ僧として、あそかビハーラのよう

な宗教立病院（診療所）でなくても、一般の緩和ケア病棟でも常勤・常駐できる僧侶が増えるかもしれないですね。

しかし、それにはビハーラ僧が常勤・常駐することの意味（患者・家族の質的評価など）を、客観的・他覚的に調査・評価し、そこに医療費を投入する価値があることを日本国民が認知して初めて成立することなのかもしれません。

3．緩和ケアのあり方

次に「緩和ケアのあり方」ということについて話します。現実的には、今もこれ（図2：緩和ケアの考え方）に近い考え方で動いていますが、今までの考え方はがんの治療が、ある時からできなくなって、それから緩和ケアへという考え方になっています。よくある間違い・勘違いとして、ターミナルケアと緩和ケアを同義に捉えている方がいます。これはあくまで今までの概念であって、これからの概念（図2：緩和ケアの考え方）は、緩和ケアというのは、がんの治療と並行して早期から関わるものであって、ターミナルケアというのは最後の部分、具体的にいうと予後6か月の期間のケアです。この6か月の部分を限定してターミナル期と呼びます。これだけではなく、遺族ケア・グリーフケア[9]も非常に重要になっています。緩和ケア病棟という病院が、亡くなられた方の家族のケアをするということが普通に求められています。亡くなった後は宗教・仏教の仕事と言いたいと思うんですけれども、人と人との一連の流れでの関わりですから、ぷつっと消えるということはないです。それぞれのご自坊の門信徒さんが何らかの病気で入院されたのであれば、一度はお見舞いに行って話を聴くことも大切なビハーラ活動なのかもしれません。今日はグリーフケアということについてはお話しできませんが、当クリニックにも亡くなられた方の遺族がビハーラ僧によく会いに来られます。半分くら

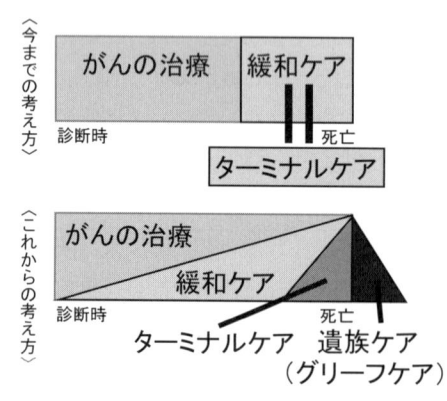

図2：緩和ケアの考え方

いの方が一度は来られていると思います。やはり亡くなられた後の関わりというのも大切だと実感します。

　緩和ケアというのは、基本的に治癒を目指した医療はしません。つまり、その人の寿命を延ばしたり、あるいは寿命を短くしたりというような医療はしません。ところが緩和ケアというものを治療と並行して早期から一緒に行うということによって、予後が改善するというデータ(10)も出ていまして、そういう意味からも緩和ケアというのはがんの治療とともに早期から行うべきであるということが世界中で言われています。

　「がん」という言葉はご存知だと思いますが、がんという病気について具体的にご存知の方はいらっしゃいますか？　がんという言葉ですけれども、もしビハーラ僧として末期がんの方と関わるということを望まれているのであれば、知っておいて欲しいことを少し難しいかもしれませんが話します。「がん」とひらがなで書いたときと「癌」と漢字で書いたときは、実際ちょっと意味が違います。「がん」とひらがなで書いた場合は、別の言い方をすれば悪性腫瘍あるいは悪性新生物というものです。「癌」と漢字で書いた場合は、主に固形癌を指します（図3：がんの分類）。現実的には緩和ケア病棟の適用になるのは、固形癌の方です。血液の癌が緩和ケア病棟の適用になるということはほとんどありません。

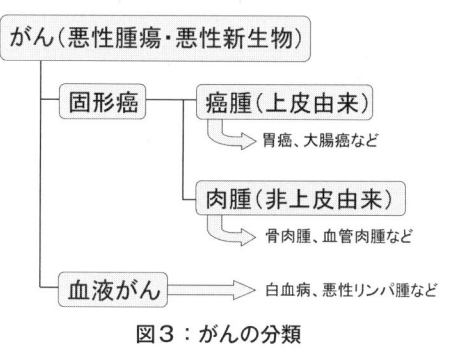

```
がん（悪性腫瘍・悪性新生物）
├─ 固形癌
│   ├─ 癌腫（上皮由来）
│   │   └→ 胃癌、大腸癌など
│   └─ 肉腫（非上皮由来）
│       └→ 骨肉腫、血管肉腫など
└─ 血液がん ⇒ 白血病、悪性リンパ腫など
```

図3：がんの分類

　また癌の特徴は大きく3つあると言われています。1つは「自律性増殖」。正常細胞の分裂・増殖はコントロールされています。ある程度増えたら、それ以上増えないようにするとか、コントロールされています。ところが、がん細胞というのは勝手にどんどん増えていきます。勝手に増えていくので、「浸潤・転移」といって、血管とかリンパ管とかに入り込んでいきます。そして、

血管、リンパ管を通って他の臓器などに飛んでいってしまう。それから、「悪液質」という体が弱っていく病態で末期がんの方の多くは亡くなります。しかし、医学的にはよくわかっていないところも多い病態です。

　私はもともと循環器内科の医師でしたので、あまりがんの患者をみることは少なかったのですが、緩和ケアに来てから、ふと思うことがあります。がんは先進国では軒並み上位の死因ですが、その先進国はどこも宗教的要素が失われ、いわゆる無宗教の時代と言われます。それは死をみることが少なくなった現代社会に対する警告のようにもみえるのです。
　我々は元々ひとつの受精卵という細胞から細胞増殖の結果、一つの個体として形成されていきます。それぞれの細胞は、脳細胞になったり心筋細胞になったりと多様な細胞に分化していきます。そして、それぞれの細胞は、それぞれの場所で互いに協調しながら一つの個体のいのちと成ります。そこでは、自分が心臓の細胞に成りたかっただとか、脳の細胞に成りたかっただとか不平不満はみられません。それぞれが違う細胞だけど、その違いのままに共生しています。ところが、がん細胞は違います。どこまでも自己中心的で自分のことしかみえていない。どこまでも自分だけが大きく、多様性のないコピーとしての数を増やせばいいと思っている。そして、結局は自分自身を統合している、わたしといういのちを蝕んでしまう。なんと愚かなことかと思わされるのです。

　「末期（ターミナルステージ）」ということについて、皆さん何となくわかると思いますけれども、具体的な「末期」という言葉の定義は難しいところがあります。『緩和ケアマニュアル第5版』（最新医学社）には、「現代医療において可能な集学的治療の効果が期待できず、積極的治療がむしろ不適切と考えられる状態で、生命予後が6ヶ月以内と考えられる段階」と記載されています。そして実際の緩和ケアでは、さらにこのターミナルステージを生命予後が「数ヶ月」「数週間」「数日」「数時間」という4つの段階に分けて使用しています。なぜこのように分けるかというと、それらの時間単位において患者あるいは家族のケアの仕方が変わるのです。例えば、スピリチュアルペインというのは、数週間単位という時間で最も起こってくると言われています。スピリチュアル

ペインということは、後で話させて頂きますけれども、今僧侶が医療の世界において関わって欲しいというふうに医療従事者は思っています。それは、このスピリチュアルペインに対してスピリチュアルケアを行って欲しいというのが医療従事者の求めなのです。

　日本の2010年の死亡者数は、1,197,012人で、がんで亡くなられた方は353,499人です(12)。毎年約3割の方ががんで亡くなっていますが、そのうち、緩和ケア病棟で亡くなられる方は約5〜7％(13)と言われています。近年緩和ケア病棟の増加に伴いやや増加してはいるものの、いわゆる団塊の世代を中心とした年齢人口構造の問題から、今後さらに緩和ケア病棟の不足は顕著になってくるものと思われます(14)。その対策の一つとして、在宅緩和ケアの普及を厚生労働省などは検討しています。

　これからの（狭義の）ビハーラ活動も団塊の世代の高齢化に伴い、在宅へと幅を広げる必要があるのかもしれません。この中で将来ご自坊の住職となられる方も多いと思いますが、門信徒さんの中で在宅緩和ケアを受けながら、在宅での死を選択される方も増えてくると思います。そのような方やその家族に対して、一人の真宗の僧侶として対応できるようになっていって欲しいのです。そういったことも念頭に、後ほどロールプレイを行っていただきたいと思います。

　緩和ケアの種類は大きく5つあります。

① 　緩和ケアチーム
② 　緩和ケア病棟
　　（ア）　病院内病棟型
　　（イ）　病院内独立型
　　（ウ）　完全独立型
③ 　在宅緩和ケア

①大学病院や大きな総合病院などで緩和ケア病棟という専門の病床を持って

いないところは、身体症状や精神症状の緩和に熟知した医師、緩和ケア認定看護師、医療ソーシャルワーカー、臨床心理士、管理栄養士、リハビリテーションに関する医療従事者などでチームを作って、外科病棟などのがん患者の所に行って何らかのアドバイスを主治医サイドにするという形態です。

②-（ア）病院内病棟型とは、例えば4階ある病棟のうちの4階フロアを緩和ケア病棟として使おうという形で、これは長岡西病院などをはじめとして、緩和ケア病棟では一番多いパターンです。

②-（イ）同じ病院の敷地内にあるけれども、建物は違うというタイプで数は少ないです。

②-（ウ）一つの病院が完全に緩和ケア専用の病棟であるという形態。

③在宅で訪問看護・介護や往診での緩和ケアを受ける形態。

日本全国では、2011年4月1日の時点では、213施設の緩和ケア病棟があります。[15]

これらの形態のうち緩和ケア病棟型は、いずれもボランティアを募集しています。もし、皆さんが何らかの形で緩和ケアに関わっていきたいと望まれるならば、まずはお近くの緩和ケア病棟でボランティアからはじめられたら良いと思います。真宗の御教えを聞くものとして、僧籍の有無は問題ないと思われますので、門信徒さんも積極的に関わっていただけたらと思います。日本ホスピス緩和ケア協会のホームページ（http://www.hpcj.org/uses/index.html）でお近くの緩和ケア病棟を調べることができますので、一度ご覧ください。もしボランティアをなされるとしても、実際は週に1回、半日程度が限界であろうと思います。決して無理をする必要はありません。しかし、ビハーラ僧は常駐することに意味があると思っています。医療従事者でもなく、患者・家族でもない、曖昧な存在が常にいることに意味があると思うのです。[16]それに近づけるために、5人1チームのボランティアチームを作って、1つの病棟に月〜金曜日までの週5日間で関わっていただけたらと思います。その際、ボランティア日誌などをつけてボランティアチームで情報を共有できるようにされた方が良いと思います。

4．「痛み」と緩和ケア

　ここからが今日のメインの話です。「痛み」と聞いて、まず頭に思い浮かべるのは、怪我などの身体の痛み、悲しいことなどのいわゆる心の痛みでしょう。今、全世界で標準的な「痛み」の概念として（緩和ケア領域に限定しない）、イギリスのシシリー・ソンダースが言い出した「４つの痛み（図４：Total Pain）[17]」があると言われています。

　第１に、身体的な痛みですね。これは説明不要でしょう。第２に、もし来月自分が亡くなるとしたら、自分の家庭はどうなるのだろうかとか、家族は大丈夫なんだろうかとか、そういう社会的な痛み。第３に、精神的な痛み、一番はうつ病です。精神的な痛みというのは、結構間違って捉えられることが多いのですが、もしそのうち興味があって勉強される上で、わからなくなった場合には、精神科疾患（脳の機能の病気）であると思ってもらっていいです。第４に、スピリチュアルペインです。これについては後でもう少し詳しく申し上げます。

　具体的にスピリチュアルペインをどのように患者さんがおっしゃるかというと、「こんな病気になって生きていてもしょうがない」「私の人生はいったい何だったんだろうか」「こんな重い病気になって何を支えにして生きていけばいいのか」「私だけがなぜこんなに苦しまなければならないのか」「どうせ死ぬんだから頑張っても仕方がない」「身辺整理も済んだし何もすることがない」。私は「早く死にたい病」と言っていますけれども、早く死にたいという人は結構多いですね。ごく普通の医療従事者の視点からみると、それは「希死念慮」というキーワードでうつ病を連想させる言葉なのですが、はたしてそうなのでしょうか。「私が悪いことをしたからこんな病気になったのか」「私が悪かった。許して欲しい」「家

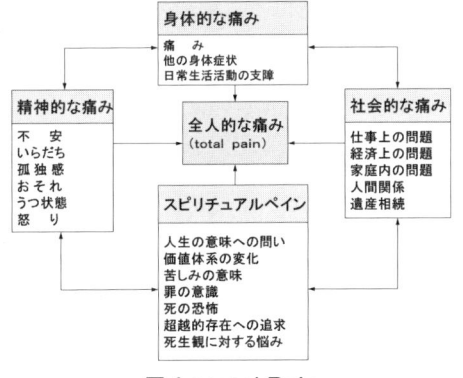

図４：total Pain

族ともう二度と会えなくなるのか」「こんなに迷惑をかけるなら早く死にたい」「死んだら私はどうなるのか、無になるのか」。このような具体的なスピリチュアルペインの表出があります。そのようなことを言われた時、皆さんはどう対応されますか？　仏教あるいは真宗の教えを聞くものとしてどのように対応しますか？　僧侶である以上、極論を言えば、その答えは経典あるいはお聖教から学ばなければなりません。そうでなければ、僧侶がこの緩和ケアに関わる意味はありません。スピリチュアルケアワーカーなどといった専門のトレーニングを積んだ人が関わればよいのです。もちろん僧侶がその専門のトレーニングを積んでいただくのが理想かもしれませんが、僧侶は『経』から学ぶという姿勢は忘れないようにしたいものです。

　スピリチュアルペインということを考えるとき、難しいのですけれども、「スピリチュアリティ」「スピリチュアルペイン」「スピリチュアルケア」という言葉の定義、この３つの言葉の概念規定を明確化させておく必要があります。この概念が不明確だと、何が何だかわからなくなることがあります。様々な人が様々な概念・定義を言われていますけれども、今日の日本の医療で最も使われているのは、窪寺俊之先生の定義が一番使われています。

　　スピリチュアリティとは人生の危機に直面して生きる拠り所が揺れ動き、あるいは見失われてしまったとき、その危機状況で生きる力や、希望を見つけ出そうとして、自分の外の大きなものに新たな拠り所を求める機能のことであり、また、危機の中で失われた生きる意味や目的を自己の内面に新たに見つけ出そうとする機能のことである。[18]

　　スピリチュアル・ペインとは、人生を支えていた生きる意味や目的が、死や病の接近によって脅かされて経験する、全存在的苦痛である。特に、死の接近によって「わたし」意識がもっとも意識され、感情的、哲学的、宗教的問題が顕著になる。[19]

　　スピリチュアルケアとは、肉体的苦痛、精神的苦痛、社会的苦痛の緩和と

並んで、患者のQOLを高めるには不可欠なケアで、特に死の危機に直面して人生の意味、苦難の意味、死後の問題などが問われ始めたとき、その解決を人間を超えた超越者や、内面の究極的自己に出会う中に見つけ出せるようにするケアである。日常生活では、知性・理性など合理性が重視される傾向があるが、スピリチュアルケアは、日常生活では忘れられて過ごしていた目に見えない世界や情緒的・信仰的領域の中に、人間を超えた新たな意味を見つけて、新しい「存在の枠組み」「自己同一性」に気づくことである[20]。

少し難しいですね。いまいち何のことかよくわからないというのが本音です。あくまで私個人が思っている、あるいは真宗の御教えを聞いているものの感覚として、この3つの概念を定義するのであれば、次のように考えます。

・スピリチュアリティ：拠り処（価値判断の基準となるもの）[21]
・スピリチュアルペイン：拠り処の喪失・崩壊に伴う痛み
・スピリチュアルケア：（真なる）新たな拠り処の構築の援助・支援

スピリチュアリティとは一言で言うならば「拠り処」であると考えています。スピリチュアルペインとは、その拠り処が崩れて出てくる痛み。それでは、スピリチュアルケアとは何かと言うと、その壊れた拠り処のかわりに新たな拠り処を模索する、その援助がスピリチュアルケアだと私は考えています。ほとんど宗教の定義と同じじゃないかと言いたくもなります。

5. 宗教（真宗）とスピリチュアルケア

多くの人はいつまでも若くて、健康で、長生きできるというところに拠り処を持っています。意識しているかどうかは別として。だけども、あるとき若くもないし、健康でもないし、長生きもできない、1か月くらいすれば亡くなってしまう。そんな今まで無自覚・無意識的であった自分の拠り処が崩れてしまって起きてくる痛み、それがスピリチュアルペインといってもいいと思います。真宗者としては、究極的には、阿弥陀如来（南無阿弥陀仏）というところに拠

り処を置いているはずです。それは決して壊れることのない拠り処です。

　言葉を換えると、ごく一般の人の人生の目的は、なるべく若く、病気をすることなく、なるべく長生きしたい、お金や地位や名誉が欲しい。そのためにどうやって生きるか？と考えて生きている。つまり、そこに価値判断の基準があるわけです。"人間あるいは自分"という処に価値判断の基準、つまり拠り処があるわけです。意識しているかどうかは別として、そのように生きているはずです。あるいは『大般涅槃経』で説かれている四顛倒の常楽我浄の中に生きているといってもいい。

　ところが、真実（四法印）の常楽我浄、無常・苦・無我・不浄（諸行無常・諸法無我・一切皆苦・涅槃寂静）の前には必ず崩れてしまう。がんに限る必要もないのですけれど、あえてがんに限るとしても前述のごときスピリチュアルペインの表出が起きてくるわけです。

　では、真宗者としてどのようにケアするのか？　極論を言えば、阿弥陀如来（南無阿弥陀仏）に拠り処を置く援助・支援をするということ、四徳の常楽我浄への梯として支援・援助すること、それは、その人自身が自ら気づいていく世界を援助・支援することです。けっして僧侶が「あーなのです」「こーなのです」といった、Cure的対応ではなく、Care的対応で（Cure、Careに関しては後述）。Cure的対応とは、言ってしまえば宗教の押し付けであったり、強制的であったりすることに変わりはない。親鸞聖人が、御同行・御同朋と言われたように、ともに阿弥陀如来という処を目指して歩む仲間であるという姿勢を忘れてはならないのです。

　われわれ真宗の御教えを聞かせていただいている者の生きる目的は、究極のところ阿弥陀如来（南無阿弥陀仏）です。"佛"というところに価値判断の基準、拠り処を置くわけです。何かしらの行動をとるときに、佛様ならどう思われるか？　佛に恥じない行動をとっているか？　あるいは怒りや悲しみといった感情にさいなまれるとき、佛様ならなんと声をかけてくださるのか？　どのように接してくださるのか？「それでよい、それでよい」と大悲の心（絶対的肯定）をもって接してくださいます。そのように考えながら生きるのが仏教徒であり、真宗の御教えを聞くものの生き方なのです。そして、そのような価値観でもって生きていけるようにケアしていくのが「真宗的スピリチュアルケ

ア」のあり方なのではないでしょうか。

　「スピリチュアリティ」と「宗教」の関係ということで少しお話しさせてもらいます。多くの方は、その２つは重なる領域はあるもののイコールではないと言われています。私の中では「スピリチュアリティ」と「宗教」は、少なくとも真宗の御教えを聞く者においては、ほぼ同じ概念であると感じています。
　「宗教」とは、古来は単に「宗」もしくは「宗旨」と言っていました。「宗」も「旨」もともに「むね」と読みます。「胸」や「棟」なども「むね」と読みます。「胸」は体の中心、その体の中心・根幹をなすものが痛いと「胸が痛い」と表現します。「棟」は棟上式(むねあげしき)と言うように、家の中心・根幹をなすもののことです。大和言葉で「むね」とは、中心をなすもの、根幹をなすものという意味です。宗教とは、その人の根幹をなすもの、中心となるもののことであると言えます。すなわち、それは拠り処（価値判断の基準となるもの）です。
　しかし、「スピリチュアリティ」と「宗教」の関係で、どうしてもイコールとは言いづらい感覚としての"ズレ"を感じるのも事実です。それは、本来、拠り処ではないものを拠り処として錯覚してしまいがちなことに起因すると思われます。例えば、江戸時代から続く、世俗の論理における僧侶（僧籍を持っている者）であっても、仏法を聞いていない人は多い。その僧侶が、僧籍を持っているから「私の拠り処は、○○です」といったこと、また門信徒・檀家さんが「うちは○○宗が菩提寺です。だから、うちの拠り処は○○宗です」といったことはよくある話ではないでしょうか。それは本当に拠り処なのでしょうか？　そこに価値判断の基準を置いているのでしょうか？　その"ズレ"というのは、仏教あるいは真宗の御教えを理屈や知識として持っているということでなく、感覚として持ちえているかどうか。その感覚を持ちえない人から見たら、どうしても"ズレ"が感じられるはずです。また、宗教というと、どうしても教団・組織の論理というものが出てきてしまうものです。ですから、「純粋な意味での宗教」はイコール「スピリチュアリティ」であると言いたい。あるいは、「色のない宗教」というような言い方をされている方もいますけれども、私もそんな感じかなという印象があります。

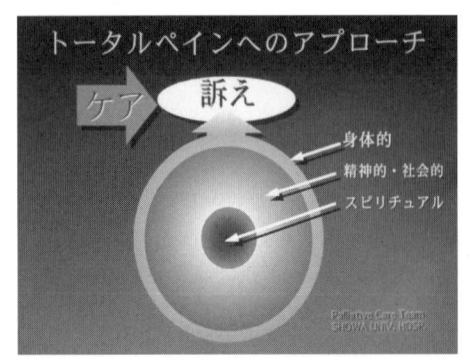

図5：Total Painへのアプローチ

もう少しスピリチュアルペインについてお話しします。東日本大震災の折にテレビを見ていたら、こんなことが伝えられていました。「家族はみんな死んで私は生きていて良いのか……。何のために生きているのか……。食事なんか喉を通りません」。そんなものかもしれないですね。ある意味一つのスピリチュアルペインと思います。
そのような方々に、皆さんは真宗僧侶としてどのように関わっていきますか？
　昭和大学の高宮有介先生たちが言われている概念（図5：Total Painへのアプローチ）ですけれども、先ほど示しました4つの痛みというのがありますが、最もコアになるというのがスピリチュアルというもので、その表面的なところで身体症状として出てくるのではないのか、というような概念であります。今の例でいうと、身体的には何も問題がないはずなのだけれども、自分のコアがぽっかり空洞になっている、スピリチュアルペインですね。そのために食事が喉を通らないというような身体症状が現れているという状態でしょうね。

　ところが一方で、ご自身が食道がんであった高見順さんという小説家・詩人の方が、次のような詩を詠まれています。

　　　　魂よ
　　この際だからほんとのことを言うが
　　おまえより食道のほうが
　　私にとってはずっと貴重だったのだ
　　食道が失われた今それがはっきり分った
　　今だったらどっちかを選べと言われたら
　　おまえ　魂を売り渡していたろう　（高見順『死の淵より』講談社文芸文庫）

いかがでしょうか？　食道がんで食道を取ってしまい、ご飯がなかなか食べられないのに、魂のことを言ってもしょうがないというような詩を残されています。それもそうかもしれませんね。そのようなことを考えると、4つの痛みというのは「図6：一般的なTotal Pain」のように書くのが適切なのかなとも思います。

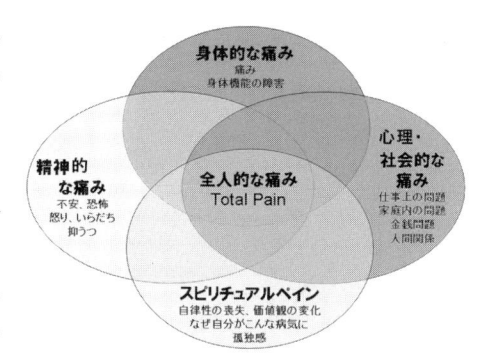

図6：一般的なTotal Pain

（身体的な痛み：痛み、身体機能の障害／心理・社会的な痛み：仕事上の問題、家庭内の問題、金銭問題、人間関係／精神的な痛み：不安、恐怖、怒り、いらだち、抑うつ／スピリチュアルペイン：自律性の喪失、価値観の変化、なぜ自分がこんな病気に、孤独感／全人的な痛み　Total Pain）

　しかし、真宗者としてよく考えてみたいと思うのです。例えば、道ばたで空腹のために動けないでいる人がいたとして、その人に法を説いたとしても、「そんなことはいいから、おにぎりの1個でもおくれ！」と言われるはずです。食欲は我々人間の持っている本能と言ってもいいでしょうし、その「ほんのう（本能）」は、そのまま「ぼんのう（煩悩）」でもあるでしょう。生存欲求もそうでしょう。そんな煩悩を捨てることができない煩悩具足の我々が、そのまま救われていく教えが真宗の御教えでもあるのです。

　真宗者の立場として、スピリチュアルケアとは、スピリチュアルペイン（煩悩）を消すケアをするのではなく、そのスピリチュアルペイン（煩悩）によって、その人自身が自己の内面を省みて、自己成長するのを促し、そうはいってもどこまでも煩悩から離れることのできない自身の愚かさを知らされることによって（機の深信）、単なる1個体である私という人間を超えた、大いなるいのちへと目覚めさせていただき、阿弥陀如来の「必ず救う！　漏らさず救う！」というはたらきにすでに包まれているのだと信受する（法の深信）過程をケアしていくことであるとも言えると思うのです。

　　煩悩の氷解けて功徳の水と成る（『教行信証』「行文類」）

　ここでCureとCareという言葉の違いについて少し押さえておきたいと思

Care(支援・援助) と Cure(治療)

あるがままに
相手と自分を

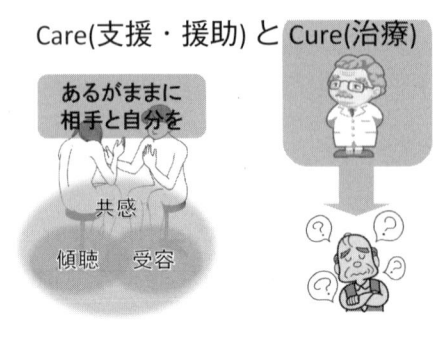

共感

傾聴　受容

図7：Cure と Care

います（図7：Cure と Care）。Cure とは治療のことです。治療というのは、医者側から患者側へ与えられるようなものかもしれないですね。押し付け的なものがあるかもしれないです。ところが Care というのは、私がいてあなたがいて、裸同士のつきあいの中で一人の人間として、あるがままに相手と自分を傾聴して受容していく世界なのだと、それがどこまでも共感的な世界なのだというのが Care の概念です。聞いているけど、その人のことをあるがままに受け止めていなかったら聞いていないということですね。その人が言っていることをあるがままに受け止めていれば、それはあるがままに聞いているということです。そして、その傾聴・受容というのは、結局のところ共感というものを目指しているのだ、慈悲の「悲」のこころ、そのものなのだということです。真宗教学では元々、「聞即信、信即聞」と言われ、「聞く」ことの大切さを説いているのですが、そのままですね。だからこそ、真宗の御教えを聞くものが緩和ケアに関わるということに意義があるのだと思います。ここで忘れてはいけないこととして、ただ単に「ぼっ〜」と聞くのではなく、「如実聞」として聞かなければなりません。「傾聴」には、

・聞く（hear）：5W1H（who, what, when, where, why, how）
・聴く（listen to）：相手の心、心の動きを聴く、積極的に寄り添う
・訊く（ask）：相手の中にあるものを引き出す、感情を言語化する助け
・効く（affect）：新しい関係を生み出す、信頼関係を作る

とされています。臨床現場において参考になるかもしれません。

「医師と患者」の関係をよく「阿弥陀如来と私」との関係で喩えますが、この場合は「私と患者」の関係、すなわち「人と人」との関係ですから、これは

互いに向き合う　　**共に同じ方向に向かう**

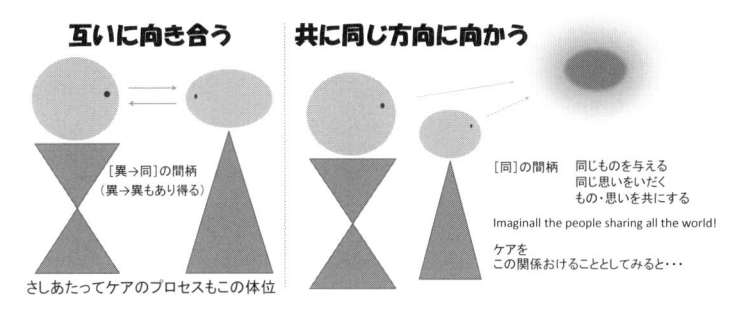

[異→同]の間柄
（異→異もあり得る）

[同]の間柄　同じものを与える
　　　　　　同じ思いをいだく
　　　　　　もの・思いを共にする
Imaginall the people sharing all the world!
ケアを
この関係おけることとしてみると…

さしあたってケアのプロセスもこの体位

図8：共感の体位

水平関係です。共に阿弥陀如来を目指す御同朋・御同行です。さらに言えば、「私と患者」は面と向かっているのではなく、共に同じ方向を見ている、これが共感であると東京大学大学院人文社会系研究科の清水哲郎氏は述べています（図8：共感の体位[24]）。であるならば、それは、けっして上から目線の押し付けではないはずなのです。宗教的ケアが押し付け的であると述べている方もいますが、真宗的ケアは決して押し付けではないはずなのです。そして、その真宗的ケアこそが、本来真宗の行ってきた布教・伝道のスタイルのはずなのです。

　東日本大震災後にあるプロゴルファーがTVでこんなことを言っていました。「このような大惨事で人々が悲しんでいる中で、ゴルフなんかしていていいのか……？」その時、視聴者やゴルフファンの方々は、良いプレーをして私たちを元気づけてくれ、勇気づけてくれと言っていました。それを見たプロゴルファーの方は、みんなが元気になってくれる！　その思いでゴルフをしたようです。あるいは、野球観戦やコンサートなども、そもそもなぜ私たちは行きたくなるのでしょうか？　野球はTVで見られるし、コンサートはCDを買えば聞くことができる。それでもなぜその場に行きたくなるのでしょうか？　それは、ゴルフや野球やコンサートなどを共に楽しむ人と同じ場を共有・共感したいためではないでしょうか。その共感は、共に同じ方向を目指すものの存在によって、生まれているのではないでしょうか。

6. ビハーラとは？

　ビハーラの概念についてお話しします。ビハーラという言葉はよく耳にする方も多いいと思いますが、非常に広い概念で、曖昧なままに使われているように感じます。概念規定は明確にしないと何をやっているのかがわからなくなりますので、概念規定を明確にしておきたいと思います（図１：ビハーラの概念）。浄土真宗本願寺派でやっている多くのビハーラ活動は、特別養護老人ホームを中心とした<u>介護領域におけるビハーラ活動</u>です。

　谷山洋三氏は、ビハーラの概念を狭義、広義、最広義に分けられています[25]。狭義の概念は「仏教を基盤とした終末期医療およびその施設」、広義の概念は「老病死を対象とした、医療および社会福祉領域での、仏教者による活動及びその施設」、最広義の概念は「災害援助、青年育成、文化事業など「いのち」を支える、また「いのち」についての思索の機会を提供する仏教者を主体とした社会活動」と定義しています。

　狭義の概念として谷山氏は終末期医療という医療分野に限定しています。私もそれで良いと思います。そもそもビハーラという言葉の生みの親である田宮氏はキリスト教で言うところのホスピスに変わる言葉としてビハーラという言葉を提唱されました。その意味で、<u>狭義のビハーラこそ本来のビハーラの概念</u>であるとも言えます。しかし、私は施設そのものをつくることに僧侶が関わることに意義を見出していません。かつて、聖徳太子が建立されたと伝えられる四天王寺には「四箇院」といって「敬田院」「施薬院」「療病院」「悲田院」が設立されており、仏教と医療や介護といった社会福祉は密接な関わりをもっていました[26]。しかし、それは当時の日本においてそういった社会福祉施設自体が存在しなかったこと、また、その思想背景に「福田思想」があったことが考えられます。今の日本において施設自体は需要を満たしているかどうかは別としても存在します。大切なのはその施設（緩和ケア病棟）で僧侶がスピリチュアルペインに対してケアを行っていくことではないでしょうか。したがって、先述のごとく「緩和ケアにおけるスピリチュアルケア（新たな拠り処の構築の援助）」としたく思います。

　広義の概念としては、「社会福祉領域におけるスピリチュアルケア（新たな

拠り処の構築の援助）」としたく思います。社会福祉という言葉は、医療や介護のみならず生活保護的な意味合いも含みます。狭義の概念でも述べたような医療に限定した領域も内包する言葉です。また本願寺派で多くやっている特別養護老人ホームという介護領域も含みます。また、谷山氏は老病死に限定していますが、現在の日本の社会福祉領域には「産み」にまつわることも組み込まれており、その領域においても様々な問題が生じています。そのため「生苦」も入れるべきでしょうし、愛別離苦をはじめとする四苦八苦の全てでありましょう。

　最広義の概念は、「"生きる"ことの援助」あるいは「"いのち"の援助」としてもいいかもしれません。緩和ケアという医療領域（狭義）や社会福祉領域（広義）といった領域を限定せず、あるいは終末期という時間に限定せず、生まれてから死ぬまでのすべての時間において、すべての苦（一切皆苦）の四苦八苦全てに関わっていく、いうなれば仏教の実践そのものを指していることであるとも言えます。先述のように、このたびの東日本大震災では多くの物質的な援助やいわゆるこころのケアが求められました。そこに、僧侶として関わるべきことはスピリチュアルペインに対するケアであるのでしょう。それは、まさに「"生きる"ことの援助」そのものであるといえると思うのです。極論、その中には江戸時代以降に形成されたいわゆる葬式仏教も大切な関わりであるとも言えるでしょう。あるいは、僧侶の格好でウロウロしているだけでも意味のあることなのかもしれません。

　「医療と仏教の関係」について考えてみたいと思います（図9：医療と仏教の関係）。医療と医学の違いはご存知ですか。医療は実践、医学は理論です。患者さんがいて、その病気を治そうとする。その時に理論として医学の知識を使う。しかし、もしその病気が治せないのであれば、何らかの理論

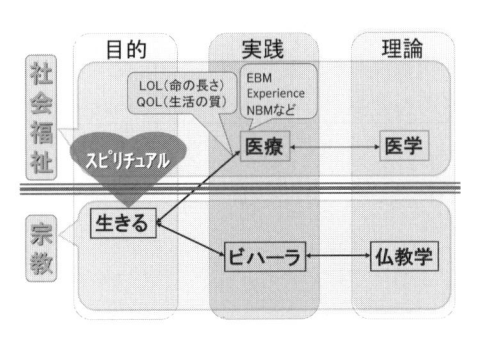

図9：医療と仏教の関係

的なもの、研究が必要、そういうところから医学という学問が深化していきます。そして、その研究が正しいかどうか、実践の医療に還元して、はじめてその理論が正しいかどうかが証明されます。逆に言うと、実践の医療現場で通用しない理論は、間違えているということです。マルクスとプラグマティズムの言葉に「理論は実践の必要から生まれ、また理論の真理性は、それを実践に適用して検証される」という言葉(27)があります。けれども、医療というのは、医学という科学（応用科学ともいわれる）をもとに展開されますが（EBMなど）(28)、それだけでは医療はできません。経験も必要だし、あるいはその人の人生にあわせた医療（NBMなど）(29)も必要です。例えば、ある糖尿病の患者がいて、その人にとってのEBM上はインスリンを1日4回打つべきだと判断しても、認知症があって一人暮らしの方にそんなことを言ってもできないですね。そういうことも考えながら医療は行わなければならないのです。医療は何を目的にしているかというと、普通は、あるいは当面はQOL(30)とLOL(31)の改善ということがいえます。QOLを生命の質と読むと意味が広がりますが、現実的には、医療は生活の質という狭義の意味でのQOLの改善を目指していると言えます。しかし、よくよく考えてみると本当は如何に生きるかというのが医療の目的にしているところだと感じるのです。

　同じような構造が仏教、ビハーラにも言えると思います。仏教学という理論はほとんど完成していると思います。しかし、現実的には葬式仏教と揶揄され、本来の仏教の果たすべき役割を果たせていない、つまり実践が弱い。その仏教の実践がビハーラであろうと思うのです。そして、究極的には「如何に生きるか」というのが目的でしょう。

　現実に目を向けてみれば、医療というのは、実践に関しては強いと思います。目の前に患者がいる待ったなしの状態ですから。しかし、理論の部分（医学）が弱い。まだまだ不十分でしょうし、これからもさらなる研究・理論の構築が必要でしょう。しかし、その追求はあくまで科学的命題としての生命を取り扱っているのであって、価値的命題としてのいのちを扱っているわけではないことは忘れてはいけないことだと思うのです。仏教は、理論の部分はほぼ完成していると思います。しかし、実践という部分（ビハーラ）が非常に弱いと思います。宗教（仏教・真宗）と科学（医学）の関係をアインシュタインは「宗教

なき科学は不健全である。科学なき宗教も不健全である」と述べています。さらに言えば、そんな科学も内包しているのが仏教であるとも言えると思います。しかし、究極的にはともに、「如何に生きるか」を目的にしているはずなのに、現実的には、医療をはじめとする社会福祉領域と仏教の両者の間には大きな溝があります。全く異なった世界だといえるくらいに壁ができています。ところが、緩和ケアにおいて、スピリチュアルペインというようなことが言われるようになって、医療の世界が宗教・仏教に対して大きく期待している、求めている部分があります。スピリチュアルというものを通して仏教と医療というものが一つに繋がっていければいいなと思います。逆に言えば、今、この求めに応えられなければならないと思うのです。

　80歳代の女性がACS(32)で運ばれてきました。彼女はニコニコしながら「痛みだけとってください」という。「……ま～それでもいっか」と思いました。同じ日、50歳代の男性がACSで運ばれてきました。「……なんもせんでいいから、痛みだけとってくれ……」という。緊急心カテ(33)の絶対適用といっていい状態でした。「死にますよ……？」「それでもいいから、痛みだけをとってくれ……」。色々聞くと、失業して離婚し、生きる希望もなく、生きている意味もなく、生きる気力がない、という感じでした。先の老婆と何が違うのだろうか……。医療はあくまで求められれば施行できるが、求められなければ施行できない。ましてや、生きる意味を見出せない人に処方できる薬など存在しない。その時に初めて、これが宗教の必要性か？と思った記憶があります。

　もし、ほんの少しでも時間があるのであれば、何もできないし何を話すでもないけれど、そばに少しでもいること自体に意味があるように思うのです。それによって、自分のことを気に掛けてくれる人がいるのだと、「他人という第1の他者」から、「関係存在における他者という第2の他者」を通して（回入）、「絶対的（超越的）他者という第3の他者」へと転入していくのかもしれませんね（図10：3つの他者）。「月愛三昧」「not doing, but being」。そんな阿弥陀如来の、

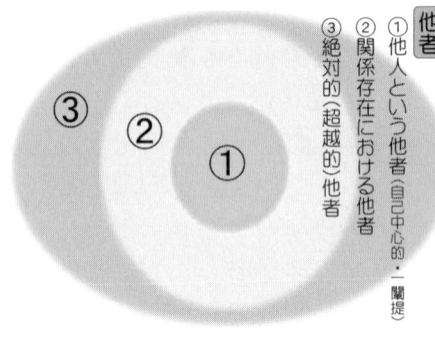

図10：3つの他者
① 他人という他者〈自己中心的・…闡提〉
② 関係存在における他者
③ 絶対的〈超越的〉他者

本願力にあひぬれば
むなしくすぐるひとぞなき
功徳の宝海みちみちて
煩悩の濁水へだてなし

（『高僧和讃』）

本願力にあって、空しく過ぎる人がなくなってほしいものだと願ってやまないのです。

　最後に、皆さんが興味があると思われるアンケートを紹介したいと思います。『余命が限られた場合、どのような医療を受け、どのような最後を過ごしたいか』（日本ホスピス・緩和ケア研究振興財団、全国、男女、1000人、2008年9月）には、「がんの告知を希望するのか」に対して治る見込みがあってもなくても、知りたいという方が約7割。「余命（1〜2ヶ月）が限られている場合、自宅で過ごしたい人の割合」は、全体で20％弱、男性で30％弱、女性で10％ほどでした。おもしろいのは男性が女性の3倍くらい自宅で過ごしたいし、実現可能だと思っていることですね。現実的に介護に関わるだろう女性の方が現実を知っているというところでしょうか……。「信仰（宗教）を持っているか」ということに対して、特定の宗教や宗派の信仰をもっていないという人、いわゆる無宗教の人は、約8割。その一方で、「死に直面したとき、宗教は心の支えになるか」という問いに対して、39.8％の人は、死に直面したときに宗教が心の支えになると考えています。2012年度においては「宗教は心の支えになると思う」と答えた割合は全体の54.8％であり、2008年度調査より大幅に増加しています。東日本大震災の影響があったのもかもしれません。

　もしビハーラについて、あるいは医療において僧侶の果たすべき役割というのを勉強していきたいという人には、こういう学会がありますので、ご紹介させて頂きます。「日本死の臨床研究会」、2012年11月に京都であります。医療者が主催する学会というのは、基本的に宗教者は出入り禁止です。ただ唯一医療者が主催する中でこの学会だけは、宗教者が入ることが許されているような学

会なので是非来て頂きたいと思います。「仏教看護・ビハーラ学会」は毎年8月末頃、「日本臨床死生学学会」は秋頃、「ビハーラ医療団」は9月上旬に開催されています。

　最後に少しだけ、「あそかビハーラクリニック」の紹介をしたいと思います。〔6分半ほどスライドショー：ご覧になりたい方は、あそかビハーラにお問い合わせください〕

7．ロールプレイ

　これで前半の私の話は終わらせて頂いて、次にロールプレイという形式で少し実践的なことを皆さんにやって頂こうと思います。本来は2泊3日くらいでやる内容のプロジェクトなので、短時間でやるというのは中々難しいのですけれども、ちょっとお試し程度にやらせてもらいたいと思います。というのは「話を聞く」ということの学習効果は、せいぜい5％くらいですが、実際にやるということの学習効果は75％くらいあるという研究もありまして、実際にやるというのも非常に大切だということです。医学生が医師になって「医学書を捨てろ」と言われることもあるのですが、実際に捨てるわけではないけれど、臨床現場から学ぶことの大切さを強調している言葉です。皆さんも本を読んだり講義を聞いたりして勉強なさっていると思いますが、机上の空論で終わらないように、しっかり実践・臨床・現場に出て、そこから学んでいって欲しいと思うのです。そのための実践真宗だと思うのです。

　それから、コミュニケーションというのは、言葉によるコミュニケーションよりも、身振り、手振り、表情だとか、非言語的なコミュニケーションのほうが大切だということが言われています。文献によって違いますが、言語的コミュニケーションは、5〜10％程度であろうとも言われています。ロールプレイをやる上で、知った人同士でやるのは大変だと思います。本来はあまり知らない人同士でやった方がやり易いかもしれませんね。

　それから、ロールプレイの一番の目的というのは、"知っている"ということと、"出来る"ということは全然違うということを認識すること自体にあるとも言われます。

2、3人組のグループを作って、患者役・ビハーラ僧役・観察者役に分かれていただきます。患者役をやって頂く方は細かい状況がわからないこともあるかもしれませんが、なるべくイメージして創作的に演じてください。それから、後でフィードバックの時間というのも持たせて頂きますけれども、決して相手のことを批判したり、責めたりしないようにしてください。もう一つ、特に援助者・ビハーラ僧として求められていることはどんなことかというと、価値観の柔軟性です。仏教の中でも『浄土論』の中に柔軟心というものがありますけれども、柔軟性というのは非常に大切ですね。それから、シシリー・ソンダースさんが「Not being, But doing」と言っているように、これはけっして本当に何もしない！という意味ではないのですが、何かをするというのではなくて、ただただそこにいるということ、そのこと自体が非常に大切なのだということを強調した言葉だと思います。失敗しないことは不可能です。安心していっぱい失敗してください。似たような言葉で「月愛三昧」という、あるいはもっと奥が深い言葉がありますが、ここでは説明は省かせていただきます。

もう一度くどいようですけれども、けっして押し付けではなくて、あるがままに相手と、そして自分をも傾聴して、受容して、共感していく世界、これがケアなのだということを忘れないようにしてください。

では、いきなりは難しいと思いますので、ゲームという方式を通してやりたいと思います。ここの列の方をA、ここの列の方をBとします。AとBの方で2人、もしくは3人のペアを作ってください。ではAの方、手をあげてください。Bの方、手をあげてください。3人のところは誰かCという役をやってください。

まずは、Bさん、もしくはCさん、目をつぶってください。Aさんだけが次のスライドを見ることができます。言葉は出してはいけません。Aさんだけが見てください。（図11：ゲームA）

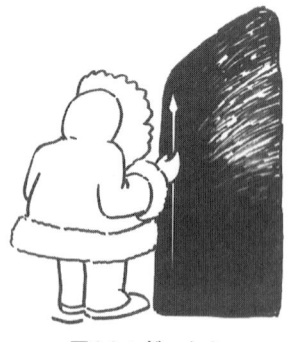

図11：ゲームA

では、Aさん目をつぶってください。Bさん、Cさんは目をあけてください。次にBさん、Cさんだけが次のスライド（図12：ゲームB（C））を見ることができます。

ではAさん目をあけてください。次は2人、もしくは3人で次のスライド（図13：ゲームA＋B（C））を見ます。

どんな絵が見えたでしょう。2人、もしくは3人組でどんな絵が見えたかを互いに説明してください。

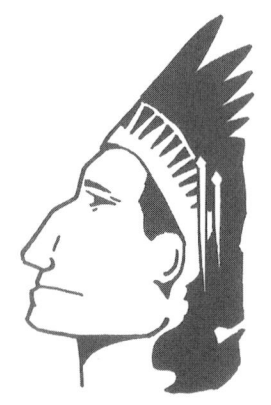

図12：ゲームB（C）

〔2分ほどディスカッション〕

それでは種明かしをしたいと思います。

Aさんが見たのはエスキモーの絵（図11：ゲームA）を見て、B（C）さんはインディアンの絵（図12：ゲームB（C））を見ました。それで最後に一緒に見た絵がこちら（図13：ゲームA＋B（C））

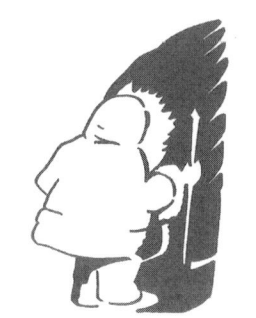

図13：ゲームA＋B（C）

です。合わせるとこのような形になるんですね、錯覚を利用したものなのですけれど。

最初に柔軟な価値観が大事だと言いましたけれども、我々はやっぱり自分中心に物事を考えてしまいますので、相手の価値観はなかなか見えないですね。他の見方もあるのではないか、ということも感じていただきたくて、このようなゲームをいたしました。

では、実際にロールプレーイングをやって頂こうと思いますが、おそらくいきなりビハーラ僧として緩和ケア病棟にいるということはイメージしにくいかと思います。ここにいる多くの方は真宗の僧侶か何らかの形で真宗に関わっておられる方だと思いますが、ビハーラ僧役がもし難しそうであれば、役割を代

わってもらっても結構です。

　まず、1つ目のシナリオです。Aさんはビハーラ僧役、Bさんが門徒さん役、Cさんは観察者役です。月参りなどで門徒さんの家に行って読経したり、簡単な法話をしたりした後に、お茶でも飲んでいるときに、門徒さんが、「実は夫が、がんで入院してしまいまして……。これからどうなるんでしょうね……」と、ぽつっとおっしゃった、というところからはじめていただきたいと思います。時間は3分ほど取りたいと思います。少しイメージをしてください。

〔約3分ロールプレイ〕

　そろそろ終わりたいと思います。私がはじめてロールプレイをした時、この3分という時間が非常に長くて苦痛でたまらなかったのを覚えていますけれども、皆さんどうでしたでしょうか。
　次に、4分ほど時間をかけて、フィードバックというのをしてもらいます。まず、ビハーラ僧役が最初に自分が良かったことを必ず言ってください。ないと思うかもしれないですけれども、必ず見つけて言ってください。そして、もしもう1度行うとしたら「ああしたら良かった」「こうしたら良かった」というようなことを考えて話し合ってみてください。次は門徒さん役が、ビハーラ僧役の良かったことを必ず言ってあげてください。その後門徒さん役をやって、ビハーラ僧役の言葉、あるいは身振り、表情を通して自分がどう感じたのかということを相手に教えてあげてください。その中に「はっ！」とした質問だとか、表現があったかもしれませんので、そうしたことも伝えてあげてください。最後に観察役が、ビハーラ僧役の良かったことを言ってあげてください。そして、もし自分がやるのだったらこんなふうにした、もっとこうしたらよかったかもしれないとか、そういうのもあったら話し合ってください。では、どうぞ。

〔約4分ディスカッション〕

　2つ目のシナリオに行きます。次は緩和ケア病棟で40歳代の夫、親戚、小学

生の子供に見守られながら、30歳代の女性が約1か月入院されて、乳がんのために亡くなられました。ちなみにこの方はいわゆる無宗教の方です。あそかビハーラでは亡くなられたらお別れ会といって、家族やスタッフらと共に、『重誓偈』などの短い読経をして、簡単にビハーラ僧とスタッフから一言申し上げてお見送りするという形を取っています。臨終勤行に近いもの、あるいはお通夜をイメージしてもらっていいかもしれないですけれども、そういう場面で、特に夫ですね、30歳代の奥さんを亡くされた人に対して何か一言、というような場面でロールプレイを始めて頂きたいと思います。役柄は先ほどと逆転した形でやっていただいたらと思います。少しイメージしてください。では、よろしいでしょうか。出だしの一言も考えてもらって構いません。では始めてください。

〔約4分ロールプレイ〕

　最初の一言が何を言ったらいいかわからない。そういうものかもしれませんね。考えたらあまりできないかもしれませんが、ロールプレイの限界というのも実はその辺にあったりします。いざ実際そういう場面になるとできるとかできないとかじゃなくて、やるしかないというような状況もあります。こういうのも少し経験としてやって頂いたらいいかなと思います。またフィードバックという時間をとりたいので、話し合われている方もいらっしゃいますが、是非相手の良いところを見つけてあげてください。実は相手の良いところを見つけるのは大変だったりします。「これはダメだった」という否定・批判的な言葉は簡単に出ますが、良いところを見つけるというのは実は大変で、是非見つけて言ってあげてください。お願いします。

〔約3分ディスカッション〕

　では、これで終わります。いかがでしょうか。時間の都合上、次のシナリオを最後とさせて頂きます。3つ目のシナリオは、緩和ケア病棟に肺がんで予後1か月ほどであると告知済みの無宗教の60歳代の男性が入院してきました。ビ

ハーラ僧が病室へ訪問したところ、患者さんが「まだ迎えに来ないのかな……。早く死にたい……」というふうに言われました。ここからビハーラ僧、あるいは患者役として始めてみてください。お願いします。

〔約３分ロールプレイ〕

　では、終わりたいと思います。ちょっと聞いてみましょうか。ビハーラ僧役をやってみてどうでしたか。

「３分間が非常に長かったです……」。

　結構止まりますよね。何か言わないといけないと思いますね。けれども、何も言葉が出ないみたいなことがありますよね。しかし、別に何か言葉を必ずしも言わなければならないということでもないかもしれないですね。
　患者さん役はどうでしたか。

「悲しくなってきました。やっぱり患者さんのことを考えてロールプレイをするので、悲しさがあるのかなと」。

　では、どうしたら悲しくなかったと思いますか。

「悲しさは感じたのですけど、ずっとしゃべりはしなかったんですが、ずっとそばに居てくれたので安心感をちょっとずつ覚えていったので、そういうのは緩和になるのかなと思いました」。

　観察役としてはどうでしたか。たとえば、自分だったらどうするとか。

「もうちょっとお互い、自分のことを引きだし合って、何か聞ける質問というか、気持ちをぶつけ合って欲しかったですね」。

内容云々とか、うまくいったとか、いかなかったとかは全く気にしてもらう必要がないので、最初に申し上げましたように、経験するということ、ただそれだけに意味があるので、うまくいったとかいかなかったとかは、少なくともこういう場では全く考える必要はありません。このようなロールプレイは嫌いだったという人もいるかもしれませんが、良い経験をしたというふうに考えてもらえればいいかなと思います。

最後に、こういう言葉があります。「人は失敗から学ぶのではなく、失敗を改善することから学ぶのである」。ウィリアム・グラッサーの言葉です。単に失敗して次頑張ろうではなくて、そこから具体的にプラス1歩踏み出していくということが大切ですので、これから皆さん努力してくださいということで終わらせて頂きます。

鍋島

月江先生、講演とロールプレイを通して、深く考えることができました。本当にありがとうございました。自分自身がどのような人間であるか気づけたように思います。あと少し時間がありますけれども、もし思い切って月江先生に聞いてみたいことがある人がいればどうぞ手をあげてください。

吾勝

今日は大変貴重なご講義を頂戴致しましてありがとうございました。実践真宗学大学院教授の吾勝と申します。スピリチュアルケアという領域についてお尋ねいたします。例えば身体的なケア、精神的なケア、社会的なケアに加えてスピリチュアルなケアの必要性がいわれるのですけれども、ケアという言葉で同じように考えてもいいのでしょうか。スピリチュアルなところでケアが成り立つのかどうかというのが私の中で感じていることです。その辺り一言でも聞かせて頂けたらうれしいです。

月江

恐らく先生も感じていらっしゃると思うのですけれども、そもそもスピリチ

ュアルだとか、スピリチュアルケアだとかいうのは欧米から来ている概念ですよね。良くも悪くもそれに仏教の世界、あるいは日本というのが引きずられて何となくその概念に当てはめた概念を作り出さないといけないような、そういう印象を私自身も受けます。そんなことを無視して、日本なら日本、仏教なら仏教の概念を作り出していけばいいのではないかと思いますが、誰もそんなことは言っていませんね。鈴木大拙さんがちょっと言っている部分もありますけれども、誰もいないですね。というところじゃないでしょうか。

鍋島

私は東日本大震災の被災者のところを訪ねています。行った私が向こうの被災者の方々に励まされてきました。ケアされるとか、心のケアという表現が本当に困難な中にある人にとっていいことなのかどうか。むしろ、被災者の深い悲しみをそばで聞かせていただくことをつづけていきたいと思っています。

それでは、本日は心に大切なものを感じ、知的にも学べる素晴らしい講義を頂きました月江先生に感謝申し上げます。大変ありがとうございました。

註

（1） 平成24年度中に、今の診療所形態から病院形態へ移行予定。
（2） 第35回　日本死の臨床研究会年次大会（終末期医療の中における常駐僧侶の役割についての検討：あそかビハーラクリニック　花岡尚樹、月江教昭ら）より引用。
（3） NaH Training Lab, Bethed, USAにおいて、学習の効果は、講義を聞くのは5％、実際に行うのは75％と言われる。
（4） 日本緩和医療学会　オレンジバルーンプロジェクトのポスターより引用。
（5） 日本ホスピス緩和ケア協会の訳より引用。
（6） 2012年1月の時点で、あそか第2診療所（あそかビハーラクリニック）は診療所形態であるため、緩和ケア病棟入院料は算定されない。
（7） 安斎育郎『科学と非科学の間』（ちくま文庫）より参考。
（8） 1点10円で換算する。
（9） グリーフケア：悲嘆のケアと訳すが、遺族ケアという意味のみならず、広い意味では亡くなる前の患者自身の悲嘆（回復）ケア・スピリチュアルケアも意味しうる。

(10) N Engl J Med 2010 ; 363 : 733-42.(Early Palliative Care for Patients with Metastatic Non-Small-Cell Lung Cancer)

(11) 末期がん患者の死因のうち全身衰弱（悪液質）での死因は1位で33％ともいわれる。『緩和ケアマニュアル第5版』（最新医学社）より引用。

(12) 厚生労働省　人口動態統計年報　主要統計表（http://www.mhlw.go.jp/toukei/saikin/hw/jinkou/suii10/index.html）より引用。

(13) 「病院7割『人不足』」（朝日新聞　2005.12.18）では約6％。資料・年次によって多少変わる。

(14) 第1次ベビーブーム世代、1947～1949年生まれ。

(15) 2011年4月1日の時点の著者調べ。日本ホスピス緩和ケア協会のホームページ（http://www.hpcj.org/uses/pcumap.html）にて最新情報を入手可能。

(16) 『大乗』平成24年2月号（本願寺出版）500字随想より。

(17) 『緩和ケアマニュアル第5版』より改変引用。

(18) 窪寺俊之『スピリチュアルケア入門』（三輪書店　2000年）。

(19) 窪寺俊之『スピリチュアルケア学序説』（三輪書店　2004年）。

(20) 窪寺俊之『スピリチュアルケア学概説』（三輪書店　2008年）。

(21) 「行信教校」天岸浄圓氏　講義より、著者なりの考察を加え引用。

(22) 昭和大学医学部医学教育推進室専任講師として日本の緩和ケアの啓蒙・普及や医療関係者・学生に対して死生観を育む教育に尽力されている。また、あそかビハーラの顧問も務めていただいている。

(23) 慈は友愛。悲は共感。四無量心（慈悲喜捨）の根源は悲のこころ。

(24) 《医療・介護従事者のための死生学》基礎コースセミナー2008年、東京大学大学院人文社会系研究科グローバルCOE「死生学の展開と組織化」より引用。

(25) 谷山洋三「ビハーラとは何か？：応用仏教学の視点から」（パーリ学仏教文化学 19, 33-41, 2005-12-20）。

(26) あそかビハーラクリニックホームページより（http://asokavihara.jp/vihara.html）

(28) 広辞苑（第六版）。

(28) EBM（Evidence-Based Medicine）：科学的根拠に基づく医療

(29) NBM（Narrative-Based Medicine）：物語に基づく医療

(30) QOL（Quality of Life）：生活の質。"生命"と呼ぶ場合少し意味が広がる、ここでは"生活"とし狭義のQOLの意味として用いる。

(31) LOL (Length Of Life)：命の長さ、寿命
(32) ACS (acute coronary syndrome)：急性冠症候群（急性心筋梗塞、不安定狭心症）
(33) 心カテ（心カテーテル検査）：冠動脈造影、PCI (Percutaneous Coronary Intervention)：経皮的冠動脈形成術
(34) (http://www.hospat.org/research-top.html)
(35) （3）に同じ。
(36) （3）に同じ。
(37) Birdwhistell（1970年）、Mehrabian（1968年）など。

付記

2011年4月26日（火）、龍谷大学大宮学舎清風館にて行った講演内容を一部加筆訂正したものである。

Ⅲ

遺族の求めるグリーフサポート

遺族のセルフヘルプグループ、サポートグループの活動

黒川 雅代子

はじめに

　大切な人との死別は、遺された人にとって、人生の過去、現在、未来を大きく分断してしまうような出来事である。そのような出来事に、遺された人はどのように向き合っていくのだろうか。

　遺された人が、自身の死別体験にどのように向き合い、その人のいない人生に対して、どのような生き方を見出していくのか、それを同じ立場の人同士で支えあい、知恵を出し合うのが、遺族のセルフヘルプグループやサポートグループである。

　セルフヘルプグループやサポートグループでは、参加者は死別体験という共通の課題をもち、悲嘆のプロセスに向き合うという共通の目標を持つ。参加者は全員遺族のため、お互いの気持ちに共感し合うことができる。そこでは、自身の死別体験やその後の人生の模索について、何度も繰り返し話すことが容認される。セルフヘルプグループやサポートグループに参加することで、安全に悲嘆と向き合うための場所と分かち合える人が提供されるのである。

　核家族化や人とのつながりが希薄化してきた今日においては、遺族が自らの体験を整理し考えることができる場所や、分かち合える人が少なくなってきているのではないだろうか。そのために、遺族のセルフヘルプグループやサポートグループの存在意義は大きい。

1　大切な人を亡くした遺族の悲嘆反応

（1）悲嘆（グリーフ：grief）とは

　悲嘆は死別に対する情緒的反応であり、喪失に対する自然で正常な反応であ

る。ショック・否認・麻痺といった反応を示す急性期を過ぎると、慢性的な反応として多様な心理的・身体的・行動的反応が現れる[1]。しかし、その反応には個別的で、文化差もあり、また強さや継続期間も様々である。

〈心理的反応〉
　悲しみや思慕、否認などに加え、後悔、罪悪感等がみられる。

〈身体的反応〉
　食欲不振や睡眠障害、活力の喪失、身体愁訴など、様々な反応がみられる。時に故人が生前訴えていた痛みと同様の痛みが現れることもある。

〈行動的反応〉
　引きこもりや、依存、過剰に活動するなどがある。

(2)　グリーフケア（grief care）
　大切な人との死別後、遺族は亡くなった人に対する思慕、悲しみ、罪責感や自身の身体的な症状等を体験し、喪失悲嘆のプロセスと向き合い、新たな生き方を見つけていく努力をする。遺族自らが行う作業をグリーフワーク（grief work）、それらの過程において、遺族に対して行うなんらかの支援をグリーフケア（grief care）という。

(3)　悲嘆理論
　ここでは、代表的な悲嘆理論について記述する。悲嘆の理論を理解することは、グループの活動を実践していく上で大きな助けとなる。

・段階（位相）モデル
　段階モデルは、喪失のプロセスを段階的に表した理論である。
　Bowlbyは、悲嘆の本質は「分離不安」であり、死者との絆が強ければ強いほど、悲嘆は強くなると述べている。そのプロセスは①無感覚、②思慕、③混乱と絶望、④再建の4つの段階に分かれている[2]。

・課題モデル

　段階モデルが、受身的なイメージを受けるのに対し、課題モデルは遺族自身が積極的に向かっていくという力を意味している。その課題となる現象の発生に順序等は示されていない。[3]

　『Wordenの課題モデル（第4版）』は、①喪失の現実を受け入れること、②悲嘆の痛みを消化していくこと、③故人のいない世界に適応すること、④新たな人生を歩み始める途上において、故人との永続的なつながりを見出すこと[4]、の4つの課題からなる。

　悲嘆反応の完了を示すひとつの目安は、「死者を苦痛なく思い出せるようになったとき」とされる。[5]

・二重過程モデル

　Stroebe & Schutは、二重過程モデルを提唱した。喪失志向コーピングでは泣く、亡くなった人を悼むなど、回復志向コーピングでは生活を立て直すためにいろいろと工夫することなどがあげられる。遺族はこの両方を、行ったり来たりする（揺らぎ）。通常、時間の経過とともに喪失志向から回復志向に重心が移っていく。しかし直線的な現象ではなく、故人に関係する記念日等で喪失志向へと再び変動する。[6][7][8]

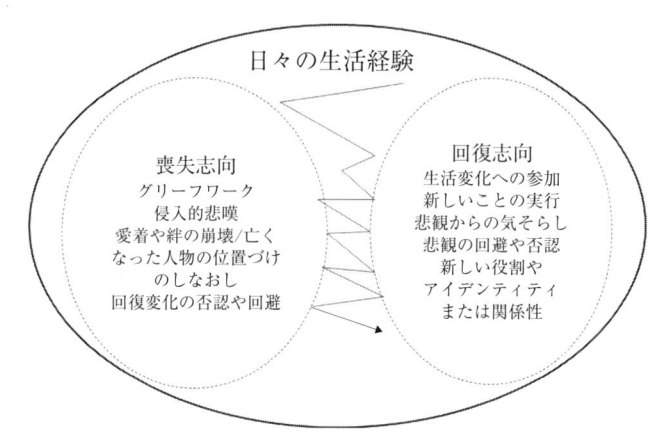

図1．死別への対処の二重過程モデル
(M. Stroebe & Schut, 富田拓郎、菊池安希子監訳『喪失と悲嘆の心理療法』金剛出版 p.71)

（4） 治療が必要な悲嘆

　悲嘆に伴う心理的、身体的、行動的反応の多くは、正常な反応である。しかし、その程度や期間が通常の範囲を逸脱し、医学的な治療が必要な悲嘆反応も見られる。それらは、「病的悲嘆（pathological grief）」や「複雑性悲嘆（complicated grief）」などと呼ばれてきた。しかし通常の悲嘆との境界は不明瞭で、複雑性悲嘆の判断は容易ではない。またPrigersonらは、治療が必要な悲嘆についての診断基準化に向けて、「遷延性悲嘆障害（prolonged grief disorder）」という名称を提示している。[9][10]

2　遺族のセルフヘルプグループ、サポートグループ

　セルフヘルプグループとは、なんらかの問題・課題を抱えている本人や家族自身のグループで、「当事者であること」がまず最大の特徴であり重要な意味をもつ。英語では、self-help group、mutual aid group等の用語を用いることが多い。日本語では、自助グループや当事者組織等と言われているが、セルフヘルプグループとそのまま用いられることが多い。[11]グループの運営主体が当事者ではなく、専門職等が運営しているグループをサポートグループという。当初は専門職等がサポートグループとして立ち上げ、当事者主体のセルフヘルプグループに移行するグループもある。

　グループで話すことの意味は、①自分の経験をメンバーと共有する、②自分をストーリーとして語ることの意味——自分を統合する——、③感情を取り戻す、④自分の経験が他の人の役に立つという事実——自尊心を回復する——である。[12]

　しかし、グループで話すことに意味を見出すためには、ただ遺族が語り合えばいいというものではない。そこにはルールが必要であり、そのルールのもとに遺族同士の語り合いが行われる必要がある。ここでは、龍谷大学で開催している遺族会「ミトラ」で使用しているルールを紹介する。

・ここで語られたことを他で話すことはやめましょう。
・他の人が話をしている時に、途中で口をはさまないようにしましょう。

・一方的なアドバイスはしないようにしましょう。
・人と比べることはやめましょう。
・話すことも話さないことも自由です。
・みんなが話せるよう、配慮しましょう。

　参加者が、大切な人を亡くした体験について、どのように意味づけ、これからの生き方を見出していくのか、その過程において遺族のセルフヘルプグループやサポートグループの役割は、安全に語り合える場の提供である。参加者は、同じ体験者同士で語り合い、自己の体験を整理し、他の参加者の語りから自己の答えを見つけるためのヒントを得る。しかし、これからの生き方をどのように意味づけるのか、答えは遺族自身の中にしかない。グループはそこに寄り添っていくだけである。

　しかし、前章で記載した医学的な治療を必要とする悲嘆をかかえた方もセルフヘルプグループやサポートグループに参加される場合がある。また希死念慮の強い方もおられる。そのような複雑な悲嘆をかかえている人に対しては、グループだけでかかえこまず、専門機関との連携も重要である。

おわりに

　子どもを亡くした母親が「子どもを亡くすということは、自信喪失、自分は最悪、駄目な人間だと思ってしまう。自信喪失すると、その先、生きていくのもしんどい。きょうだいや次に生まれた子どもの子育ても、駄目になってしまいそうな感じがする。グループに参加して、参加者の言葉を一生懸命聴いた。自分の親より上の人たちの涙。そこでいろんな人の人生がいっぱい重なって、そして生、死についての考え方を聴いて、自分なりに吸収した。グループへの参加はそのための時間だった。それは、亡くなった子が、この人の口を借りて私に語ってくれている思いがけないギフトと考えるようになった」と語っていた。

　死別体験とどのように向き合うのか、そしてその後の人生をどのように生きていくのか、その答えを見つけるための場所を提供し、人と人との出会いを取

り持っているのが、遺族のセルフヘルプグループであり、サポートグループである。

　しかし、誰もがこういったグループが必要なわけではない。身近に遺族に寄り添ってくれる人がいれば、グループは必要ない。セルフヘルプグループやサポートグループのような資源を増やしていくことも重要ではあるが、近隣や友人関係の中で寄り添い支えあえる社会も同時に作っていくことが必要である。

註

（1）　川野健治「自死遺族の悲嘆と期待されるコミュニケーションの欠如」ストレス科学、24（1）、2009、24-32。

（2）　Bowlby、J.（黒田実郎・吉田恒子・横浜恵三子訳）. Attachment and Loss. Vol.3, Loss：Sadness and depression. New York：Basic Books, 1980.『母子関係の理論・対象喪失』東京、岩崎学術出版社、1981、91-101。

（3）　Worden, J. William.（鳴澤實訳）Grief counseling and grief therapy. Springer New York Publishing Company、1991.『グリーフカウンセリング』東京、川島書店、1993、13-23。

（4）　Worden, J. William.（山本力監訳）Grief Counseling and Grief Therapy: A Handbook for the Mental Health Practitioner. Fourth Edition. Springer Publishing Company, 2008.『悲嘆カウンセリング』東京、誠信書房、2011。

（5）　Worden, J. William.（鳴澤實訳）Grief counseling and grief therapy. Springer New York Publishing Company、1991.『グリーフカウンセリング』東京、川島書店、1993、23。

（6）　Margaret Stroebe, Hank Schut. The dual process model of coping with bereavement：Rationale and description. Death Studies. 23. 1999, 197-224.

（7）　Stroebe M. S., & Schut, H.（富田拓郎・菊池安希子監訳）. Meaning making in the dual process model of coping with bereavement. In R. Neimeyer (ed.), Meaning reconstruction and the experience of loss. Washington, DC：American Psychological Association, 2001.『喪失と悲嘆の心理療法』東京、金剛出版、2007、71。

（8）　黒川雅代子「大切な人を亡くした遺族の悲嘆」EMERGENCY CARE. Vol.24(2) 2011. 18-21.

（9） Prigerson, H. G., Vanderwerker, L. C., & Maciejewski, P. K. A case for inclusion of prolonged grief disorder in DSM-V. In M. S. Stroebe, R. O. Hansson, H. Schut, & W. Stroebe（Eds.), Handbook of bereavement research and practice：Advances in theory and intervention. Washington, DC：American Psychological Association, 2008, 165-186.
（10） 坂口幸弘『悲嘆学入門』京都、昭和堂、2010、74。
（11） 石川到覚・久保紘章『セルフヘルプ・グループの理論と展開』中央法規、1998。
（12） 高松里『セルフヘルプ・グループとサポートグループ実施ガイド─始め方・続け方・終わり方─』金剛出版、2005。

臓器移植をめぐる死生観と生命倫理

中西 健二

1 臓器移植の基礎知識

(1) 臓器移植とは

　臓器移植とは、薬剤や機械での治療方法に限界があり、健康な臓器を移植することが唯一の根治治療である患者の命を救う医療である。ただ、一言に臓器移植といっても、健康な人から臓器や臓器の一部を提供されることで行われる「生体移植」と、第三者とその家族の善意により、死亡後に臓器を提供されることで行われる「死体移植」に大別される。

　生体移植は、主に家族・親族間で行われ、腎臓や肝臓、また症例数は少ないが肺や膵臓についても生体移植が実施されている。特に日本で行われる腎臓移植と肝臓移植のうち生体移植が占める割合は極めて高く、例えば 2008 年に日本で行われた腎臓移植 1,201 件のうち生体移植は 991 件（83％）、肝臓移植については 476 件中 463 件（97％）が生体移植であった（日本移植学会、2009）。生体移植の長所としては、手術の予定を立てられることや、腎臓移植については生体移植の方が生着率は優れていることなどが挙げられる。しかし、心臓移植は生体間では行えないことや、健康な人から正常に機能している臓器を摘出することに対する倫理的な問題が存在している。

　一方、死体移植は、さらに脳死者から臓器が提供される脳死臓器移植と、心臓停止後に臓器が提供される心停止後臓器移植に大別できる。前者では心臓、肺、肝臓、膵臓、腎臓、小腸の移植が行われ、後者では腎臓、膵臓の移植が行われる。ここでは、死体臓器移植における現状と課題を中心に取り上げる。

（2） 臓器移植の歴史

　世界で最初に行われたヒトからヒトへの臓器移植は、1936年ウクライナのVoronnoyが行った腎臓移植である。この世界初の腎臓移植では患者は手術から36時間後に死亡しており、その後CarrelやMedawarらの先駆的研究によって、移植した臓器が免疫反応によって拒絶される「拒絶反応」の存在が解明されるようになった。そして、1958年に免疫抑制剤アザチオプリンが登場して以降、アザチオプリンを使用した腎臓移植の成功例が相次いで報告され、1963年にStarzlが世界で初めて肝臓移植を行い、1967年には南アフリカのBarnardが世界初の心臓移植を行っている。

　一方、日本では1956年に新潟大学の楠隆光がヒトからヒトへの最初の腎臓移植を行っている。また、Starzlによる世界初の肝臓移植の翌1964年、千葉大学の中山恒明らが日本初の肝臓移植を行い、Barnardによる世界初の心臓移植の翌1968年には、札幌医科大学の和田寿郎が日本初の心臓移植を行っている。このように日本の移植医療の歩みは、世界の歴史とほとんど変わらない時期に始まっている。

　しかし、この日本初の心臓移植はその後の日本の移植医療に大きな影を落とすことになる。札幌医科大学で心臓移植を受けた移植患者（以下、レシピエント）は術後83日目に死亡したが、その死後、心臓を提供した臓器提供者（以下、ドナー）の脳死判定や、レシピエントに対する移植の必要性をめぐる疑惑が指摘され、和田医師は殺人罪で告発された。結果的に和田医師は証拠不十分で不起訴となったが、この事件は日本において臓器移植、特に脳死臓器移植に対する強い不信感を招くことになった。

　その後、1980年に日本で初めての臓器移植に関する法律「角膜及び腎臓の移植に関する法律（以下、角膜・腎臓移植法）」が施行された。ただし、この法律はその名が示す通り、心臓停止後に行われる角膜と腎臓の提供および移植に関する法律であり、脳死者からの提供を前提とした心臓や肝臓などの移植は範疇に含まれていない。その結果、世界ではシクロスポリンという新しい免疫抑制剤の登場をきっかけに、1970年代後半より心臓や肝臓などを含む臓器移植が急速に普及する中、日本では腎臓移植だけが僅かに行われるのみとなった。

　角膜・腎臓移植法の施行後、脳死肝臓移植の代替手段として、1989年、島根

医科大学において先天性胆道閉鎖症の男児に対し、父親が肝臓の一部を提供する生体部分肝移植が行われた。しかし、生体移植が不可能な心臓移植を含む脳死臓器移植が認められるにはさらに時間を要し、1997年7月16日「臓器の移植に関する法律(以下、臓器移植法)」が制定され、同年10月16日に施行された。そして、臓器移植法施行後、初めて脳死臓器移植が行われたのは、和田心臓移植から30年以上経過した1999年2月のことであった。

(3) 臓器移植法

1997年10月に施行された臓器移植法は、移植医療の適正な実施を目的としている。その主な内容としては、まず臓器提供に関する本人意思の尊重である。この臓器提供に関する本人の意思とは、臓器を提供する意思・提供しない意思の双方を指し、それぞれが尊重されねばならないとうたわれている。また、臓器提供を希望する場合のみ、本人の書面による意思表示と家族の承諾をもって脳死を死とすることができると定められた。ただし、臓器提供に関する意思表示が法的に有効とされるのは、死後に関する事柄への自己決定権という観点から、民法における遺言の取り扱いに準じ、15歳以上と決められた。なお、心臓停止後の角膜と腎臓の提供については、1980年に施行された角膜・腎臓移植法の取り扱いに準じ、本人が書面で拒否の意思表示をしていない場合に限り、家族の承諾のみをもって提供可能としている。

また、一般社会への周知度が低い事項として、脳死臓器提供が可能な施設の限定が挙げられる。これは高度な救命医療を行いうる施設においてのみ、脳死者からの臓器提供を認める取り決めによるものであり、具体的には「大学附属病院」「日本救急医学会の指導医指定施設」「日本脳神経外科学会の専門医訓練施設」「救命救急センターとして認定された施設」のいずれかに該当する施設に限定される。例えば、京都府では2010年6月現在、10施設がこれらに該当し、仮にこの10施設以外の医療機関に入院中の患者が脳死の状態に陥り、本人が臓器提供の意思表示をしており、かつ家族が臓器提供に同意していたとしても、法律上、脳死臓器提供は行えないことになっている。さらに、臓器提供を目的とした患者の搬送も禁じられているため、患者や家族の意思はどうあれ、「心臓停止後の臓器提供」あるいは「臓器提供しない」のいずれかの選択肢を

選ぶことになる。

　このように日本では、和田心臓移植が一般社会における移植医療に対する不信感を生んだという歴史的背景も踏まえ、世界的にも非常に厳格なルールの下で臓器提供・移植が行われてきた。

（4）　臓器移植法の改正

　こうした厳格なルールの下で脳死臓器提供の道が開かれたが、その中でいくつかの問題が浮上した。その一つが臓器提供件数の少なさである。移植を希望する登録患者が約12,000人以上であるのに対し、2009年に行われた臓器提供件数は105件であり、このうち脳死臓器提供は7件であった。このため心臓や肺、肝臓移植については、法律施行後に移植を受けられた患者より、登録待機中に死亡した患者の方がはるかに多くなっている（日本臓器移植ネットワーク、2010）。

　また、15歳未満の患者からの脳死臓器提供は認められていないため、大人の臓器ではサイズの不適合から移植ができない小児の心臓移植希望患者は、必然的に海外での移植に望みをかけるしかない。しかし、多額の医療費が必要になることや、慣れない海外で移植を待つ患者や家族のストレスも大きい。さらに、海外においても移植希望患者に対する臓器提供件数は決して十分ではないため、他国から移植希望患者を受け入れることに対する厳しい意見があり、2008年5月には国際移植学会が「自国民の移植ニーズに足る臓器を自国または周辺諸国の協力を得てドナーを確保する努力をすべきである」とするイスタンブール宣言を採択した。

　こうした背景もあり、施行後3年を目途に内容を再検討することが附則に明記されていた臓器移植法は、施行から12年後の2009年にようやく国会で改正案が審議され、同年7月17日に「臓器の移植に関する法律の一部を改正する法律（以下、改正臓器移植法）」が公布された。改正臓器移植法における主な変更点は表1の通りである。表1に記したもの以外では、提供拒否の意思は年齢にかかわらず有効とすることや、小児（6歳未満）の法的脳死判定は24時間以上の間隔をあけて2回実施すること、小児からの脳死臓器提供施設に「こども専門病院（県立こども病院等）」を加えることも新たに決まった。また、小児から

表1　改正臓器移植法における主な変更点

	臓器移植法	改正臓器移植法
提供条件	本人の書面による意思表示と家族の同意	本人の生前の拒否がなければ家族の同意
脳死の位置づけ	臓器提供時に限り「人の死」とする	原則、脳死は「人の死」であることを前提とする[注]
15歳未満からの脳死臓器提供	禁止	年齢制限撤廃（生後12週未満は除外）
臓器の優先提供	禁止（ガイドラインの規定）	親族への優先提供を容認（親子・夫婦間のみ）

注）脳死臓器提供が行われる場合に限る

の臓器提供が可能な施設の要件として、虐待防止委員会等の虐待を受けた児童への対応のために必要な院内体制が整備されていることが求められ、虐待の疑いがあると判断した場合、臓器提供は行わないことも定められている。

（5）　法律改正後の課題

　今回の法改正での大きな変更点は、本人が生前に拒否の意思を示していなければ、家族の同意で臓器提供が可能になったことと、15歳未満からの脳死臓器提供が認められたことである。この変更は臓器提供要件の緩和であり、脳死臓器提供数の増加が期待されている。しかし、臓器提供における「本人の意思」の存在を重視している人にとっては、自己決定権の侵害と受け取れるものであり、また家族にとっては患者本人の意思がわからない中で、脳死を死と認め、臓器を提供するか否かという難しい決断を下さなければならないことを意味する。それ故、家族内で臓器提供について話し合い、それぞれの意思を事前に伝えておくことがこれまで以上に重要となる。よって、臓器提供について家族内で話し合う機会を持つことに加え、臓器移植法の根幹でもある「臓器を提供する意思・提供しない意思」のいずれもが尊重される社会風土を築くための啓発活動が必要である。

また、15歳未満からの脳死臓器提供が認められたことに伴い、臓器提供施設には児童への虐待の有無を確認することが求められるようになった。本来この点は臓器提供とは関係なく行われるべき事柄ではあるが、今回の法改正で気になるのは、虐待の有無の判断に関する責任を患者が入院する医療機関が持たなければならない点である。確かに、他の機関が最終責任を持つことは現実的には難しいが、多忙を極める救急医療現場にとって、小児からの臓器提供はさらに負担を強いられるものと映るかもしれない。よって、児童相談所や警察、日本小児科学会など関連機関が連携をはかり、小児臓器提供が行われる医療機関の負担を軽減することが求められる。

　さらに、従来の臓器移植法では、脳死者を「その身体から移植術に使用されるための臓器が摘出されることとなる者であって、脳幹を含む全脳の機能が不可逆的に停止するに至ったと判定されたものの身体」と定めていたが、改正臓器移植法では「その身体から移植術に使用されるための臓器が摘出されることとなる者であって」という一文が削除された。これにより改正臓器移植法では原則として「脳死は人の死」とされ、この点については、脳死を人の死とすることに関する国民的なコンセンサスが得られていないことから、国会でも大きな議論となった。ただし、この点については改正臓器移植法として採択された改正法A案を提出した国会議員より、脳死を人の死とするのは脳死臓器提供が行われる場合に限られ、臓器移植が行われない場合も含めた死の定義について規定するものではないという趣旨の説明がなされている。しかし、この説明は非常にわかりづらく、マスメディアでも「脳死は一律人の死」という報道が頻繁になされた。そのため、脳死を人の死とすることに反対意見を持つ人の中には、今回の臓器移植法の改正を不安や怒り、戸惑いを持って受け止めた人も決して少なくないであろう。よって、一部で見られるこうした誤解を招かないためにも、脳死を人の死と規定するのはあくまで改正臓器移植法の範疇でのものであり、脳死臓器提供が行われる場合を除いては、従来通り三徴候死（瞳孔散大；呼吸の不可逆的停止；心拍動の不可逆的停止）を死とすることを一般社会に正しく周知すべきである。

2 死生学から見た臓器移植をめぐる課題

(1) ドナー家族の死別悲嘆

　ドナーの死因はその多くが脳血管障害や交通外傷といった突発的な損傷であり、若年者の死も少なくない。こうした予期せぬ死や若年者の死は、遺族の悲嘆を複雑化させるリスク要因と言われている（Holtkamp, 2002）。そのため海外ではドナー家族の悲嘆や心理的適応に関する研究が複数なされている。例えば、La Spina et al.（1993）はドナー家族20名と面接し、死別後4～5ヵ月の時期では約20％のドナー家族にうつや不安を主とする精神病理学的障害の徴候が見られ、こうした症状を「複雑で病的様相を呈した悲嘆反応である」と述べている。また、Bellali & Papadatou（2006）によると、小児ICUに入院中の子どもを失い、臓器を提供したドナー家族11名を対象に、5つの基準——①死を否認している、②悲嘆が長期に渡り抑圧されている、③強い悲嘆反応が長期間継続している、④自殺企図がある、⑤PTSD症状がみられる——に基づいて評価した結果、死別後平均40ヵ月の時点において4名（36％）のドナー家族が複雑性悲嘆の状態にあった。日本においても、心臓停止後腎臓提供を経験したドナー家族を対象とした全国調査が2009年に行われており、抑うつとPTSD症状に関する標準化された尺度による評価の結果、224名中46名（21％）が抑うつ状態にあり、56名（25％）に部分的なものも含めたPTSD症状が見られることがわかった。

　このように国内外で行われた先行研究によると、約20～40％のドナー家族に複雑な悲嘆反応がみられる可能性が示唆されている。ただし、ドナー家族とノンドナー家族（臓器提供を行わなかった突然死患者遺族）を比較した複数の研究においては、いずれも悲嘆や心理的適応に差は見られないと報告されている（e.g. Pearson et al., 1995；Cleiren & Van Zoelen, 2002）。こうした点やドナー家族の悲嘆に影響する要因については、今後日本でも検討する必要がある。

(2) 死別後のドナー家族支援

　多くのドナー家族が死別後に求める支援は、レシピエントの経過報告とグリーフケアである（Christopherson & Lunde, 1971）。レシピエントの経過報告

や感謝の手紙は、ドナー家族に移植が成功したことへの安心感や臓器提供といぅ決断に対する肯定的評価をもたらし、さらに悲嘆に対処する上での支えになると言われている（Douglass & Daly, 1995）。実際、2009年に日本で行われた全国調査においても、臓器提供後の支援としてレシピエントの経過報告を望む意見が最も多かった（図1）。また、海外では約20％のドナー家族が死別後に精神保健の専門家によるカウンセリングを求めていると報告されており（e.g. Painter, 1995 ; Wilson et al., 2006）、日本でも海外に比べて若干割合は低いものの、14％のドナー家族が専門家によるカウンセリングを求めていることがわかった（図1）。Pittman（1985）によると、ドナー家族の中には死別を契機に日常生活や心理社会的機能における自己の変化に戸惑い、本来は死別そのものに起因する心的苦痛が臓器提供によるものだと混同される可能性があるという。そのため、悲嘆の過程について簡潔に紹介したブックレットの配布や、悲嘆により不適応状態に陥っているドナー家族に対し、カウンセリングサービスを提供できる体制を整える必要があると指摘している。

　欧米の一部の国では、臓器提供後のドナー家族の多様なニーズに対応できるよう家族対応専任のコーディネーターを設置したり、外部の精神保健専門機関と連携し、カウンセリングのニーズに対応できる体制を整えている（表2）。日本では、移植後のレシピエント経過報告や感謝状の贈呈、ドナー家族同士の交流会である「ドナー家族の集い」の開催については、欧米とほぼ同様に行われている。中には家族の了解があった場合、ドナー家族宅へ訪問し面会するなど、海外では見られない踏み込んだ対応も行っている。しかしながら、グリーフケアのニーズに対しては組織的な体制は整っておらず、担当したコーディネーターの個人的な努力に任されている点で、欧米に比べて大きく遅れている。

　ここで移植コーディネーターの業務について少し触れておくと、その主な内容は「臓器提供に関する普及啓発」「移植希望者の登録とデータ管理」「ドナー情報への対応」に大別される。「普及啓発」はさらに一般社会への普及啓発と、臓器提供が行われる場合の対応について説明する医療関係者への普及啓発に分けられ、「ドナー情報への対応」には臓器提供に関する家族へのインフォームド・コンセントから提供臓器の搬送までの業務と、臓器提供後のドナー家族支援がある。これらの業務は内容が全く異なるため、米国ではそれぞれの業務に

関する専門的な知識や経験を有するコーディネーターが配置されているが、日本では深刻なマンパワー不足から1人のコーディネーターが全ての業務をこな

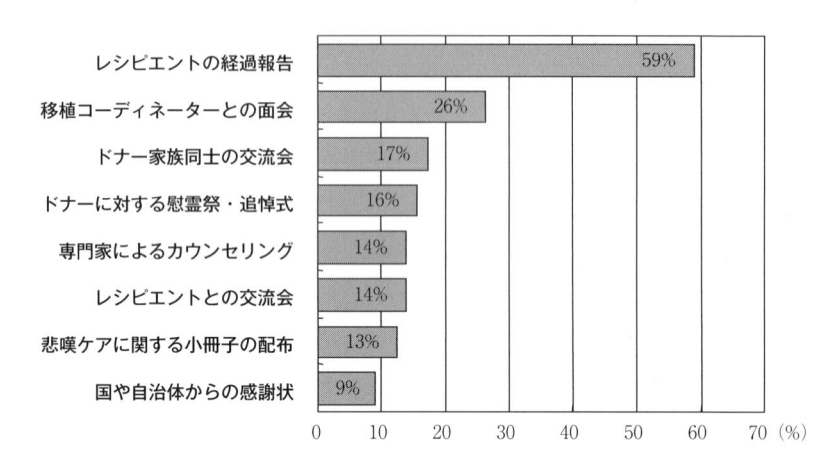

```
レシピエントの経過報告         59%
移植コーディネーターとの面会   26%
ドナー家族同士の交流会         17%
ドナーに対する慰霊祭・追悼式   16%
専門家によるカウンセリング     14%
レシピエントとの交流会         14%
悲嘆ケアに関する小冊子の配布   13%
国や自治体からの感謝状          9%
```

図1　ドナー家族支援のニーズ（n＝224、複数回答）

表2　臓器提供後のドナー家族支援―欧米と日本の比較（朝居、2007一部改変）

	担当	内容	方法	感謝状	家族の集い
米国（フィラデルフィア）	担当Co 専任Co	移植経過報告小冊子、（必要時）カウンセリング	提供直後は担当Coより手紙。その後は専任Coが対応。	有（メダル）	公的機関主催 年複数回 地域単位
英国	担当Co	移植経過報告（必要時）カウンセリング紹介	2週間後に手紙。場合により複数回報告。	無	自助団体主催
ドイツ（バイエルン）	担当Co 専任Co	移植経過報告	約1か月後に手紙。原則複数回報告。	無	公的機関主催 年複数回 地域単位
日本	担当Co	移植経過報告	担当Coが訪問、手紙、電話。原則複数回報告。	有（厚労大臣）	公的機関主催 1～3年に1回 地域単位

Co：コーディネーター

さなければならない。日本におけるこうした現状は、コーディネーターにとって職務負担を増すことになるのはもちろん、なによりドナー家族にとって好ましくない。

　臓器移植とは一つの医療技術ではあるが、それが広く社会に受け入れられるには、臓器提供を取り巻く環境の整備、特に終末期医療における家族ケアの充実、さらに死別後のドナー家族のグリーフケアに関する体制を整えることが重要である。

3　最後に──臓器移植をめぐる４つの立場と権利

　ここまでは移植コーディネーターとしての経験から、主に臓器提供に関する現状と課題を取り上げてきた。しかし、私たちの誰もが臓器移植でしか救命できない、あるいは根治できない病気を患う可能性を持っている。つまり、臓器移植を一人ひとりの問題として考えた場合、「もし自分が病気を患い、臓器移植が必要となった場合、どうするか？」「もし自分の家族が病気を患い、臓器移植が必要となった場合、どうするか？」「もし自分が事故や病気で救命できなくなり、臓器提供が選択肢として存在する場合、どうするか？」「もし自分の家族が事故や病気で救命できなくなり、臓器提供が選択肢として存在する場合、どうするか？」という４つの立場が存在する。そして、それぞれの立場に対して、「臓器を提供する権利」「臓器を提供しない権利」「臓器移植を受ける権利」「臓器移植を受けない権利」という４つの権利が存在する。

　個人的には、臓器提供・移植の件数が増えることが、臓器移植が広く社会に受け入れたことを意味するとは思わない。そうではなくて、一人でも多くの人が自分自身や自分の家族の身近な問題として、臓器移植をめぐる上記の４つの立場と権利について話し合い、それぞれの意見が尊重されることこそが、臓器移植が広く社会に受け入れられたことを意味するものだと考える。

引用文献

・朝居朋子　2007　脳死臓器提供を承諾した家族の心理に関する研究　平成19年度厚生労働科学研究費補助金（ヒトゲノム・再生医療等研究事業）「脳死臓器提供を承諾した家族の心情と臓器移植コーディネーターによるドナー家族ケアに関する経年的調査

研究」総括・分担研究報告書、9-18.
- Bellali, T., & Papadatou, D. 2006 Parental grief following the brain death of a child : does consent or refusal to organ donation affect their grief? Death Study, 30, 883-917.
- Christopherson, L. K., & Lunde, D. T. 1971 Heart transplant donors and their families. Seminars in Psychiatry, 3, 26-35.
- Cleiren, M. P., & Van Zoelen, A. A. 2002 Post-mortem organ donation and grief : a study of consent, refusal and well-being in bereavement. Death Study, 26, 837-849.
- Douglass, G. E., & Daly, M. 1995 Donor families' experience of organ donation. Anaesthesia and Intensive Care, 23, 96-98.
- Holtkamp, S. 2002 Trauma-driven grief and the organ donor family. In : S. Holtkamp (Ed.), Wrapped in Mourning : The Gift of Life and Organ Donor Family Trauma. New York : Brunner-Routledge. pp. 75-99.
- La Spina, F., Sedda, L., Pizzi, C., Verlato, R., Boselli, L., Candiani, A., Chiaranda, M., Frova, G., Gorgerino, F., Gravame, V., Mapelli, A., Martini, C., Pappelettera, M., Seveso, M., & Sironi, P. G. 1993 Donor families' attitude toward organ donation. The North Italy Transplant Program. Transplantation Proceedings, 25, 1699-1701.
- 日本移植学会　2009　臓器移植ファクトブック2009〈http://www.asas.or.jp/jst/report_top.html〉
- 日本臓器移植ネットワーク　2010　移植に関するデータ〈http://www.jotnw.or.jp/index.html〉
- Painter, L. M., Langlands, J. M., & Walker, J. I. 1995 Donor families experience of organ donation : a New Zealand study. New Zealand Medical Journal, 28, 295-296.
- Pearson, I. Y., Bazeley, P., Spencer-Plane, T., Chapman, J. R., & Robertson, P. 1995 A survey of families of brain dead patients : their experiences, attitudes to organ donation and transplantation. Anaesthesia and Intensive Care, 23, 88-95.
- Pittman, S. J. 1985 Alpha and omega : the grief of the heart donor family. The Medical Journal of Australia, 143, 568-570.
- Wilson, P., Sexton, W., Singh, A., Smith, M., Durham, S., Cowie, A., & Fritschi, L. 2006 Family experiences of tissue donation in Australia. Progress in Transplantation, 16, 52-56.

レスポンス　臓器移植をめぐる死生観と生命倫理

黒川　雅代子

　中西健二氏の講義は、大きく分けて４部構成（臓器移植の基礎知識、日本における臓器移植の現状、死生学から見た臓器移植をめぐる課題、臓器移植をめぐる４つの立場と権利）であった。

　まず、「臓器移植に伴う基礎知識」の説明から始まった。実際には講義の半分近くがこの部分に費やされたのではないかと思われる。そもそも一般の人の臓器移植についての理解の多くは、マスメディア等で取り上げられる断片的な知識にすぎず、総合的に理解している人は少ないのではないかと考える。そのため、まずは臓器移植とはどのような医療なのか、植物状態と脳死の違い、臓器移植の歴史、わが国における脳死臓器移植に対する歴史的な不信感、そして臓器の移植に関する法律（以下、臓器移植法）について改正前後を含めて丁寧な説明があった。

　臓器移植法の一部改正については、マスメディア等でも多く取り上げられ、国民が関心を寄せるところである。中西氏の講義は、臓器移植法一部改正で、大きな議論となった「提供条件」「15歳未満の方からの脳死臓器提供」が、平成22年７月17日に施行されるまさにその目前の時期であった。そのため関心を持っていた人も多かったのではないだろうか。この時期に、臓器移植について正しく理解した上で、考える時間を持てたことは、貴重な機会であった。

　次に「日本における臓器移植の現状」が話された。臓器移植の現状について、臓器移植希望者の現状と臓器提供件数等がグラフで示され、そこに京都府の現状も織り込まれており、より具体的にわが国における臓器移植医療の実状が理解できたのではないかと考える。

　「死生学から見た臓器移植をめぐる課題」と「臓器移植をめぐる４つの立場と権利」については、本講義でもっとも重要なところである。

死生学から見た臓器移植については、ドナー家族の死別悲嘆やその支援について、先行研究や活動実践等が中心に報告された。またドナー家族支援について諸外国との比較の報告もあった。

　講義には、移植コーディネーターとしてどのような気持ちで仕事をしていたのか、現場の医療従事者の生の声が織り込まれていて、この点は実際の移植コーディネーターとして勤務していた中西氏であるからできる講義であった。

　しかし死生学から見た臓器移植については、ドナー家族の議論に終始され、実際の移植を受けた側の人（レシピエント）の議論がなされなかったことについては残念であった。

　4つ目の「臓器移植をめぐる4つの立場と権利」については、仏教と死生観を含めて、受講者と共にディスカッションしたいところであった。しかし、残念ながら時間が足りず、十分詰め切れなかった点は残念であった。もちろん結論としてまとめられるものではない。ひとりひとりがどのように受け止めるか、そして答えを出すかである。脳死を人の死と考えるのか、臓器移植に賛成なのか、反対なのか。医療が進歩する中で、我々に突きつけられた大きな課題である。

　臓器移植法の一部改定により、臓器提供については、脳死状態になった人がその意思を明確にしていなかった場合、もしかしたら一番大切な家族に大きな決断を委ねてしまうことになる。自分の生死について、具体的に日頃から考えている人は少ないだろう。しかし、直面してから考えていては遅いのである。決して、やり直すことは出来ない。

　私は、以前救命救急センターの看護師として働いていた経験がある。そして多くの人の生死に関わってきた。その時に常に思っていたことがある。自分にとっての死について、きちんと考えていなければ、死にゆく人と向き合えないと。

　本講座の受講生にとって、臓器移植についての正しい理解と、死生観、生命倫理について考える機会となることを願う。

　父親の臓器提供を承諾した娘さんが、「毎年父親の命日に臓器提供意思表示カードを書き直すことにした」と語っておられた。毎年、いのちについて、そして臓器移植について考える日にしたとのことであった。

せめて自分の誕生日には、自分の死生観について考える時間としたいものである。

学術講演

ニュージーランド・クライストチャーチ地震における派遣報告
―日本赤十字「こころのケア」チームの一員として

河野　智子

開 催 日：2011年11月15日（火）
開催場所：龍谷大学深草学舎至心館パドマ大会議室

はじめに

　龍谷大学短期大学部准教授の黒川雅代子先生のご紹介で、平成23年11月15日、龍谷大学にて、ニュージーランド・クライストチャーチ地震における赤十字「こころのケア」チームの一員として、体験報告をする機会を与えていただきました。

　ニュージーランド派遣中に、東日本大震災が発生しました。私自身も、遠い異国の地で家族の無事を確認できるまでの不安な気持ちを体験し、ニュージーランドに来られている行方不明者のご家族の思いが少しは理解できたように思います。しかし、日本が大変なことになっている時に、自分が遠いニュージーランドに居ることが腹立たしく、焦りばかりを感じていました。ニュージーランドでは、ご遺族の方々とも日本に帰ったら東北に行きますと約束をしていたため、帰国後も東北へ救護に行きたい気持ちが高まる中、取り残された思いでいっぱいでした。組織の中での救護班の派遣が叶わず、ゴールデンウィークと夏休みを利用し、ボランティアで東北に行きました。しかし、自分の中では、何もできなかった、本当に行ってよかったのか、自己満足だけなのではないか……と自問自答していました。そんな時に、黒川先生から、お話をいただきました。ちょうど、龍谷大学　人間・科学・宗教オープン・リサーチ・センター

において、『宮沢賢治の死生観展』が開催されていました。実際の岩手県花巻市に設立されている『宮沢賢治記念館』からお借りした貴重な展示でした。話をさせていただく前に、この展示を拝見させていただきました。そこで、私の気持ちがすうーっと落ちるところがありました。それは、宮沢賢治の「雨ニモマケズ」の作品について展示されているコーナーにありました。この詩は、よく出だしのところを聞くことが多いですが、宮沢賢治が一番大事に思っていたところは、「東ニ　病気ノコドモアレバ　行ッテ看病シテヤリ　西ニ　ツカレタ母アレバ　行ッテ　ソノ稲ノ束ヲ負ヒ　南ニ　死ニサウナ人アレバ　行ッテコハガラナクテモイ、トイヒ　北ニ　ケンクワヤ　ソショウガアレバ　ツマラナイカラ　ヤメロトイヒ」の箇所にある「行ッテ」という言葉です。自分が何かできる立場であっても、そこに出向いて行って何かしなければ、何もならない。自分で行動し、実践していく。そのことが大事なのだということでした。この部分を読んだとたん、自分自身の心がさぁっと晴れた気がしました。事実、行ってみないとわからないことがいっぱいあったし、そこに自分の身をおくことがいかに重要であるかを実感していたからです。同じ時間と空間を共有した者同士でないと理解できないこともあるし、同じ状況を経験した仲間の絆は強く、心強いものでした。そのあとの私の体験報告では、いかにニュージーランドでの活動や状況をわかりやすくお伝えするかに集中できたように思います。そして、ご遺族の思いや心の変化や葛藤を共感していただけるように話をすすめていきました。

　私は、常日頃から「看護」と「教育」は同じ関係にあるものだと思っています。いつも、対象に教え教えられ、支え支えられているものだということを。この度のニュージーランド・クライストチャーチ地震における「こころのケア」活動においても多くの学びをし、教えられ、支えられてきました。以下に、日本赤十字社の本社に提出した報告内容を掲示し、私の龍谷大学での体験報告とさせていただきます。

　この度は、本当にこのような機会を与えてくださった、黒川先生に感謝いたします。

派遣場所：ニュージーランド・クライストチャーチ
派遣期間：平成23年2月27日～3月21日
派遣目的：平成23年2月22日に発生したニュージーランド地震における被災者家族のこころのケアおよび在留邦人のこころのケア
活動内容：1．行方不明留学生家族のこころのケア
　　　　　2．在留邦人に対するこころのケア
　　　　　3．赤十字カフェの設営
　　　　　4．赤十字こころのホットラインによる電話相談
　　　　　5．関連各位へのこころのケア及び赤十字のこころのケア・グリーフケアの伝達

1．行方不明留学生家族のこころのケア

災害発生から6日目の現地入りであり、すでに活動していた組織が、家族との関係性を確立していたため、介入に困難を感じた。しかし、毎日遠くからでも挨拶を重ね、声をかけていくうちに、自然と赤十字カフェに訪れてくれ、子供の話をするようになった。家族の思いは複雑であったが、富山外国語専門学校の生徒の親と他の留学生の親とは少し違いを感じた。富山は、未成年のうえ学校の研修の一環であった。それに比して、他の留学生は自ら選んだ道であった。家族の中にも自分で選んだ道だからと納得する部分があったのではないかとも考える。CTVビルの見学、献花式などの行事を経ながら、徐々に家族の気持ちが変化していく様子が見て取れた。その変化に伴い、毎日行われるニュージーランド警察と外務省主催の家族説明会で使われる言葉も変化していったのがわかった。

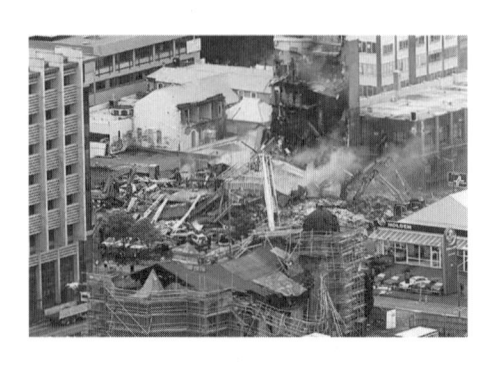

一旦、日本に戻り、遺体の引き取りのために再来した家族からは、「同じ顔がいて安心した」「あれからずっとここにいてくれたんですか？」と声掛けされ、待っていて

よかったと思えた瞬間であった。また、再来した家族は口々に、「うちの子はわかったけど、日本では身元がわからない方がたくさんおられる。うちはましです」と話され、家族の寛大なこころに触れ感銘を受けた。その上、われわれにも、「皆さんのご家族は大丈夫でしたか？」と気にかけてくれる方もいて、互いに支えられていることを実感した。

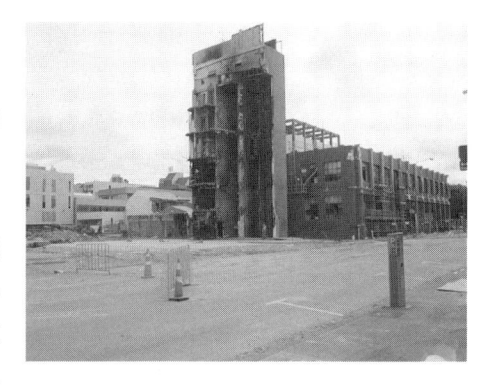

　外務省・ニュージーランド警察の囲いが堅く、直接的な介入ができない状況に悶々としていたが、遺体との対面の際に失神された家族が出たことをきっかけに、われわれ赤十字の必要性を認めてもらえることとなった。以降、遺体との対面及び火葬・骨あげにも家族の意向を確認しながら同行していった。損傷の激しい遺体の家族もおられ、かける言葉がないということはこういうことだ

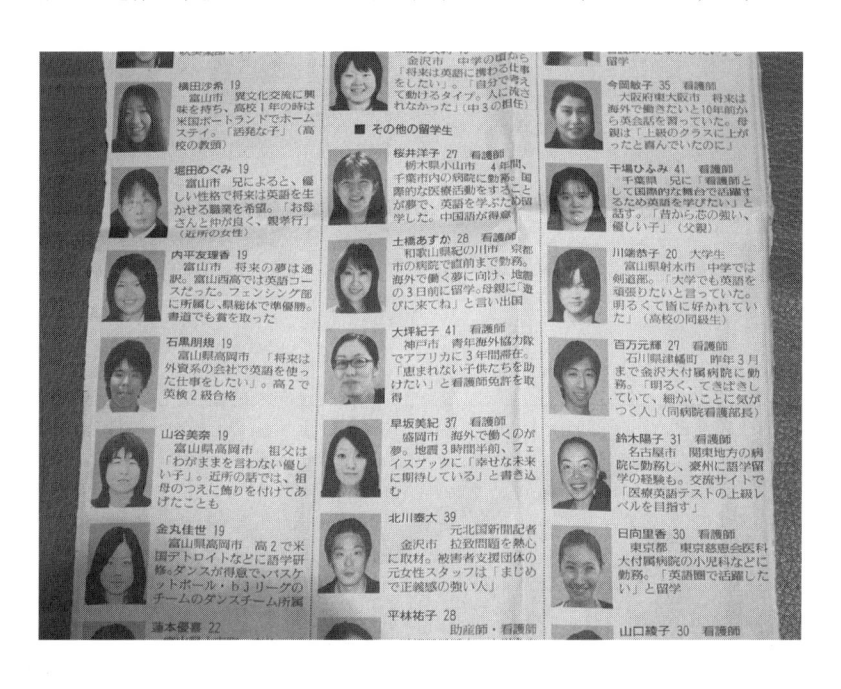

と理解できた。どちらの家族も辛い対面に、家族同士で支え合いいたわり合っており、ドアの外で待つわれわれは必要ないなとも感じたこともあった。しかし、家族から「日赤さんがいてくださり、本当に心強かったです。ありがとう」「日本に帰っても、看護師さんがんばってね」「日本のみんなを助けてあげてね」との言葉をもらい安堵するとともに勇気ももらった。

2．在留邦人に対するこころのケア

　クライストチャーチに移住している邦人は2800人以上といわれ、今回の地震では一人も死者がでなかったとのことであった。現地災害対策本部で知り合った日本人会の理事長を通じて、対象者は少なかったが在留邦人へのこころのケア活動が取れたことに感謝したい。小さな子供を持つ母親の集まりに、4回伺い母親の思いや不安を聞くことができた。また、子供たちへの対応についても話ができた。

　そこでは、行方不明留学生の家族に対する、在留邦人の方々の思いも知り、頂いた手作りのひなあられを、われわれが作成したメッセージを書いた袋に入れ、27家族に直接在留邦人の方々の思いを告げながら渡すことができた。在留邦人の方々からは、「不安な気持ちや辛い気持ちは、英語では表現できない。日本語でお話しできて、本当にうれしかった。勇気付けられました」と話され、日本人の私たちが対応した意義を見いだすことができた。保護者の方々、補習校の先生方からは、逆に勇気と元気をいただいたように思う。

3．赤十字カフェの設営

　3月1日、現地災害対策本部の置かれているハートランドホテルの一室に、赤十字カフェを設営し、ゆっくりとくつろいでもらえる空間作りに努めた。案内版の作成や部屋のレイアウト、装飾に工夫し何方（どなた）でも利用できるようにした。家族だけにとどまらず、外務省の方々や、他の医療班の方、在留邦人の方など19日間で172名が利用された。

　会話の中からは、徐々に現実を受け入れていかれる家族の心情が読みとれ、共に涙したり笑ったりしながら心が通い合った瞬間を何度も感じた。

　ひとしきり話をしては、「来てよかったです」「すっきりしました」「元気を

もらいました」「皆さんの笑顔に救われました」と帰る邦人もいて、貴重な空間であったと確信している。

4．赤十字こころのホットラインによる電話相談

3月2日に、日本人会の「なかよし会」の母親から、日本人会に所属していない邦人の方々が心配であるとの情報を得、なんとか広くわれわれの活動を広報する方法はないものかと思案し、24時間のホットラインを立ち上げ、何方でも日本語で対応できる電話相談を3月3日から始めた。ホットラインの案内状を作成し、いたるところで配布した。また日本人会のインターネットの掲示板に掲載するなどして、18日間で45件の相談があった。

やはり、日本語で対応することが、いかに心を開いて話ができることにつながるかということを、相談者から感じ取ることができた。

5．関連各位へのこころのケア及び赤十字のこころのケア・グリーフケアの伝達

私自身、日本DMORT（災害時死亡者家族支援チーム）研究会の会員であり、学習や演習を重ねてきた。今回、派遣チームの一員となったのも、日本DMORT研究会の事務局長である神戸赤十字病院心療内科部長・村上典子先生の推薦があったからである。赤十字のこころのケア指導者として、また日本DMORT研究会の一員として、富山県・富山市の医療班・保健師へ、また、AMDA（多国籍医師団）の医療班、外務省の家族担当者、保険会社関連の方々、ボランティア通訳の方々に対して、赤十字のこころのケアのパンフレットとDMORTの村上先生・黒川先生が作成し新潟中越地震の際に配布されたグリーフケアについてのパンフレットを添えて話をした。

特に、富山の医療班においては、家族に密着した支援を行っていたため、ストレスも計り知れないものがあった。われわれと連携を図っていく過程で、はじめはぎくしゃくしていた富山チームも徐々に一致団結していた。中でも保健師の方々は、帰国後も長期的に家族支援をしていかなければならないとのプレッシャーもあってか、涙を流して苦しみを吐露したりしていたが、帰国前には笑顔もみられた。

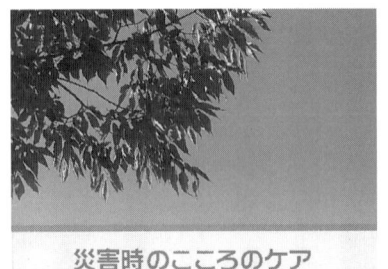

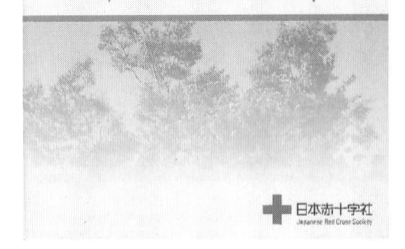

赤十字カフェを訪れ、今後在留邦人のためにボランティアで相談役をされる方にも、赤十字のこころのケアのパンフレットを渡し、参考にしてもらった。

現地災害対策本部にいて、直接行方不明者の家族には接しない外務省の方が、現地で仲間が精神的に苦しんでいると相談にこられ、赤十字のこころのケアのパンフレットを渡し、話をした。

〔所感〕

まず、思いもよらないこの重要なミッションの一員になれたことに、こころより感謝する。そして、赤十字マークの有効性と世界性に改めて感動した。

3週間の実働の中から、多くの学びをし、課題も見出した。学びについては、こころと体は切り離せないということ。医師・看護師がこころのケアに深く関わる意義がここにはあると考える。しかし、こころのケアは、だれでも自然にできるということ。それは、家族であり仲間であり、人はみな支えあって生きているということを再認識したからである。そして、コミュニケーションのすばらしさである。言葉は通じなくとも、こころは通い合うということを肌で感じた。また、話をするだけで、こころのうちが現れ、話をすることで、気持ちの整理がついていくということもわかった。この人なら話を聞いてくれそうだとわかって頂くかが、いかに大切であるかを感じた。更に、笑顔の威力である。何人もの人に、あなたの笑顔に救われたといってもらえた。そして何よりも、そばにいるだけでも支援になるということである。これは裏を返せば、こころのケアといってもなにもできないということでもある。私も家族にいつでもここにいるよと挨拶したあと、ドア越しに立っているだけの時もあったが、よく頑張ったと自分を誉めてやりたい。また、日本の文化・日本語のすばらしさである。繊細な気持ちを日本語は表現してくれる。昔から伝わる日本の文化も、日本人のこころを癒してくれる。日本人会のある男性が、「日本人でよかった

です」と語った意味が理解できるような気がする。

　課題については、われわれの活動には終了となる時があったということである。国内ならば、ケアや治療が必要となるケースを、現地の保健師や精神保健センター等に引き継ぎしていくことになるが、海外では託していく機関や組織がなく、われわれの活動も急に途切れるかたちで終了しなくてはならなかった。ホットラインでも、引き継ぎしていくことがないということに非難の声もあった。チーム内でも、いろいろな思いが錯綜し、撤退の時期について全員が共通の認識をするまで検討を重ねた。自分たちなりに気持ちを整理するためにわれわれが撤退した後にも、家族に関わりを持つ方々に、われわれの持つ知識をできる限り伝えていくことに力を注いでいった。しかし、28名の方がご家族の元に帰れるまで滞在していたかったという思いは今でもある。

　今回の派遣は赤十字の国際救援でもこころのケアに特化した初のミッションであった。その上、活動途中で日本の東日本大震災という未曾有の災害が発生し、複雑な思いで悲惨な映像を見ていた。帰国した時にも、取り残された感で苦しんだが、自分がニュージーランドに行けたのも、みんなの支援があったからこそである。それならば、被災地に入れない自分に今できることは、後方支援としてしっかりここで病院を守ることであり、救護班への励ましであろうと理解している。

　最後になったが、今回のチームリーダー・チームメンバーのすばらしさに感激した。このチームのメンバーになれたことを誇りに思う。本当に貴重な経験をすることができ、深く感謝する。この貴重な経験を、できる限り早く日本の被災者のみなさんにお返しできればと祈るのみである。

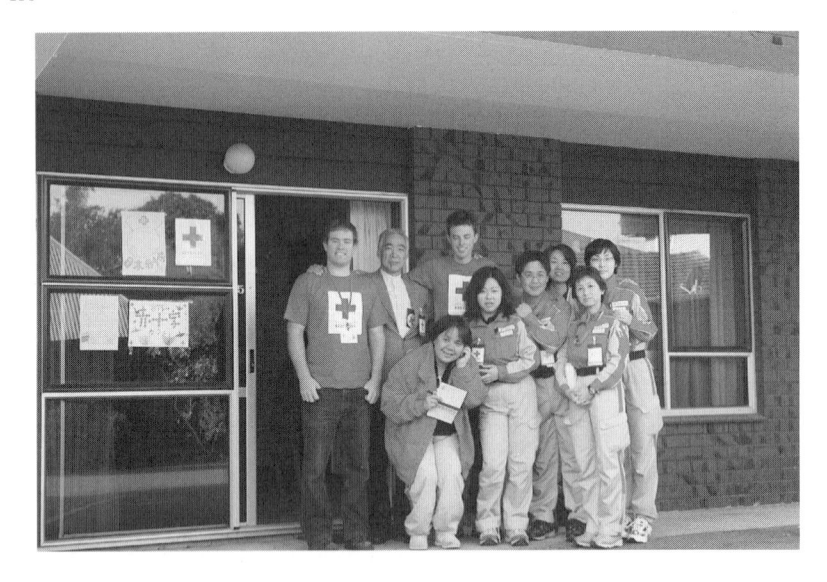

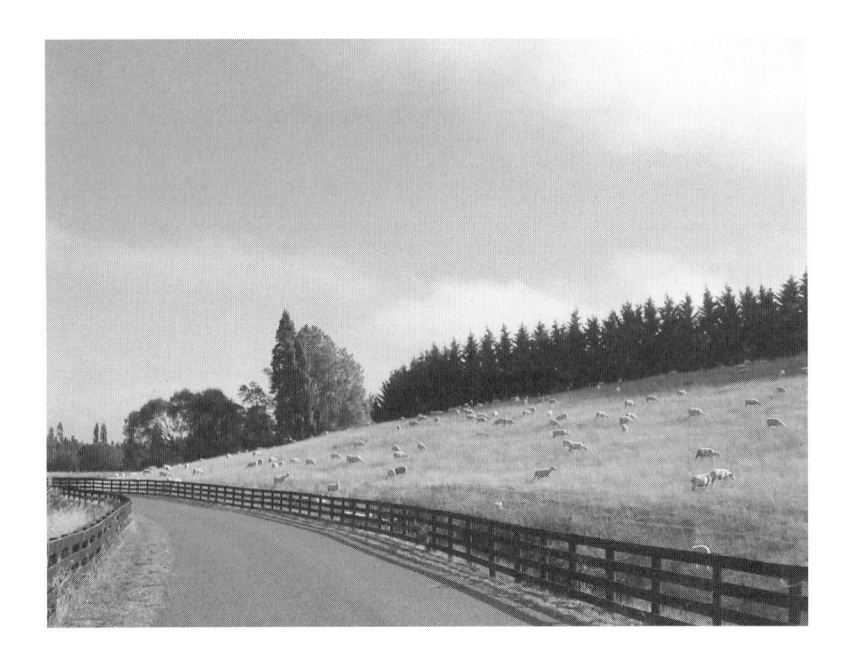

東日本大震災の東北を訪ねて　悲しみに寄り添う

鍋島　直樹

東日本大震災の宮城を訪ねて　第一回
―支えたい私が支えられていた
（2011年4月7日～4月10日）

4月7日夜出発

　4月7日、仕事をなし終えて、午後7時半に、龍谷大学深草学舎を出発した。移動手段は、マイカー。神戸から仙台まで片道900キロ。北陸自動車道を通り、福井、石川、富山、新潟を経て、磐越自動車道を南向し、福島県を通って、宮城県に入った。

　布袍、輪袈裟、お念珠を二人分持参。拙著『死別の悲しみと生きる』（本願寺出版）200部持参。自分の着替えと共に、毛布2枚、寝袋、ズック靴、ヤッケ、マスク、ゴム手袋、薬、栄養剤、食料、お菓子などの支援物資を持参。龍谷大学グッズも車に積載して出発した。

　単独行動は危険なので、西池深音さん（龍谷大学大学院実践真宗学研究科）と同行。

　7日の夜、午後11時32分、宮城県沖で震度6強の最大余震が起きた。急に、私たちを心配して、メールが携帯電話に届いた。これからいく仙台市青葉区の、災害ボランティアセンターから連絡もあり、現地は停電。道路も一時通行禁止となったという。しかし、何にもためらうことなく走り続けた。

　活動拠点となる東北教区災害ボランティアセンターは、浄土真宗本願寺派仙台別院内の旧幼稚園舎。その場所は、3月17日に、浄土真宗本願寺派社会部（ビハーラ）の葛谷英淳部長らが設置した。現地センター本部には、北本一紀

さんが被災地情報を提供し、現地の要望にかなったボランティア活動をコーディネートしてくださった。

　宿泊場所は、幼稚園舎の２階の広間、寝袋で４日間生活。20人ぐらいのボランティアが雑魚寝。主食は、カップラーメンとパンの生活。仙台市内の仏教婦人会の方々が奉仕して作ってくださった豚汁もあり、ありがたかった。お水は出るが、おふろはない。夜は寒かった。

　４月８日、午前８時頃、仙台の災害ボランティアセンターに到着。
　午前８時～９時半、北本さんたちが歓迎して迎えてくれた。北海道教区僧侶の殿平真さんらが、現地の情報を詳しく語ってくださった。実践真宗学大学院生の岩田彰亮さんが待ってくれていた。うれしかった。昨夜の最大余震の時は、全員、はだしで外に飛び出したという。遺体安置所に訪問して、手を合わせたいと提案したら、それに関する地域情報を北本さんが現地の河北新報などで教えてくれた。また、相談して、支援物資を届ける場所を、まだ訪問していない宮城県亘理町の逢隈(おおくま)小学校に決めた。
　午前10時～11時半、車での移動が13時間かかり、西池も私も余りに疲れていたため、２階で、マットを敷き、毛布にくるまって仮眠をとった。

４月８日　宮城県南部の遺体安置所と避難所を訪問
正午～午後１時
○遺体安置所へ（西池・岩田・鍋島）
　岩田、西池と私は、現地の新聞と地図を調べて、マイカーで移動した。
　まず、名取市にある元仙台空港ボウルの遺体安置所を訪問。警察官と市職員に、私服のままで、私の龍谷大学の名刺と西本願寺ボランティアセンターの名刺を見せて自己紹介し、「お亡くなりになった方々に哀悼のまことをささげ、お勤めをさせていただけますか。神戸から参りました」と相談した。「少しお待ちください」と市職員にいわれ、本部に相談にいかれた。ほどなく「よろしくお願いします」と許可をいただいた。その後すぐ、岩田、西池と私は、布袍、輪袈裟を身にまとった。仙台別院でお借りした本尊と、お供えをボウリング場のレーン手前に置き、鐘をならして法要を行った。お勤めは、三奉請、重誓偈、

回向。ボウリング場のレーンには、およそ50人のご遺体が棺に入って安置されている。ご遺体のそばにいるご家族、また、行方不明の家族を探す人たちがとぎれることなく訪れていた。読経の声がボウリング場に響き渡り、部屋の周りに立っている警官たちが黙って見守ってくださった。「皆様におかれましては、大変なお仕事ご苦労様です」と声をかけると、警官たちも「遠いところから、ありがとうございます」と話してくださった。お勤めの終了後、警察と町役場職員に相談した。もしご遺族の方々に必要であればと思い、拙著『死別の悲しみと生きる』を持参した。遺体安置所に必要かどうかを尋ねた。この冊子は、阪神淡路大震災を経験して書いた心のケアの冊子である。「亡くなった方々は家族の心に生きている。手を合わすところに、亡くなった人は仏様となって還ってくる。亡くなった方々の分も毎日を大切に生きていこう。そのような内容です」と説明した。すると、市職員の女性は、すぐに、献花台の机の脇をあけてくれて、「ぜひここに置いてください」と言ってくださった。

午後2時〜4時
○遺体安置所へ

次に、角田市にある元角田女子高校の遺体安置所を訪問した。入り口で先ほどと同じように、自己紹介をしてお勤めをしたいとお願いをした。町役場の方が警察に伝え、やがて若い警官が私達のところに来て、「どうぞこの部屋で着替えてください。荷物もここにおいてくださってかまいません」ととても丁寧にご案内いただいた。「教室と体育館とありますが、どうなさいますか」と尋ねられ、「ご遺体が安置されているすべての教室と体育館でお参りをさせていただきます」と答えた。「焼香台はいりますか」と警官が尋ねたので、「はい」とお願いした。直径70センチくらいある大きな金色の焼香台を、その若い警官は両手でかかえて、教室に案内してくれた。本当に優しい警官であった。

一つひとつ教室ごとに、7体くらいのご遺体が安置されていた。小さな棺に入った子どものご遺体もあった。何も言えなくなり、声につまる。一つひとつの教室で、読経を行った。お勤めの間、警官はずっと手を合わせて立っていてくれた。警官からご遺体についての説明を受けた。すべてのご遺体は医師に検死され、衣服がビニール袋に入れられて、棺の前に置いてあった。遺体安置所

のご遺体は、半分くらい未確認であると警官が話してくれた。多くの棺にそのご家族はたどりついていないという。最後に、体育館に入った。ビニール袋に入った衣服と遺品が棺の前に……。70名くらいのご遺体……。言葉を失う。部屋に本尊とお供えをおいて、お勤めをした。お勤めが終わってから、2人の警官達がこちらに寄ってきてくださった。そこで聞いたさまざまな話が心に残る。特に「あと2週間早くご遺体を見つけることができれば、もっときれいな姿でご家族に会えたかもしれない。そう思うとつらい」と若い警官が語った。その言葉に、警官たちの誠実さと言いようのない悲しみを感じた。「本当にご苦労様です」としかいえなかった。

午後
○避難所
亘理町の逢隈小学校を訪問。
避難所を訪問。龍大グッズのタオルハンカチ、ボールペン、お念珠、風呂敷をもっていくと、避難所の代表担当者が、すべて喜んで受け取ってくださった。龍谷グッズは、出発前、私が大学有志に相談したところ、龍谷大学総務課、入試部、宗教部、学長室広報などの方々が、私の研究室に届けてくれたものである。避難所の係の女性は、「風呂敷はお年寄りに喜ばれます」とも言ってくださった。また、拙著『死別の悲しみと生きる』をご紹介すると、ぜひその冊子を読みたいといってくださり、50部さしあげた。

午後6時すぎ
○津波による全壊寺院、専能寺（足利一之住職）を視察。津波と地震で破壊された街。ずっと見渡すかぎり瓦礫……。お墓はすべて倒れ、窓ガラスが割れ、大きくへこんだマイクロバスが墓地に横転……。再び言葉を失う。
悲しみの中でひとはみな優しい。

午後7時半頃
センターに到着。仙台市内が渋滞してほとんど車が進まなかった。

午後7時～8時半

各ボランティアの活動報告と反省会。進行、北本さん。みんな熱く語っていた。それぞれの活動を聞いて、拍手がわきおこる。ボランティアを終えて、故郷に帰る人たちの挨拶もあった。

午後8時半頃から

やっと晩ご飯。お腹がすいた。カップラーメン、お水、ソーダ水、ご飯。ボランティア有志が買ってきて焼いてくれたあつあつのカリカリッとした餃子がおいしかった。思い出しながら、報告書をまとめて、ボランティアセンターの北本さんに提出した。北本さんは、きめこまやかにすべての記録をまとめていた。

午後11時半頃、暗闇の中で、涙があふれてとまらない。就寝。

4月9日　宮城県本吉郡南三陸町の避難所に訪問

午前7時起床

洗面。朝ご飯は、即席味噌スープとご飯とのり。「食べておかなければ動けないですよ」と西池が言ってくれて、いただいた。車に物資を載せる。トイレットペーパー、カセットコンロ、ガスボンベ、食品等々……。

午前8時

仙台、災害ボランティアセンターを、車2台、6名で出発。
（杉原真さん〈北海道僧侶〉、藤川さん〈兵庫県神戸市僧侶〉、松山さん〈北海道僧侶〉、鍋島、川端、西池）

仙台から約3時間かけて、宮城県の南三陸町へ向かう。

南三陸町は、川端をはじめ、前日までにボランティア有志が訪問し、避難所の方々に必要な物資が何であるかを把握していた。そこで、この日は、その物資を避難所に届けるとともに、まだ行っていない小さな避難所にも訪問し、その避難所の状況を把握し、必要な物資を知るため、こちらからリスト一覧を示して、尋ねていった。

仙台の街中が渋滞していたのに対し、南三陸町に近づくほど、車の数は少な

くなっていった。移動途中で、道の駅に入り、トイレ休憩をとった。お店には電気もきていないが、女性が手書きで計算し、物産品を売っていた。お店で駄菓子「ねじり棒」を買って、もう1台の車のメンバーに差し入れした。気がつくと、お店の入り口で、西池が猫を抱いている。僕も猫を抱かせてもらう。ゴロゴロゴロと鳴いてお腹を見せる。つかの間、癒された。猫も大震災で不安なのであろう。

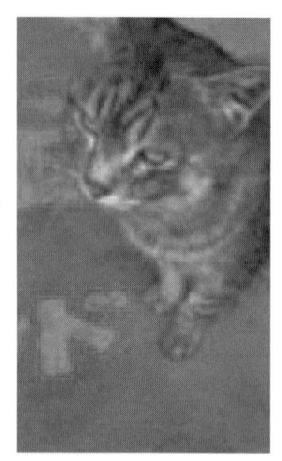

○南三陸町の避難所10か所を訪問
午前11時〜正午
　避難所：林生活センター、大久保公民館に物資を輸送。
　いよいよ南三陸町の街中に入る。風景が一変し、津波で破壊された瓦礫がつづく。車が山の上や倒壊した家の上に……。沿岸から内陸の奥まで、ずっと瓦礫……。自衛隊により道路の上だけ、瓦礫が除去されていた。道の危険な要所では、自衛隊が旗を振って、案内してくれた。
　林生活センターは、土盛りをした線路の山側にあった。男衆が迎えてくれた。男衆の話によると、佐藤仁町長は自身が助かったものの、先に避難させた職員が津波に飲み込まれてしまい、自分が生きているのもつらいという。高さ10メートルほど土盛りした線路に上がってみると、その線路の反対側（浜側）は、一面、津波で家や畑が破壊されていた。大久保地区（被災34軒）担当：遠藤建設の遠藤るみ子さんを訪ねた。杉原さん、西池たちが前日に要望を受けた物資のうち在庫にある分だけを届ける。若い方がおられたので、少し辛めのトムヤムクン味のカップヌードルを勧めると、喜んで受け取ってもらった。カップ焼きそばなど、違う味をもとめていた。
　特別製の仮設の橋をゆっくり渡った。そこは南三陸町の中心部、沿岸から奥5キロまですべて瓦礫で破壊されていた。多くの建物も鉄骨だけ残して、ほとんど残っていない。あまりの光景に声も涙もでない。自衛隊の重機が、瓦礫を撤去しつづけていた。車もほとんど走っていない。南三陸町の津波の高さは、16メートル以上とも聞いた。4階建てまで波にさらわれた。南三陸の避難所へ、

車2台、6名で次々に訪問。

午後12時30分〜5時30分
　避難所旭丘コミュニティーセンター、袖浜海浜生活センター、袖浜生活センター、志津川中学校、歌津中学校、港親義会館、童子下公民館四季の里、入谷小学校に必要な物資を届け、今後必要なものを情報収集した。
　袖浜生活センターでは、必要な物資を届けるとともに、杉原さんが「たばこはいりますか」と尋ねると、避難所の男性が「ありがたい」と喜んで受け取ってくださった。また、杉原さんがもってきた、おもちゃやお絵かきセットを渡すと、子ども達がすぐさまそれを受け取って遊んでくれた。子ども達は避難所の部屋から出てきて、笑顔で写真を撮らせてくれた。子ども達の笑顔に元気づけられた。若いお母さんに聞くと、「私達は地震の時、石巻にいた。山の林道を通り抜けて何十キロも歩いて南三陸町に帰ってきた。しかし、自分たちの家も田畑も津波で流されてなくなった。岡にあった倉庫だけが残り、そこで生活している。経営していた民宿も流された。でもまたいつか再開したい」と答えた。外で薪をくべていた男性は、「津波は1回じゃねえ、7回くらい何度も何度も押し寄せて、住んでいた人たちも家もすべてを引きさらっていった」と話してくれた。「自衛隊を増やしてほしい」とその男性はつぶやいた。心強く見えるのは、自衛隊や救援隊の姿だった。
　志津川中学校、歌津中学校、入谷小学校や支援の届かない小さな避難所を順次まわっていった。時々、余震が襲う。志津川中学校は、高台にあり、見下ろすと、海から内陸まですべて見渡せる。その見渡すかぎりの地上の街が、津波でひどく壊されていた。
　どこの避難所にも、『死別の悲しみと生きる』を20部ずつくらい手渡すと、「読ませていただきます」と受け取ってくださった。避難所を訪問するうちに、支援物資がなくなっていった。避難所の要望に応えられるように、また仲間が来ると、川端さんたちが話していた。
　チームの杉原さんは、「生きるための緊急支援」から、「きめこまやかな生活支援」の時期へ移行しつつあると教えてくれた。4月9日時点で、必要な物は、くし、鏡、化粧水、乳液など女性のもの。子どものおもちゃ、お絵かきセット、

お菓子。調味料、タバコ、お酒などの男性の好きなもの。トイレ消臭剤、携帯ラジオ、電池。カップラーメンばかり食べていられないとも思った。野菜やおいしいレトルト食品も避難所には必要である。

歌津中学校に訪問した。歌津中学校は、避難所でもあり、病院機能も有し、また多くの物資が届く集積拠点でもあった。自衛隊の作った仮設のお風呂もあり、3日に1度、30分入浴できるという。ここでも『死別の悲しみと生きる』を町職員に渡した。

南三陸町役場の町民福祉課係長、及川幸子さんに、周辺の小さな避難所を彼女の車で先導してご案内いただいた。避難所の港親義会館に到着して、避難所の要望などを聞き取った。

その及川幸子さんに、拙著『死別の悲しみと生きる』を20部ほどさしあげた。死別の悲しみに沈む方々に心のケアが必要であると思うと話しかけた。及川さんは、すぐに冊子を港親義会館の避難所の方々に配ってくださった。何人か手にとって開いていた。気がつくと、及川さん自身が涙を流していた。及川さんは、小さな声でこう語った。「仲間36人が津波で亡くなった。まだ行方不明。昼間は元気を出しているけれど、夜は寂しい。自分の担当している歌津中学校の避難所の方々に読んでいただきたい。ほっとする」と話してくれた。私は手を合わし、「今はこれだけしかないけれど、きっとまた届けにきます」と返事した。すると、彼女はうなずいて、こう話してくださった。「津波で南三陸町役場は破壊され、同僚も津波に飲み込まれていった」。及川さんは、南三陸町のロゴの入ったブルージャケットを私たちに見せ、「他のものはほとんど全部流された。自分は生き残った。私はこれを着て頑張っています……」と話してくれた。聞いていて目頭が熱くなった。また会いにきます、そう強く思った。

入谷小学校で、杉原さん、川端さんとともに、町の代表の方に、名刺を手渡し、西本願寺ボランティアとともに、龍谷大学から来たことを話

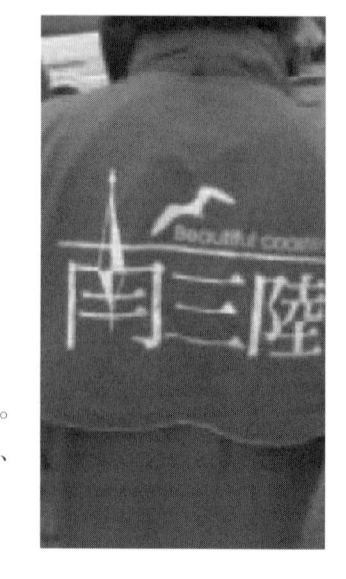

すと、折り入って相談したいことがあると話を受けた。秋田県からきた救援隊からも相談を受けた。「実は、秋田県の救援隊員が、津波で流されてきた戦没者追悼の碑をこの小学校に運んできた。瓦礫から木材を拾って燃料にしている。そのままにしておけない気持ちがする。亡くなった方々の気持ちも感じる。どうかおまいりしてほしい」。私たちは「わかりました。私たちでよろしければ、布袍に着替えてお勤めさせていただきます」と応えた。町役場や救援隊の人たちが「お願いします」と言ってくださった。すぐに私たちは車にもどって、5名が布袍、輪袈裟を着用し、玄関にもどると、人々が集まってきた。救援隊は、重く長い木材の碑をかかえてもってきたので、高い街灯にたてかけた。救援隊があちこちから花壇の花をもってきて、碑の前に供えてくれた。

　私たちは、追悼法要として、三奉請、重誓偈、回向の勤行を行った。私の隣で、杉原さんが読経してくれたので心強かった。終わってからふりかえると、40～50人くらいの方々が後ろで合掌していた。「おかげさまで皆様に協力いただいて、震災犠牲者の追悼法要をお勤めさせていただきました」と話した。すると、ある救援隊が、「私たちは、流されてきた瓦礫から木材を拾い、燃料にしています。いいのでしょうか」と私に尋ねた。津波で流されてきた瓦礫は亡くなった人たちの住んでいたお家の木材であるかもしれない……。瓦礫すべてが亡くなった方々の遺品でもある。そう直感し、こう応えた。「ただいまのお勤めは、震災でお亡くなりになった方々を哀悼するとともに、この街の瓦礫すべてにも届いています。追悼法要とは、仏徳を讃嘆し、悲しみの中で、真実を聞く機会でもあると思います。皆様が瓦礫の中から、燃料となる木材を拾ってきたことは、まことに尊いお仕事です。本当にご苦労様です」。すると、救援隊は大きくうなずき、やっと手を合わせることができて、ほっとしたと語った。自衛隊、海上保安庁、警察官、消防隊員、医師・看護師など救援隊の彼らの仕事は、現地において日々の生活を支え、本当に尊い。

　津波の瓦礫の港町をカモメが鳴いて飛んでいた。

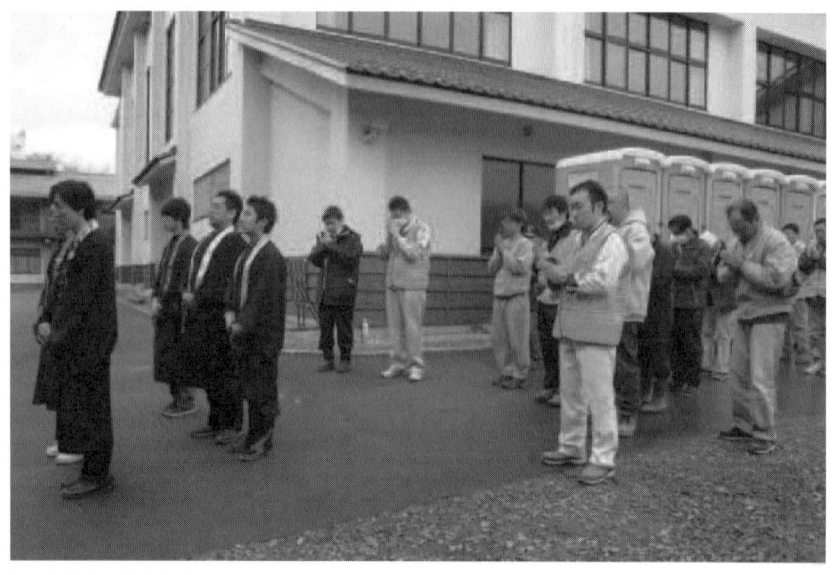

南三陸町立入谷小学校
現地の避難所と救援隊の要請に基づいて、ささやかな追悼法要を行った。町の人たちは、手を合わすことができて心がほっと落ち着いたと語った。(杉原・川端・西池・藤川・松山・鍋島6名、2011年4月9日)

4月10日　避難所・仙台市宮城野区岡田小学校にて炊き出し

　午前8時仙台別院出発

　西本願寺と龍谷大学ボランティア13名。陸上自衛隊6名(第130特科大隊・仙台)。

　仙台市宮城野区の避難所、岡田小学校にて、西本願寺ボランティアと自衛隊とがいっしょに炊き出しをした。西本願寺では、この炊き出しのために、築地本願寺、仙台の仏教婦人会など各地からの食料調達や調理のための準備が何日も前からなされていた。また、自衛隊はどこに行っても、困難にあえぐ人たちのそばにいて信頼されている。

　西本願寺ボランティアの久保田隊長と避難所のリーダーの見事な指示により、約350食、おでんと京風肉たまねぎうどんをつくることができた。

　重いお水、ビッグガスコンロ、食材、調味料、大きな釜も車で持っていった。大きな釜が4つ。自衛隊の釜もお借りした。

午前11時、避難所体育館で、配膳。
　西池と私は、避難所に入らせていただき、「一味、七味はいかがですか」と毛布の上で生活する方々の所に薬味をもってまわる。「一味がいいなぁ」と言ってくださる方。「血圧が上がるからいい」という方。「からいの苦手だから」と子ども。「七味もう１回」。体育館倉庫にも子どもたちが住む……。「何もいらないよ」と若いお母さん。炊き出し終了後に、ボランティア全員が、避難所である岡田小学校体育館の壇上にあがり、代表の久保田隊長が挨拶した。避難所の住民たちが、「遠いところからありがとう。おいしかったよ。ありがとう」と口々に言ってくださって涙がでた。たった１食分なのに、もったいない言葉。
　自衛隊の仙台部隊、田口さんと仲良くなる。３月19日から炊き出しをしている。彼らは４月15日から遺体捜索に入るという。
　後片付けをしていると、全壊寺院、宮城野区専能寺の住職足利さんたちご家族が布袍姿でお礼を言いに訪れた。専能寺の後片付けを、西本願寺ボランティアが長期間してきたからであった。専能寺は毎日ずっと斎場での葬儀がつづい

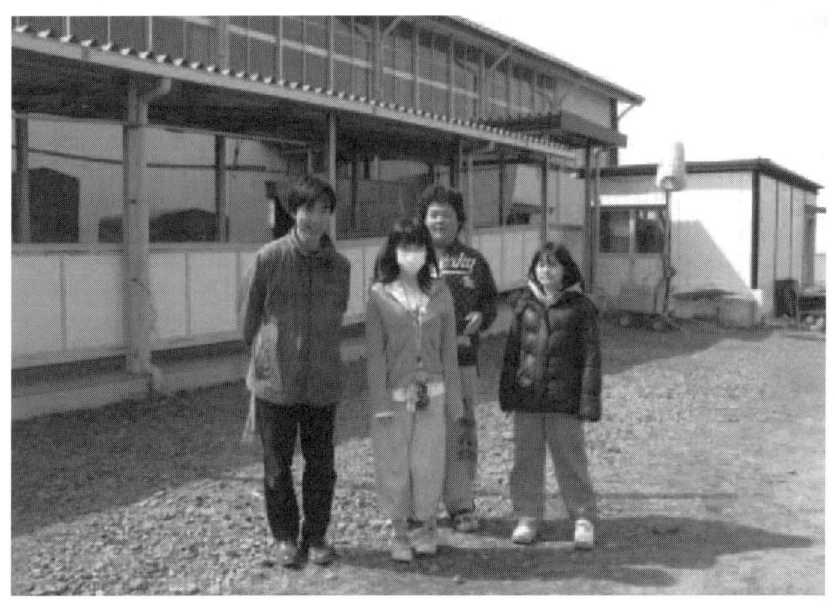

避難所の子どもたち、佐藤さんたちと。みんな笑顔で応えてくれた。
　　　　　　　　　　　　（2011年４月10日、仙台市宮城野区の避難所にて）

ていた。避難所の方々に信頼を寄せられていた。黒衣姿の専能寺住職と坊守に、避難所の子どもが寄り添って話していた。

　避難所の外で遊ぶ子どもたちに、一つ残っていた龍谷大学のボールペンとお念珠をさしあげた。くるみさんたちは、「お念珠、きれい。ありがとう」と言って受け取ってくれた。子どもの笑顔は救いと力となる。

　後片付けして……。任務終了。

　午後2時すぎ、仲間の久保田隊長たちの車を見送り、自分たちも手を振って岡田小学校を出発。神戸ナンバーを見るとみな大事に思ってくださった。

　明日11日から大学だ。大学の講義を、東北の方々からいただいたまごころと復興を願って、全力でがんばりたい。

　そう思った。皆様にご支援いただいた。感謝の気持ちで一杯である。

東日本大震災の岩手・宮城・福島を訪ねて　第二回
　　―悲しみから生まれる絆
　　（2011年5月5日～5月8日）

　私は、大学院生とともに、被災地への継続的な支援をつづけるために、再び東日本大震災の被災地・岩手県、宮城県を訪れた。「岩手県花巻市の宮沢賢治記念館と宮澤家との連携プロジェクト」（5月5日）、「宮城県南三陸町への物資支援、歌津中学校などに『雨ニモマケズ』の額提供、海と大地への追悼法要」（5月6日）、「東北大学片平さくらホールにおける公開シンポジウム」（5月7日）、「南三陸町役場の要請による追悼法要、仙台市宮城野区の避難所、岡田小学校への再訪問」（5月8日）などをさせていただいた。宮澤賢治の「雨ニモマケズ」の精神が、東北を支えている。その詩の中にある「行ッテ」という言葉は、賢治が最も大切にしていた言葉である。「行ッテ」とは、からだがおもむく時に、心も寄り添うことを意味している。「行ッテ」は、一方的な自己犠牲ではない。苦しい相手の所に私がおもむく時には、相手も待っていてくれる。自己と相手との想いが重なってくる。それが「行ッテ」の心である。相手の幸せを自己の幸せとして感得する、利他の精神をそこにみることができるだろう。この賢治の「行ッテ」という言葉が私をつき動かし、被災地を訪ねた。

5月4日正午、車にて京都出発、5日午前2時半、岩手県花巻市に到着

5月5日　岩手県花巻市の宮澤家・宮沢賢治記念館への訪問
　　　（チーム萠・岩田・筑後・西池・鍋島）

　午前10時、林風舎の宮澤和樹さんを訪問。宮澤和樹さんは、賢治の弟、清六の孫にあたり、宮澤賢治の肖像や作品の価値を守っている。

　宮澤和樹さんによると、3月11日午後2時46分、東日本大震災が発生した時、5分くらい揺れつづけたという。和樹さんは林風舎にいて、倒れそうな大きな箪笥を押さえていた。次々に棚から食器や置物が落ちてわれた。それから4日間停電。災害による被害全容の詳しい情報が地元ではわからなかったという。花巻は岩手県の内陸部にあたり、沿岸部の津波の被害に比べると、被害は大きくなかった。災害後、岩手県を訪れる観光客は激減しているという。また、反面、花巻温泉では、被災者を受け入れて、その生活を支援しているとうかがった。

　宮澤和樹さんに、「雨ニモマケズ」という詩に込められた賢治の心についてうかがった。東日本大震災後、宮澤賢治の「雨ニモマケズ」の詩を、俳優の渡辺謙氏やジャッキー・チェン氏をはじめ、著名な方々が尊重し、世界の追悼集会で読まれている。被災者自身がその詩に支えられ、苦しみを忍び、前に向かっている姿は力強い。しかし、為政者が「雨ニモマケズ」の精神を上から目線で語ると、苦しみを耐えなさいという意味に変わってしまう。忍耐を強いる言葉であってはならない。つらいことを我慢ばかりしなくていい……、と宮澤さんは教えてくれた。

　宮澤和樹さんとは、大震災後、3月頃から相談していたことがあった。「雨ニモマケズ」の精神が、子どもから大人にいたるまで、東北の被災地の人々を勇気づけていた。だからこそ、南三陸町の小中学校や避難所などの方々に、復興支援の形として、賢治直筆複製の「雨ニモマケズ」の額やオルゴールを届け

ることができないだろうかと二人で話し合っていたのである。こうして、林風舎より「雨ニモマケズ」の額などを被災地の方々のために提供いただけることになった。そこで、私たちが岩手県花巻市にある林風舎を訪問し、賢治グッズを受け取らせていただいた。和樹さんとも再会して大震災への想いをうかがうことができた。これによって、明日6日南三陸町に賢治グッズを運べることとなり、宮澤家に対して感謝の気持ちで一杯になった。

折しも、南三陸町役場町民福祉課の及川係長からお電話をいただき、南三陸町に勤めていた方々の追悼法要をご依頼いただいた。追悼法要は、最後まで津波からの避難を放送しつづけてお亡くなりになった遠藤未希さんたちのための集いであるとうかがった。きっと読経できず泣いてしまうだろう。そう思った。

この5日、沿岸部は渋滞で動けないことを知り、陸前高田に行くのを断念した。宮澤和樹さんの案内により、宮澤賢治の生家、宮沢賢治記念館を訪問した。佐藤新館長やなつかしい牛崎副館長と再会して互いの無事を喜んだ。館内を和樹さんにご案内いただいた。賢治の生年と没年に、大きな地震津波があったことを知った。

午後3時半、花巻を出て、仙台へ移動。道は混雑ぎみ。

午後6時半、西本願寺・仙台別院の災害ボランティアセンターに到着した。ボランティアの活動者が25人くらい集まっていた。その日の報告会と明日の打ち合わせを行った。4月にいっしょに活動したボランティアの方々にも再会した。晩ご飯には、仏教婦人会の方々が作ったカツカレーをいただいた。とてもおいしかった。

5月6日　南三陸町における追悼法要と避難所への物資支援
　　　　　（チーム萌・岩田・川端・筑後・西池・末武・澤・鍋島）、車2台

午前8時15分、支援物資を積んで出発。実践真宗学研究科大学院生と東京の

澤倫太郎医師のご子息も単身、仙台入りして参加した。彼は、物資支援の運搬とともに、子どもと交流し、活動記録用の写真を撮ってくれた。

　午前11時、宮城県は山桜が咲いて美しい。南三陸町に再び訪問した。沿岸の瓦礫の中の道は、少しずつ修復作業が進んでいた。
　4月に訪問した避難所、袖浜海浜生活センターに到着。車が到着すると、田畑を駆けて子どもたちが集まってきた。
　避難所代表に挨拶して、すぐに子どもたちに「オモチャもってきたよ」と声をかける。子どもたちは明るく心を開いてこちらに接してくれた。きっと普段から地域の友達や家族の絆が強いのだと感じた。子どもたちは段ボール箱から好きなオモチャを手にとる。折り紙、ミニカー、風船、トランプ、花の種など、ほとんどすべて、100円均一ショップで、龍谷大学・自動車部の学生たちが選んでくれたものであった。子どもたちとジェット風船を飛ばすと、歓声があがった。大人の方々には、食料や吟醸のお酒「忘憂」などを届けた。皆さん、屋外の焚火のまわりに集まって話し合っていた。

　正午、南三陸町立歌津中学校の阿部校長と面談することができた。宮澤家から提供いただいた「雨ニモマケズ」の額をお渡しすると、とても喜んでくださった。校長からは、学校校歌と『泥かぶら』にある言葉を筆で書いた書状をいただいた。その色紙には、「自分の顔を恥じないこと、どんな時にもにっこり笑うこと、人の身になって思うこと」（『泥かぶら』より）と書かれていた。

　午後12時40分、南三陸町役場を訪ね、町民福祉課係長の及川幸子さんと再会した。南三陸町役場は津波で流されたため、仮役場が、歌津中学校の一角に設けられ、役場の機能をもたされていた。いろいろと話をしているうちに、町役場の方々が、歌津中学校の下にある伊里前小学校の校庭に、天皇陛下と皇后がお見えになったことを紹介してくださった。そして伊里前小学校の校庭の際から、津波災害にあった街が一望できるから、そこでお勤めしてほしいと願い出てくださった。実践真宗学研究科の大学院生含む僧侶全員が黒い衣に着替えた。ご本尊と焼香台を校庭に安置して、海と瓦礫の大地に向かって読経した。神戸

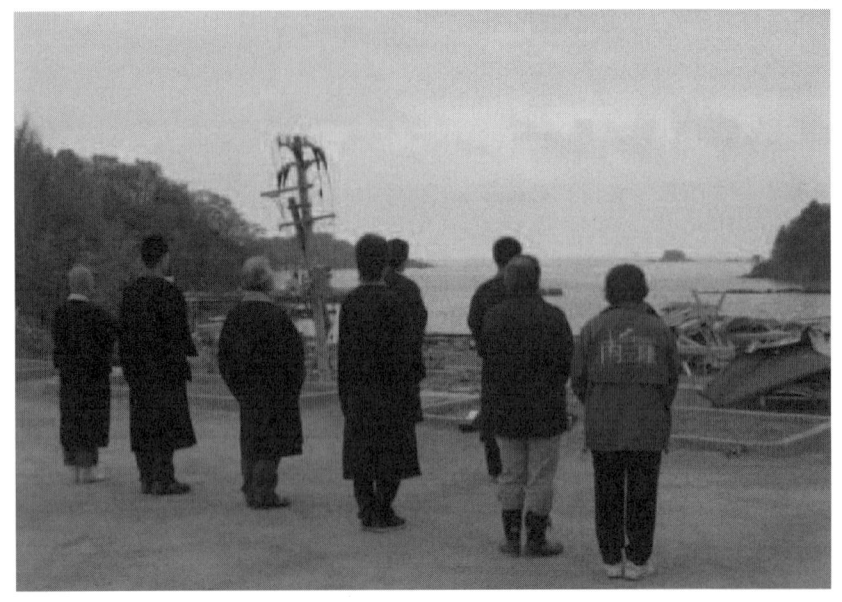

行方不明者の方々のいる海と瓦礫の大地に向かって追悼法要
（2011年5月6日、南三陸町立伊里前小学校校庭の端にて）

からもってきたお供えやお酒もその脇に供えた。こうして目の前の、海と大地に向かってお勤めすることができた。死亡者と行方不明者の方々への追悼法要である。歌津中学校校長と及川幸子さんらも参列し、焼香した。「怖かったでしょう。つらかったでしょう。最後まで女性たちは手をつないでいました。けれど、助けることができず、無念さでいっぱいです。この悲しみを縁として、互いに支えあっていきたい。生かされている命に感謝して、艱難辛苦をのりこえて生きたい」。そうした気持ちを確認しあった。

　休憩。車にもどって、おにぎりを食べた。

　午後2時〜、小さな避難所を4か所回り、物資を届けた。訪問を縁として、被災者の方々にお話もうかがった。食品や念珠などの支援物資を各避難所に届けた。津波の襲ってきた時の様子を皆が語ってくださった。入り江の形によって、津波が一層高さを増して、沿岸から内陸の奥5キロまで津波が襲ってきた

ことを初めて知った。津波と津波が巻き、ぶつかり合うところもあったという。しばらくお話をうかがううちに、津波で家族を亡くして、ご遺体が見つからない方がお話しされ、悲しみをこらえているのが伝わってきた。

　山桜のすぐふもとは悲しいくらい津波で破壊された瓦礫の町がつづいていた。それとともに、その見渡す限りの瓦礫を片付ける男たちがいた。ただ、瓦礫を片付けることは、亡くなった方々の手がかりも思い出も片付けてしまうことになり、複雑な心境であることも知った。

　南三陸町役場有志より、津波の避難を呼び続けて亡くなった故遠藤未希さんと、その踊りの仲間であった故阿部雪枝さんたちを偲ぶ会を、5月8日午前10時から開催したいので、追悼法要をしていただきたいと正式に依頼を受けた。遠藤さんたちは、5月2日にご遺体がようやく見つかり、曹洞宗のお寺で読経をいただき、火葬となっていた。そこで、この町主催の追悼法要では、龍谷大学宗教部から寄贈した「花ろうそく」を灯して手を合わせたいと思った。先方に相談し、お勤めの後、臼井真作詞・作曲「しあわせ運べるように」をいっしょに歌うという段取りとなった。

5月7日
4日目
東北大学における「心のケア」を考えるシンポジウムにて発表

　午前中、仙台別院の災害ボランティアセンターにおいて、車に積載した物資を整理し、明日の南三陸町での追悼法要の準備をした。法要で読む表白について悩み、父に相談して、葬儀で読む表白文を父からファックスで受け取った。午後からの研究発表の準備もしていた。

　午前11時半頃、福島県南相馬市から赤ちゃんを連れた若い夫婦が一台の車で、災害ボランティアセンターに訪問してきた。困った様子で、「赤ちゃんのオムツなどがありましたら、分けていただけないでしょうか」と私に聞かれたので、

どうぞこちらにお入りくださいと本堂に案内した。本堂には、全国からの支援物資が届いていた。赤ちゃんのオムツもあった。若い夫婦の車にたくさんの物資を運んであげたら、何度もお礼を言って帰っていった……。「どんなことも見てきたから、耐えられます。本当にありがとうございます」と語っていた。

午後12時半、東北大学片平キャンパスのさくらホールへ移動した。

午後1時半〜7時、心の相談室設立記念講演会「祈りの心―東日本大震災に宗教はどう向き合うか―」が東北大学片平さくらホールにおいて開催された。関東や仙台市内の医師やカウンセラーや僧侶、報道関係者たちが230名ほど集まった。

この公開講演会開催に際して、東北大学の鈴木岩弓教授からご依頼があり、私も講演させていただくことになった。
　講師には東京大学教授・島薗進氏、龍谷大学教授・鍋島直樹、上智大学グリーフケア研究所所長・教授・高木慶子氏を迎え、震災の現場で日々被災者と向きあっている気仙沼キングスタウン（プロテスタント）施設長の森正義氏、石巻・曹洞宗洞原院住職の小野﨑秀通氏を交えて討論を行った。
　深い悲しみから真実の思いやりと絆が生まれる。そこに弔いと心のケアの意義がある。人の悲しみを理解するためのマニュアルは必要ない。相手を理解し

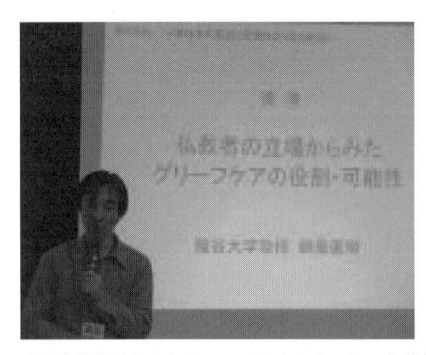

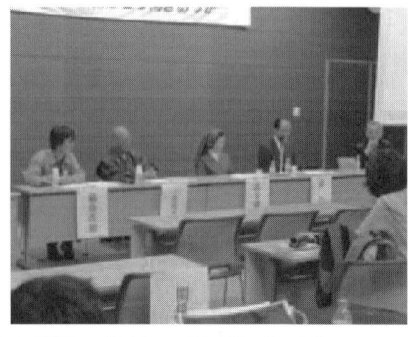

東北大学片平さくらホールにおける心のケアを考える公開シンポジウム（2011年5月7日）

ようとする気持があればいい。読経、法要を継続してつづけながら、被災地の家族の話を互いに聞きあうことが、少しずつ心を開き、慰めることになる。また、ボランティア活動に際しては、しばしば世間や、同じ組織から誤解や攻撃を受けることがある。そうであってはならない。各宗派の本山で追悼法要を勤めることも、義捐金を集めることも、被災地の住民を受け入れることも、被災地現地に赴いて支援を行うことも、すべて意味がある。すべての支援活動を相互に認め合い、尊重しあうことが大切であることを提言した。

　このシンポジウムでは、島薗教授の提言に象徴されるように、「悲しみから生まれる力」の意義を学んだ。そして、伝統的な日本人の死生観、弔いの文化の継承と再創造が、大切であることを学んだ。

5月8日
最終5日目
南三陸町泊浜における故遠藤未希さん・故阿部雪枝さんたちの追悼法要・仙台宮城野区の避難所へ再訪問（チーム萌・西池、岩田、鍋島）

　午前7時40分に西本願寺仙台別院を出発し、南三陸町立歌津中学校へ向かった。

　午前9時40分、南三陸町役場の及川幸子さんと待ち合わせて合流し、午前10時すぎに、海近くの元避難所の泊浜生活センターに到着した。関西テレビ報道局の方々などもその場に来てくださった。
　はじめに、部屋の入口に正座し、喪服姿の町の方々にご挨拶した。次に、阿部雪枝さん（56歳）と遠藤未希さん（24歳）のご家族の前に赴いてお参りさせていただくことを許していただいた。火葬のお勤めは、曹洞宗の旦那寺にしていただいていることを確認した。地域の方々と寺院との伝統的なつながりを尊重したい。
　西池と岩田は、参列者全員に、蓮華のかたちをした花ろうそくを配った。
　私は、住民とともに、阿弥陀如来のご本尊を机の上にすえて、そのそばに二人の笑顔の写真を置き、さらにその両脇に町の人たちによって花が飾られた。

会場設営を終えて、地域の方々の主催による追悼法要をはじめた。

　三奉請の後の表白は、父から仙台別院にファックスしてもらった表白をもとに創作した。親鸞聖人のご和讃も拝読した。

　　生死の苦海ほとりなし
　　　ひさしくしづめるわれらをば
　　　弥陀弘誓のふねのみぞ
　　　のせてかならずわたしける（『高僧和讃』7）

　ひきつづいて読経が始まった。参列者が、お焼香に進みでる際に、1人ずつ、花ろうそくを持ってもらい、西池がその花ろうそくに光を灯した。そして参列者が順々にその花ろうそくを、亡くなったお二人の写真の前にささげて、焼香をした。花ろうそくの灯かりの数が増えていった。その会場には、亡くなったお二人の仲間で、いっしょに日本舞踊を踊っていた方々が集っていた。気仙沼市から来てくださった方もいた。

　私は、町の方々の悲しみを感じつつ、自分の家族のことを思い重ねた。涙がでて読経の声がつまった。だんだん読めなくなっていった。回向句の前に、親鸞聖人のご和讃を奉読した。

　　観音・勢至もろともに
　　　慈光世界を照曜し
　　　有縁を度してしばらくも
　　　休息あることなかりけり（『浄土和讃』19）
　　安楽浄土にいたるひと
　　　五濁悪世にかへりては
　　　釈迦牟尼仏のごとくにて
　　　利益衆生はきはもなし（『浄土和讃』20）

　読経が終わって法話をさせていただいた。まず、全くの部外者である私たちがお勤めさせていただいたことを感謝していると伝えた。私が神戸生まれ神戸

育ちであり、阪神淡路大震災の時には、宮城県を含む全国の方々に助けていただいたことを忘れたことがないと述べた。3月11日以降、津波災害の悲惨さを知り、心が突き動かされて東日本大震災の宮城県に4月初旬に訪ねてきたと話した。その後、再び5月に訪問することを及川さんにお手紙とお電話で連絡した。そうした互いの思いが重なり、及川さんからご依頼を受け、本日の追悼法要を勤めることができたことを感謝していると話した。

　遠藤未希さんは最後の最後まで町の人々を思って、アナウンスしつづけた。「6メートルの津波が来ます。高台へ避難してください」と緊急放送で何度も町民に呼びかけた。彼女のいた場所は、3階建ての南三陸町・防災対策庁舎の2階放送室だった。遠藤さんは、昨年4月から危機管理課に配属されていた。そのアナウンスは、ひとすじに町の人々の安全を願って放送しつづけたものであった。しかし、家族にとってみたら、未希さんは生きていてほしかった。その場から何とか避難して生きていてほしかった。阿部雪枝さんは手足が長く宝塚ジェンヌのように美しい女性であったとうかがった。阿部さんは、お母さんを迎えに行った時、津波に襲われた。遠藤さんも阿部さんも仲間とともに日本舞踊を通して、南三陸町や気仙沼市の地域交流を深め、施設を訪問した。

　被災地の皆様は津波と地震で愛する人を亡くした悲しみの中で、支えあっている。困難な生活の中で生き抜いておられる被災地の皆様を心から誇りに思う。そう話した。

　法話の後、神戸で生まれた歌「しあわせ運べるように」を歌唱指導して、全員で歌った。歌詞の「神戸」を「宮城」に変えて歌った。歌っている途中で、涙があふれた。

　その後、及川さんたちが、亡くなった遠藤さんと阿部さんのお二人の写真や踊りの仲間の写真を皆に紹介した。お二人が踊っていた頃の着物姿の写真である。そして、お二人が踊りに使用した「さんさ時雨」という日本舞踊の曲の

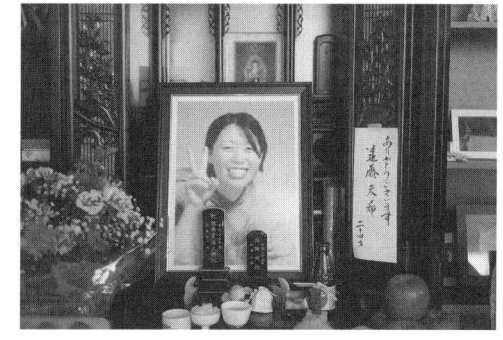

ご自宅の仏壇に飾られた遠藤未希さんの笑顔の写真

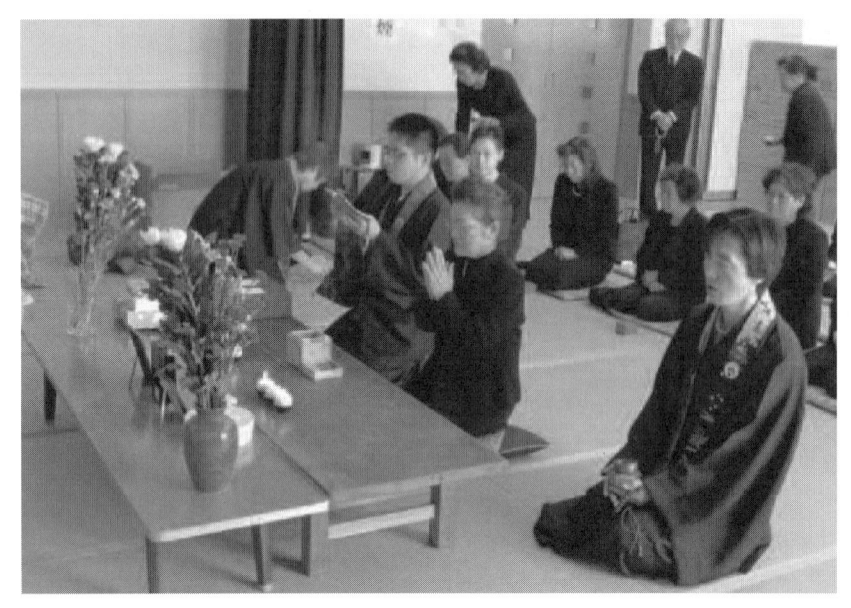

南三陸町役場の故遠藤未希さんと故阿部雪枝さんたちの追悼法要
（2011年5月8日、南三陸町の元避難所の会館にて）

入ったテープを流した。すると、ご家族が「いま踊っています……。踊っています」と泣きながらおっしゃった。

法要の後、及川幸子さんの進行で偲ぶ会になり、皆でお茶とお菓子をいただき、思い出を語りあった。

「いつもそばに雪枝ちゃんと未希ちゃんがいるので、早く悲しみから抜けて、いつもの生活ができることがせめてもの供養になるのかな」と、及川さんは涙ぐんで話した。町の人々も同様に涙ぐまれていた。災害後の忙しくて不安な日々の中で、町の人々はやっと静かに手を合わせて、未希さんと雪枝さんのことを偲ぶことができた。

その時、一人の女性が私に話しかけてきた。遠藤未希さんの上司にあたる三浦毅さん（当時51歳）の奥様だった。三浦毅さんは、人命救助を優先して命を落とされた多くの方々と同じように、遠藤さんの後を受けて、最後まで防災無線マイクを握りしめていた。防災庁舎の屋上に避難しても、遠藤さんたちは津波に飲み込まれたとうかがった。津波の高さは、予想をはるかに超えた16メー

トルだった。そして……三浦さんご自身はまだ行方不明のままである。三浦さんの奥様は、毎日ベイサイドアリーナにご遺体を探しにいき、防災庁舎に行って、夫に話しかけているといわれた。もっとつらいこともうかがった。それは私の胸にしまっておきたい。

　お茶とお菓子をもてなしていただいた。「かもめの卵」というお菓子が美味しくて、「これめっちゃおいしい」とつぶやくと、「当地の銘菓です」と皆様が自分の卵を差し出した。2個もいただいた。最後には、記念撮影をしてくださった……。
　終わりに、「お願いがあります。まだ行方不明のままの三浦毅さんに思いを寄せて、みんなで合掌しましょう」と呼びかけた。みんな合掌した。全員ずっと合掌したまま、動かない……。三浦さんの奥様が号泣したら、そばにいた町の人たちが彼女の背中をなでた。「ご主人も本当に頑張ったよね。もう頑張らなくていいよ」と……。他にも、参列者の中には、行方不明者の家族をもつ人たちがいた。まだ葬儀さえできていないのである。
　「かもめの卵」などのお菓子を、町の方々がいくつか箱につめてくださった。

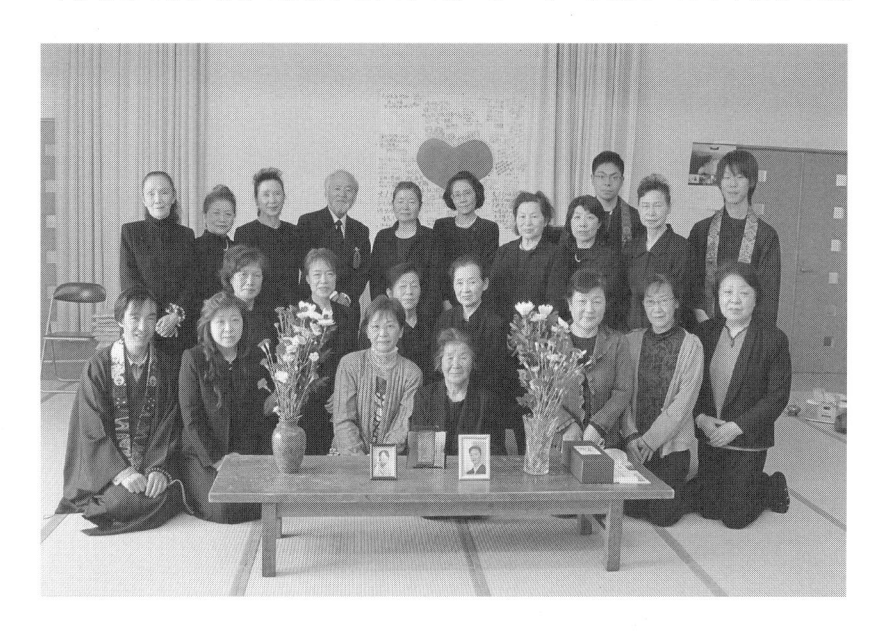

こちらからは、龍谷大学グッズの花ろうそく、『死別の悲しみと生きる』、そして、ハワイの子どもたちの書いた応援メッセージなどを皆様にお持ちかえりいただいた。「しあわせ運べるように」のCDを譲ってほしいといわれて、そのままさしあげた。みんなで歌いますと喜んでくださった。
　「また６月から踊りのけいこを再開しましょう」と及川幸子さんがおっしゃった。南三陸町の皆様が「さんさ時雨」を踊る時には、見に行きたいと私が話したら、いっしょに踊ってくださいねと笑って声をかけてくださった。参列者全員が別れを惜しみながら、再会を楽しみにして帰路についた。

　午後２時、帰り道、道の駅に寄った。
　４月に会った、あの猫に再会できた！
　名前はトラ。膝の上にのってきた。ゴロゴロゴロ……。トラも寂しいだろうなと思った。
　宮城弁で「どうか頑張ってけさい」と心に叫ぶ。

　最後に、ひとつ訪ねたかった所があった。仙台市宮城野区の避難所、岡田小学校である。前回のボランティアで、西本願寺チームと自衛隊とともに、炊き出しをした時に訪ねた避難所であった。その時出会った子どもたちの笑顔に支えられた。その子どもたちに、炊き出しの時の写真と龍谷大学の学生と作った折り紙シュリケン、おもちゃなどを届けたい。決心して直行した。

　午後４時、岡田小学校に到着した。
　校庭脇に自衛隊のテントが見えた……。あの時の、自衛隊の田口さんたちと再会した。炊き出しをした仲間である。うれしかった。
　避難所の本部を訪ね、子どもたち、佐藤さん、梶井さん、菅井くんたちの写真をみせて、存在を確かめると……。一人いた。避難所の看護室から出てきてくれた。うれしかった。彼女の名はくるみさんといい、高校１年生だった……。龍谷大学学生たちの寄せ書きアルバムやスケッチブック、子どもたちへのプレゼント、お香などをすべて渡すことができた。「スケッチブックに、どうか絵を描いて、いつか見せてください。またきっと来るから」と話したら、「はい

わかりました」と笑顔で答えてくれた。くるみさんは、避難所の中に入ってお母さんに報告した。しかしお母さんの具合は悪く、横になっておられた。心配なので何も声をかけなかった。そこにいたお父さんに折り紙のシュリケンを見せた。「高価なゲームでなくてごめんなさい」というと、「子どもたちの喜ぶ顔が見えます」と言葉をかけてくださった。ご家族に手をふってお別れした……。

午後5時過ぎ、仙台別院、災害ボランティアセンターに到着。荷物を整理し、センターに集うボランティアや西本願寺スタッフにお礼の言葉をかけて、帰路についた。深い悲しみを通して、心の絆の深まることを教えてもらった。心に余韻の残る東北再訪問となった。継続的な交流は、これからもつづけていきたい。(2011年5月21日記す)

終わりに

この災害支援ボランティアの報告は、2011年5月までの記録である。その後もほぼ毎月、東北の被災地に訪問させていただいている。津波で愛する人を失ったご遺族や行方不明のご家族、南三陸町役場の佐藤仁町長や保健福祉課、生涯教育課、町民福祉課の職員の皆様から、絶望から生まれる大切なものを学ばせていただいている。ここに心から感謝の意を表したい。また、石巻市の浄土真宗・称法寺様、仙台市宮城野区の専能寺様、南三陸町の曹洞宗・津龍院様、西光寺様、東北大学・鈴木岩弓教授、龍谷大学・赤松徹眞学長など、各界の方々のご教示、ご協力に深く御礼申しあげたい。

東日本大震災から一周忌を経て、言葉にできないほどの無念さや悲しみがあふれてくる。2012年3月3日に、故遠藤未希さんのご両親や他のご遺族の家々を再び訪問した。その悲しみは時を経ても消えることがないと、遠藤未希さんのご両親は語ってくださった。「その悲しみや無念さを美談にしてほしくない。津波の恐ろしさと自然への畏敬を忘れず、すぐに避難することを、教訓として伝えていってほしい」とも言われた。そして、未希さんのお父様はこうおっしゃった。「悲しみは決して消えることはない。毎日、その日を精一杯生きているだけである。私たちは、この悲しみや無念さを忘れない。そして、少しずつこう思うようになった。生き残った者には、それぞれ必ずその役割がある。未

希への愛情と皆様への感謝を胸に刻んで、生きてゆきたい」。その言葉に深く心が動かされた。未希さんのお母様は、ストレス・ケアの研修を終えて、同じ困難な生活をしている方々のために何かさせていただきたいと話してくださった。ご両親が「感謝」「未来に希望を」と書いた木製の置き物を見せていただいた。

　これからも私は、長い時間をかけながら、東日本大震災の悲しみと無念さから生まれる大切なものを聞思して、ありのままに記録し、未来に伝えていきたい。

IV

生死観と超越
―ビハーラ活動を支えるもの

Life or Death of the Buddhadharma ;
Paradigmatic Reflections

Ronald Y. Nakasone
(Graduate Theological Union, Professor)

Introduction
Thinking inside the Box
   1. Reimaging the Buddhadharma
   2. Cogitative Paradigms
   3. Meta-questions
Thinking outside the Box

Introduction

This year (2010) for the first time a UN Secretary General, Ban Ki Moon and an American ambassador, John V. Roos attended the annual observance that memorializes victims who perished in Hiroshima on 6 August 1945. The event is also an expression of a fervent hope that no one will ever again experience the horrors of a nuclear holocaust. Psychologist Robert Jay Lifton, who interviewed a number of "hibakusha" made a frightening observation. He learned that no idea, even religious ones, in which death is transcended, was powerful enough to help victims comprehend their experiences (Lifton,15). I note a similar observation at the 1996 Tochi wa inochi 土地は命 gathering that provided a forum for survivors of war to share their experiences. Among a number of former "comfort women," the testimony of Seo-woon Jeong still haunts me. During the five day event as I listened and observed the diminutive Ms. Jeong, it was clear that even after fifty years, she could not comprehend the demeaning inhumanity she experienced. Her brutalization by other human beings diminished her belief in the rationality of human existence and human meaning. Whatever faith Ms. Jeong may have had in the goodness of humanity and such values as compassion, humility, and common decency had vanished. I left Okinawa, the site of the conference, with the sad observation that only one survivor made any mention of religious values as a source of solace and strength. Ms. Jeong credits her survival to the image of her mother and father.

If moral values and spiritual ideals are meaningful only in a context where human decency is honored, it is of limited worth. It was most disturbing to realize that a few years of militant nationalism could undermine centuries of Buddhist and Confucian culture and education. What insights might Buddhist and other humane traditions offer to hibakusha, persons like Ms. Jeong, and others who survived horrific events? What Dharma resources can victims draw on for strength and solace? What reserves can we draw from to console victims? Are the core narratives of Buddhism and Confucianism — our collective responsibility to each other and a belief in the goodness and perfectibility of human nature — profound enough to assist such victims?

Thinking inside the Box

The life or death of Buddhadharma depends on the interpretative skills of Buddhist leaders to plumb its depths and give new life with new insights. Living and working in America, I have long concluded that Buddhist leaders and thinkers need to radically reinterpret the Buddhadharma to respond to new and different situations and the evolving expectations of its devotees. Two of the more well known interpreters of the Buddhadharma are: Ahangamage T. Ariyaratna, who re-imagined the Four Noble Truths to establish the Sarvodaya Shramadana (self-help) Movement[1] for economic and social development; and Thich Nhat Hanh, who reformulated the traditional precepts to wartime conditions by developing the Tiep Hien Precepts. Japanese examples are the ビハーラ活動 and 池田市むつみ庵　グループホーム.

In America where Buddhism must compete with other faith traditions, Buddhist thinkers must also explore the theoretical adequacy of the processes and parameters of Buddhist thinking and its underlying assumptions. Issues raised by bioethics have made such investigations especially urgent. In response, I examined the 1997 Japanese Organ Transplant Law by framing my investigations on my understanding on the Huayan interpretation of *pratītyasamutpāda*, where I highlighted the epistemological advantages of "ambiguity" vis-à-vis the "certainty" guaranteed by a single centered reality.[2] But the positions staked out by *pratītyasamutpāda* have many critics. After considering these positions, I ask that you reflect on whether the Buddhadharma has the resources to respond to Professor Lifton's observations of the hibakusha experience. Consider also: "How would a Buddhist console Ms Jeong and others whose faith in humanity has died?" These metaphysical questions have direct bearing on our existential well-being. Existential issues can also shift metaphysical positions.

The continuing relevance of the Buddhadharma is dependent on its capacity of leaders to continually re-imagine its vision of humanity that shifts with the advances of science and technology and evolving events. What tools does the Buddhadharma offer its devotees can use to sustain a continual revitalization?

1. Reimagining the Buddhadharma

Ariyaratna drew inspiration from the problem solving method embedded in the Four Noble Truths[3] to improve the social and economic situation of impoverished villages. The reality of crop failure (suffering) due to disrepair of a communal well (cause) corresponds to the First Noble Truth that asks the pilgrim to recognize the reality of his or her spiritual poverty and the Second Noble Truth that inquires into its cause. The Third Noble Truth posits nirvana, liberation from suffering; and the Fourth Noble Truth, the Eightfold Path outlines a prescription for attaining spiritual health. Similarly after recognizing the problem and its cause, the Sarvodaya Shramadana Movement asks the villagers to envision a solution — a fully functioning well, and to devise an action plan. The Movement noted that these cooperative development projects have the added benefit of social cohesion and individual fulfillment.

The continuing vitality of the Buddhadharma was also demonstrated by the formulation of the Tiep Hien[4] Precepts. In response to adapting the traditional precepts to wartime conditions, Thich Nhat Hanh crystallized the spirit of the Buddhist life into the Tiep Hien Precepts. Thus for example appalled at the ideological inflexibility of both warring sides, he took to heart the Buddha's critical attitude toward authority, even Buddhist ones, in the first of the fourteen precepts that states :

> Do not be idolatrous about our bound to any doctrine, theory, or ideology, even Buddhist ones. Buddhist systems of thought are guiding means; they are not absolute truth (Hanh, 89).

What Americans know as the Vietnam War is for the Vietnamese the American War. The American narrative viewed the war as a conflict against communism and tyranny; while for the Vietnamese the struggle was for national self-determination and for expelling the colonial aggressors. It was a painful clash of two ideologies. Thich Nhat Hanh explains that by clinging to views we lose the opportunity to know a higher and more profound reality. In case of the war, it is suffering of combatants and civilians. Being open to other points of view expands the frontiers of our knowledge, our understanding of the world, and aspirations of others. This precept draws inspiration from the Buddha himself, who urged Kalamas' would be followers not to accept any of his teachings without first critically examining them; and only if they lead to spiritual ease. Other paths may be more suitable for one's particular temperament. In short the Buddhadharma acknowledges the validity of other visions of reality; and that it is only a method to spiritual ease. Even the Dharma is to be abandoned once its usefulness is exhausted.

2. Cogitative Paradigms

In "Spiritual Cartography — mapping the Huayan mind," an essay that appears in Takeda Ryūsei Sensei's festschrift, I proposed that Fazang's 十玄縁起無礙法門 or the Ten Subtle and Unimpeded Dharma-gates of *Pratītyasamutpāda* (hereafter Ten Dharma-gates) mapped the reality of *dharmadhātu-pratītyasamutpāda* 法界縁起 or universal-dependent-co-arising that the Buddha intuited and experienced upon ascending to *sāgaramudrā-samādhi*. In addition to making intelligible the psycho-physical reality of *dharmadhātu-pratītyasamutpāda* and outlining the experience of a lived reality, Fazang (643-712) "constructed" an epistemological mediator, a series of paradigms or cognitive structures that are superimposed on, and thus frames an understanding of what is "out there." The paradigms sketch the pathways along which Buddhist thinking proceeds. As a paradigm the Ten Dharma-gates and its supporting suppositions — continual flux and multiple centers — eschew any temporal or spatial fixity on which definitive judgments and meaningful comparisons can be established.[6] "Ambiguity" thus is systematic both to the paradigms posited by the Ten Dharma-gates that attempts to comprehend reality. Moreover reality is ambiguous, because we can never fully comprehend it.

"Ambiguity" systemic to the cognitive structures of the Ten Dharma-gates provided the basis for my understanding of the multiple definitions of death in the 1997 Japanese Organ Transplant Law. The Law accepts the biological or the absence of brain activity measured by the presence of brain waves, the traditional cardiopulmonary notions of human death, and tacitly includes a more ambiguous definition, social death. The first two definitions are readily understood. "Social death" is implicit in "family consent provision," which in essence states that only when the family accepts the reality that one of their own has passed away is that individual considered to be dead. The determination of brain-death is negotiated between the donor and his/or her family. Interesting, "social death" initiates mourning and mortuary rituals; brain-death does not. Alternative concepts of death crystallizes the difficulties of formulating an overarching vision that lends itself to legal clarity and what should be done and what consequences follow "right" or "wrong" actions. By avoiding an overarching definition that guarantees all meaning and values, the law recognizes alternative claims and legitimate concerns; it does not criminalize, ignore, and marginalize alternative views. In essence the law reflects the Japanese ambivalence and its attempt to accommodate the recent concept of brain-death and organ transplants. It is a legal experiment that validates an ambiguous, indeterminate, and changing reality.

In reality, of course death is much more complex, than the definitions encapsulated by the law. The advantages of "ambiguity" become clear when contrasted with the "certainty" guaranteed by a single centered reality. Let us consider the following passage from the *Life of Pi*, a recent novel by Canadian writer Yann Matel.

> "Listen, my darling, if you're going to be religious, you must be [either] a Hindu, a Christian or a Muslim. …"
> "I don't see why I can't be all three. Mamaji has two passports. He's Indian and French. Why can't I be a Hindu, a Christian and a Muslim?" (Matel, 93).

In this playful banter with his mother, Pi it seems innocently confuses national with religious identity. India and France, secular entities not at war with each other are amenable to accepting divided patriotic loyalties; but should he chose to be religious, Pi will have to settle on one faith over the other two. Pi's mother's comments point to a defining characteristic of monotheistic faith traditions, whose ideological posture — a single absolute center that establishes all values and truths — demands undivided allegiance. Absolute centers disdain 1) ideological anomalies-heretical ideas, heterodox images, and deviating practices; 2) often condemn the validity of competing faiths, especially other traditions with equally absolute claims; and 3) is wary of spiritual diffusion and syncretism. These characteristics are not abstractions in religious and spiritual plural societies.

Ideologies that posit a single "truth" prescribes clear boundaries as what should or should not be believed, articulated, and done; and details what consequences follow "right" or "wrong" actions. Such one-pointed clarity can be likened to mathematical perspective developed by artists of the Italian Renaissance to render three dimensional objects on two-dimensional surfaces (see Plate 1). Artists who employed mathematical perspectives attempted to accurately depict what they saw from a fixed location. The visual tyranny of mathematical perspective is present in the ideological inflexibility embedded in absolute centers. Perhaps the most famous example of such one pointed despotism is the Roman Catholic Church's condemnation of Galileo (1564-1642) for willfully disobeying the Church's order not "to hold or defend" the Copernican theory of planetary and astral movements that maintained that the earth does indeed orbit the sun. This one pointed vision surfaced again in 2000, when Cardinal Joseph Ratzinger (now Pope Benedict XVI), as the head of the Roman Catholic Office for the Congregation of the Doctrine of Faith (formerly, Congregation of the Holy Office), proclaimed in Dominus Jesus, "The Church's constant missionary proclamation is endangered today by relativistic theories which seek to justify religious pluralism" (Ratzinger, para. 4).

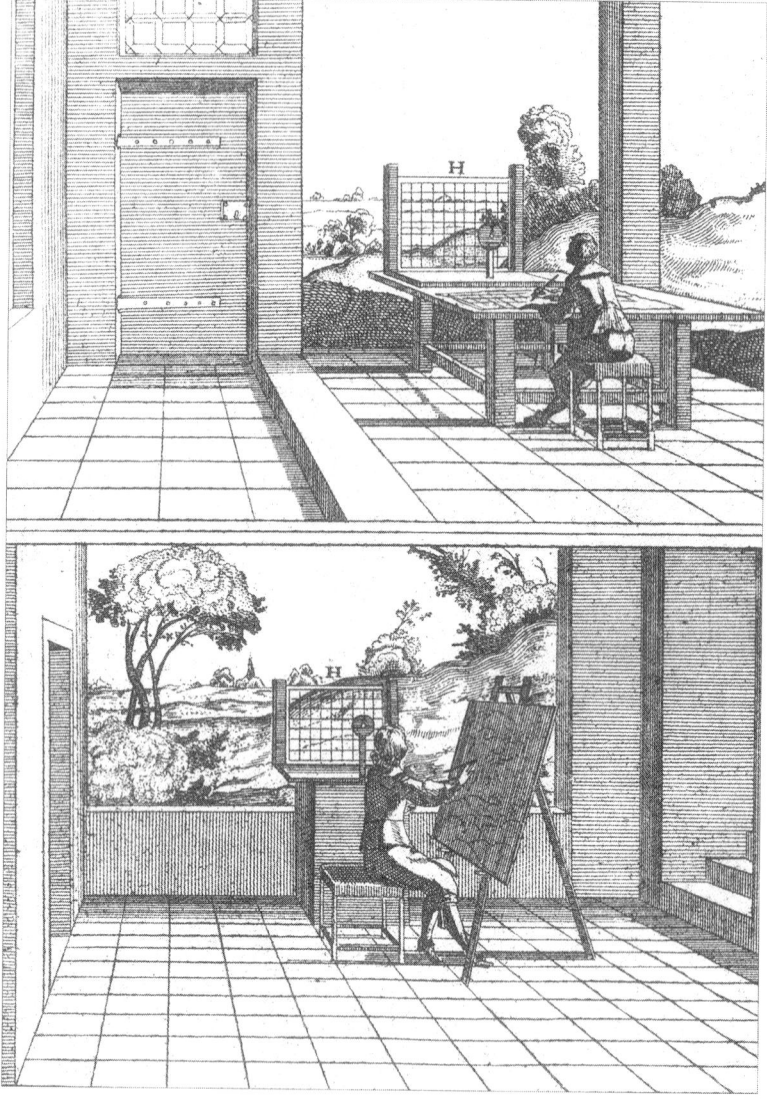

Plate 1 : Peter Turchi, *Maps of the Imagination : Writer as Cartographer* (San Antonio, Texas : Trinity University Press, 2004), 185 (The original illustrations are from Jean Dubreuil's *The Practice of Perspective* [London, 1743], Courtesy of the General Research Division, the New York Public Library, Astor, Lenox, and Tilden Foundations).

Continuing, the document disparages the validity of other faith traditions when it states,

> If it is true that followers of other religions can receive divine grace, it is also certain that objectively speaking they are in a gravely deficient situation in comparison with those who, in the Church, have the fullness of the means of salvation (Ratzinger, para. 22).

While these comments can be understood as theological posturing meant for the faithful and defining Catholic identity, it is clear that for the Catholic Church there is only one authentic and "objective" center. Not only does Dominus Jesus reiterate the Church's perspective on "truth" to be absolute, but in so doing the document also subsumes other faith traditions, including Buddhism under its universal claim. The reference to "relativistic theories" that justify religious pluralism seems to be a direct reference to Buddhism's fundamental posture.

3. Meta-questions

Thinking-about the world and being-in a world governed by a single and absolute vision of reality posited by monotheistic faith traditions and other single centered ideologies stand in contrast with the openness required of thinking and being-in a continually shifting and multi-centered reality intuited by Siddhartha Gautama and articulated by Fazang's formulation of *dharmadhātu-pratītyasamutpāda*. In a multi-centered and interdependent universe an absolute truth is just one truth among other absolute truths. Absolute truths are properly relative-absolute-truths. A spiritual tradition can declare to be absolute and perfect, but such claims becomes problematic when the tradition extends those claims beyond its boundaries and has the means to forcibly impose them on others. As noted above, Thich Nhat Hanh cautioned against absolute claims in the first of the Fourteen Tiep Hien

Precepts. The multiple definitions of death in the Japanese Organ Transplant Law is a reminder that there are other visions of reality and of death.

In addition to challenging absolute claims, the Buddhist vision of multi-centered and shifting reality provide a rationale for defying established ideas. Let us turn to this rather humorous graphic. Here we have a stagecoach, a mode of transportation that was useful in the American West in the nineteenth century, projected on to the rear view mirror of an automobile (see Plate 2). The car seems to be speeding through a tunnel, conveying the idea of "tunnel vision." The text on the bottom of the page reads,

> "⋯ When faced with a totally new situation, we tend always to attach ourselves to the objects, to the flavor of the most recent past. We look at the present through a rear-view mirror. We march backward into the future. ⋯" (McLuhan, 74-75).

Marshal McLuhan offers a critique of habitual thinking. We think, see, and pattern our actions on the familiar and what is known to have been successful. "We look at the present through a rear-view mirror." We use the tools of the past to solve present problems and plan for the future. "We march backward into the future." We launch our probes into the future with outdated vehicles and modes of thinking. When confronted with a totally new situation, or when the old ways of thinking and doing can no longer give satisfactory answers, we need to expand our interpretative imaginations and try to squeeze more insights from the old conceptual paradigms. If this is not possible, we need to "think outside the box" by looking for alternative paradigms or invent new ones. I am reminded of the noh actor and aesthetician Zeami Motokiyo (c. 1363-c. 1443). In *Shūgyoku tokka* 拾玉得花 he instructs actors to hone their craft so they will be able to accommodate different audiences and theatres, and even the more subtle changes in the ambient sounds and mood. Such a charge allows for all manner of innovation.

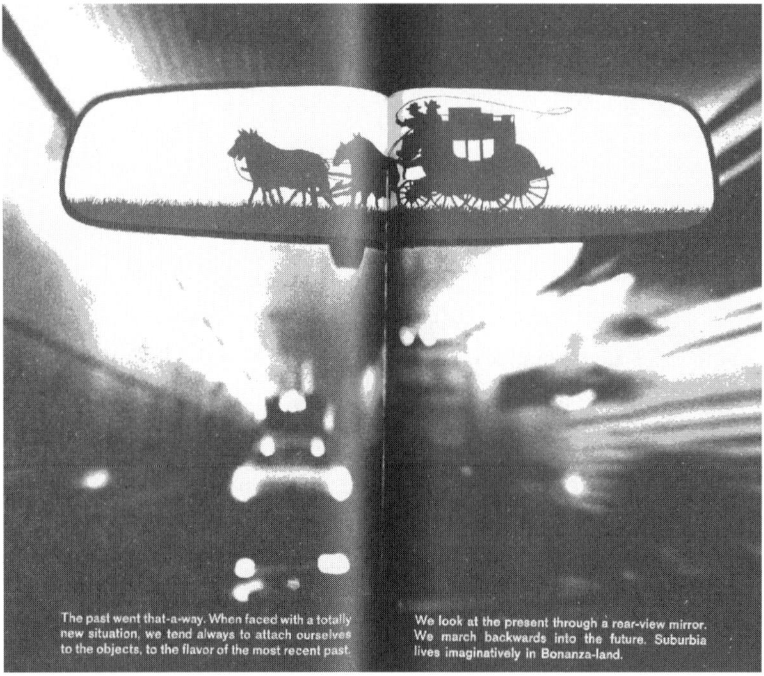

Ⅳ　生死観と超越―ビハーラ活動を支えるもの　195

Plate 2 : McLuhan, Mashall and Quentin Fiore, *The Medium is the Massage, an Inventory of Effects* (New York: Bantan Books, 1967), 74-5

He buttresses his advice by noting the following exchange between the Buddha and the non-believer.

> Non-believer : Yesterday, what kind of law did you preach?
> Buddha : Yesterday I preached the Definite Law.
> Non-believer : what kind of law will you preach today?
> Buddha : I will preach the Indefinite Law.
> Non-believer : why do you preach the Indefinite Law today?
> Buddha : Yesterday's definite Law is today's indefinite Law[7]
> (Zeami, 212).

Zeami's pedagogy acknowledges the underlying assumption of change on which the Budddhadharma rests. Cherished ideas should never be assumed to be fixed or absolute.

Thinking outside the Box

The assumption of continual change and a vision of multiple and shifting-centers constitute the built-in mechanism for flexibility of Buddhist thinking. These mechanisms must have been operative in the mind of Siddhartha Gautama. If I understand the origins of the Buddhadharma correctly, Gautama discovered a new meditational method that led to the discovery of a radical insight into the nature of reality and thus to spiritual ease. You will recall that after Siddhartha left Kapilavastu, he studied and mastered the meditation techniques of Ālāra Kālāma and Udraka Rāmaputra that led to a progressive quieting of the mind and culminated in the cessation of thought. However, this experience left him dissatisfied. He left his former teachers to experiment with other methods. His explorations ultimately resulted in a method that results to wisdom that "sees things as they really are." The technique he developed is not passive contemplation, but a dynamic appreciation of reality that transformed his very being. The meditation system that the Buddha developed is twofold : *śamatha* or quieting the mind and *vipaśyanā* or insight; this twofold method constitute the twin pillars of Buddhist meditation. Together with discovering a new meditation method that led to the discovery of a new map of reality, *pratītyasamutpāda* and its corollaries of ambiguity and change provided subsequent Buddhist thinkers an exceptionally rich store for intellectual speculation. Inspired by their founder's insight and pilgrimage, subsequent devotees probed the theoretical parameters and practical implications of *pratītyasamutpāda*. These explorations have resulted in the proliferation of Buddhist culture — doctrines, practices, rituals, artifacts, institutions, and aesthetic expressions — that continue to give form to and expand the Buddha's original insight. We are still thinking within the box that the Buddha discovered.

I left Okinawa on June 23, the day after the "Tochi wa Inochi" event ; and on the day the citizenry of Okinawa designated Irei no hi, to mark the end of Battle of Okinawa and to console the spirits of those who perished in during the battle. It is ironic that the character "i" is the same character used in *ianpu* or comfort woman. What kind of comfort could I offer to Ms. Jeong and other such victims? I cannot undo the brutality she endured or erase her experience. In addition to an apology and compensation, she demanded that history books be re-written to include stories such as hers. Present political realities will not grant her demands. What could I as a scholar and devotee of the Buddhadharma say or do? I can never know life and death as she does. As a student of the Buddhadharma for the past forty years, I have long learned that the real and the ideal almost never meet. The notions of karma and *pratītyasamutpāda* may explain causes and conditions that lead to such inhumanity during the "fog of war" and rationalize why persons are brutalized. But ideas are abstractions ; they do not address existential wounds. In this regard the conceptual paradigms proposed by Fazang will never be adequate. Perhaps it is not a fair question. The paradigms and process of Buddhist thinking is a highly intellectual exercise. From the historical Buddha's point of view, it is only useful if this exercise leads to enlightenment. Is a heartfelt compassionate what is needed?

To whom should Amida Buddha's compassion flow? Shinran shonin (1173-1262) reflecting on the moral frailty of humanity repeatedly writes on the unconditional compassion of Amida Buddha. Just as water courses most readily to the lowest depression, Amida Buddha's compassion rushes to the least worthy-to those who perpetuated the horrors of war. I on the other hand would hope that Amida Buddha's compassion flows most bountifully, not to the least worthy, but those brutalized by the least worthy.

Are the parameters and processes of Buddhist thinking and being adequate to respond to horrific experiences? The future life or death of the

Buddhadharma requires that we think deeply. Are there alternative paradigms of thinking that can provide a better response? If not can we imagine one?

I welcome your comments and insights.

Note :

(1) "Sarvodaya" means "the awakening for all." "Shramadana" means "sharing human energy" or "a collective labor project."

(2) See my "Ethics of Ambiguity : A Buddhist Reflection on the 1997 Japanese Organ Transplant Law," in *Handbook of Bioethics and Religion*, David Guinn, ed. (Oxford : Oxford University Press, 2006), pp. 291-303.

(3) According to Buddhist lore, the Four Noble Truths is the first lesson the Buddha shared after the Enlightenment. It relates directly to the doctrine of *pratītyasamutpāda* as a moral principle based on a reworking of the law of karma. The Four Noble Truths, an empirical-rational methodology that is closely associated with ancient Aryadevic medicine, parallels the steps — diagnosis, etiology, recovery, and therapeutics — which summarize the medical treatment of a disease. The Four Truths profile the condition of our lives, explain the cause of suffering, and the means by which we, residing in a samsaric world, can extract ourselves and realize an abiding spiritual reality. See Buddhaghosa, *Visuddhimagga*, R. Semage, Colombo, Sri Lanka, 1956, p. 586). Translated by Bhikkhu Nanamoli as *The Path of Purification.*

(4) The expression "Tiep Hien" is Chinese in origin. "Tiep" means "to be in touch with"; "Hien" means "the present time." The author translates "Tiep Hien" with a new English word, "interbeing." Roughly, the expression refers to the mutuality of things and beings.

(5) I am using "paradigm" as it is understood in the philosophy of science, namely a template of how ideas relate to each other, forming a conceptual framework within which scientific research is carried out. In The Structure of Scientific Revolutions Thomas S. Kuhn examines the structure or patterns of thinking that drive scientific inquiry. He maintained that ordinarily, the inquiry is driven by a "paradigm" that provides puzzles to be solved and the tools for their solution. Scientific crisis arises when the "paradigm" is unable to solve "anomalies," which in turn leads to the development of a new paradigm.

(6) Critics have repeatedly taken Buddhists to task for positing, for example, that change is the nature of reality and that thus there is no fixed personality, who or what becomes enlightened? How does one then account for memory? See my "Spiritual Cartography : Mapping the Huayen Mind," in *Humanity and Religion in the Age of Science* (Kyoto : Hōzōkan, 2010), pp. 131-155.

(7) I have not been able to locate this passage in the Buddhist Agamas.
外道（者）仏に問ひたてまつる、「昨日いかなる法をか説き給ひし」。
世尊云はく、「定法を説けり」。
また云はく、「今日はいかなる法を説き給ふ」。
世尊云はく、「不定を説く」。
また云はく、「今日なにとてか不定法を説き給ふ」。
世尊云はく、「昨日の定法は今日の不定法なり」。
A similar statement appears in Dōgen's "Jishō zanmai" in *Shōbōgenzō*, Nihon shisō taikei, vol. 13 (Tokyo : Iwanami Shoten, 1972), p. 242.

References :

Buddhaghosa
    1956 *Visuddhimagga*, R. Semage, Colombo, Sri Lanka. Translated by Bhikkhu Nanamoli as *The Path of Purification.*

Nhat Hanh (Thich)
    1987 *Interbeing, Commentaries on the Tiep Hien Precepts.* Berkeley : Parallax Press.

Macy, Joanna
    1983 *Dharma and Development, Religion as Resource in the Sarvodaya Self-Help Movement.* West Hartford, CT : Kumarian Press, 1983.

Kuhn, Thomas S.
    1966 *The Structure of Scientific Revolution.* Chicago : University of Chicago Press.

Lifton, Robert Jay.
  1981 "In a Dark Time⋯." In *The Final Epidemic, Physicians and Scientists on Nuclear War*. Ruth Adams and Susan Cullen, eds. Chicago : Educational Foundation for Nuclear Science.

Matel, Yann
  2003 *The Life of Pi*. New York : Harcourt.

McLuhan, Mashall and Quentin Fiore
  1967 *The Medium is the Massage, an Inventory of Effects*. New York : Bantan Books.

Nakasone, Ronald Y.
  1996 "Discomfort," *Branches, Journal of Pacific Asian-American Center for Theologies and Strategies* (Summer), pp. 10-11.
  2005 "Buddhist Thought in the New Millennium : The Structure and Relevance of Buddhist Thinking." In *Bukkyō seimeikan kara mita inochi*. Takeda Ryūsei, ed. Kyoto : Hōzōkan, pp. 94-122.
  2006 Ethics of Ambiguity : A Buddhist Reflection on the 1997 Japanese Organ Transplant Law." In *Handbook of Bioethics and Religion*. David Guinn, ed. Oxford : Oxford University Press, pp. 291-303.
  2008 "Buddhist Thinking for the New Millennium : Imagination and Creativity." In *Bukkyō to seimei rinri no kakehashi*, Nabeshima Naoki, Inoue Yoshiyuki, and Malcolm David Eckel, eds., Kyoto : H?z?kan, pp. 94-126.
  2010 "Spiritual Cartography : Mapping the Huayen Mind." In *Humanity and Religion in the Age of Science*. Kyoto : Hōzōkan.

Ratzinger, Joseph
  2000 *Dominus Jesus, on the Unicity and Salvic Universality of Jesus Christ and the Church*.
  http://www.vatican.va/roman_curia/congregations/cfaith/documents/rc_con_cfaith_doc_20000806_dominus-iesus_en.html

Saṅghabhadra
  1970 *Shan-Chien-P' i-P' o-Sha* (A Chinese version of *Samantapāsādikā*). Poona : Bhandarkar Oriential Research Institute. Translated by P.V. Bapat and A. Hirakawa.

Zeami
　1970　*Zeamishū*. Nihon no shisō. Vol. 8, Konishi Jinichi, ed. Tokyo：Chikuma Shobō.

【和訳】

仏教の生死
―パラダイム論的省察(1)

ロナルド・Y・仲宗根

イントロダクション
箱の内側の思考（既存の枠組みの中で考える）
　1．仏法（ブッダダルマ）を再考する
　2．思索のパラダイム
　3．高次からの問いかけ
箱の外側の思考（既存の枠組みを離れて考える）

　　　　　　　イントロダクション

　今年（2010年）、国連事務総長の潘基文（パンギムン）氏と、アメリカ駐日大使ジョン・V・ルース氏が、初めて広島を訪れ、1945年8月6日の広島原爆の日に亡くなった犠牲者のための平和記念式典に参列しました。この式典は、核兵器による大量殺戮という恐るべき体験を、人類が二度と繰り返すことのないようにという願いを込めて行われたものでした。しかし、心理学者のロバート・ジェイ・リフトン氏が1981年に発表した論文には、数多くの「被爆者」とのインタビューを通して、彼が見いだした一つの恐るべき事実が報告されています。リフトン氏が示した結論は、さまざまな宗教によって死の超越が説かれるが、被爆者にとっては、そのような宗教的思想を含めて、どのような思想も、被爆の体験を理解するための力とはなり得なかったということです（Lifton 1981, 15頁）。
　また、私自身の体験としては、戦争被害者の体験を分かち合うためのフォーラムとして、1996年に沖縄で開かれた「土地は命」という国際会議において、同様なことを目の当たりにしたことを記憶しております。この会議には数多く

の元「従軍慰安婦」の人たちが出席していましたが、その中でも、特にソーウォン・ジョン氏の証言は、いまだに私の心に焼き付いて離れることはありません。その５日間の国際会議のイベントの中で、私は、小柄な体から発せられるジョン氏の声を聞き、またその姿を見ることを通して、彼女が50年の年月を経た後であっても、自身が体験した屈辱的な非人間的行為の意味を理解することができないことを知りました。戦争中に、他の人間たちが彼女に対して行った残酷な行為は、人間が理性的な存在としてあるべきことへの信仰を、彼女から奪い取ったのです。さらに、戦争は、ジョン氏がかつて持っていた、人間性の善良さ、慈悲、慎み、良識といった価値観への信頼までも消し去っていました。ジョン氏が、かろうじて、その後の人生を生き抜くことができたのは、彼女の母と父の姿の記憶のおかげであったということでした。そして、私は、この「土地は命」という国際会議に参加した数多くの戦争被害の証言者の中で、「宗教的な価値観が、心の癒しや、その後の人生を生き抜く力を与えてくれた」という発言をされたのが、たった一人だけであったという、非常に悲しく残念な気持ちで沖縄を去らねばなりませんでした。

　もし、道徳的価値観や精神的理想が、人間としての良識が通用する場においてのみ意味を持つのであれば、そのような価値観や理想は、限定的な価値しか持ち合わせていないということでしょうか。そして、この戦争被害者の体験を聞く国際会議に参加した私の心を最も悩ませたのは、日本で何世紀もかかって築き上げられた仏教と儒教に基づく文化や教育というものが、たった数年間の軍国主義の跋扈によって、なし崩しにされてしまったという事実です。仏教やその他の人道的思想の伝統は、広島・長崎の被爆者や、元従軍慰安婦のジョン氏など、戦争による凄惨な出来事から生き残った数多くの人々に対して、いったいどのような智慧を与えてくれたのでしょうか。現代に生きる戦争被害者は、仏の教えのどのようなところから、生きる力と心の癒しを得ることができるのでしょうか。またどのようにすれば、私たちは過去に蓄積された伝統的な宗教的思想の中から、現代に生きる被害者になだめを与える教えを取り出すことができるのでしょうか。仏教や儒教の教えの基本として我々がよく引きあいにだされる「人間相互に存在する連帯責任の自覚と、人間の善性や人間性の完成の可能性を信じること」は、戦争の被害者に満足な癒しを与える広さや深さを、

本当に持っているのでしょうか。もう一度よく考え直してみることが必要ではないでしょうか。

箱の内側の思考（既存の枠組みの中で考える）

　ブッダの説いた教えが、現代社会の中で生きるか死ぬかは、現代社会に生きる仏教の指導者たちが、深遠なブッダの教えを体得し、それによって得られた新しい知見によって、彼らが、仏教に新しい生命を与えるための「解釈学的能力」を身につけることができるかどうかにかかっています。私は、現在アメリカで仏教徒として暮らし、そこで仏教と関わる仕事をしています。そして私自身の日々の生活の中で、もし仏教の指導者や仏教思想家と呼ばれる人たちが、現代の新しい社会状況の中で暮らす仏教徒たちの期待に応えようとするならば、仏の教えを、最も根本的なところから再解釈する必要があると考えるようになりました。

　この点については、ブッダの教えの再解釈によって仏法を現代社会に生かす実践をしていることで国際的に知られている事例が二つあります。一つは、四聖諦の教えを再解釈することによって経済と社会発展を進めることを目指す、スリランカのアハンガマゲ・T・アリヤラトネ氏が設立した「サルボダヤ・シュラマダナ（自立）運動」であり、いま一つは、ベトナム戦争という状況下において仏教の社会的存在意義を問い直すことを通して、伝統的な戒律を再構築し、新しい「ティエプ・ヒェン戒」を提唱した、ベトナム仏教僧のティック・ナット・ハン師の活動です。また現代の日本の仏教徒の取り組みとしては、たとえば、「ビハーラ活動」の全国的な展開もこれにあたると思いますし、また地域的な活動の事例には、浄土真宗の僧侶がはじめた「むつみ庵」という池田市のグループホームにおける活動があることもお聞きしております。

　さて、ここで私の暮らすアメリカ合衆国という国の仏教徒の状況について、少しご説明しておきたいと思います。現在アメリカでは、仏教は、他の様々な信仰の伝統と競合する中で、少数派の宗教として存在しています。多数の異なる宗教が併存する国で、少数派の宗教者として活動するアメリカの仏教徒は、伝統的な仏教国で発展してきた既存の仏教的思考法のプロセスだけでは解釈できない、新しい宗教的環境におかれているのです。また他宗教との関係では、

アメリカの仏教徒は、ブッダの思想そのものの理論的妥当性について、常に厳しい問いを投げかけられるような思想的状況におかれています。たとえば、現代のバイオエシックスの考え方によって提起された新しい問題を、既存の伝統的な仏教的思考法に基づいてそれらの問題について考えることが妥当であるかどうかなどは、現代のアメリカに生きる仏教徒にとって緊急に検討を要する課題となっています。

私自身、1997年に日本で制定された「臓器移植法」をテーマにして、私が専門に研究しております華厳思想の縁起観を応用して、仏教徒としてこの問題にどう答えることができるのか検討したことがありました。そこでは、私は華厳思想の縁起観に含まれる「曖昧性」の重要性を取り上げました。いわゆる西洋思想では、特定の問題に対する答えの持つ「確実性」を保証するためには、答えの根拠に一点の中心を持たせることが必要だと考えます。これに対して、私は、華厳思想の縁起観を取り上げて、仏教のもつ認識論的「曖昧性」の持っている利点について、仏教的バイオエシックスの立場から論じました（Nakasone 2006, 291-303）。もちろん、私の仏教の縁起の思想に基づくバイオエシックスの理解に対して、批判する人もたくさん現れましたが、ここでは、その当否は別として、まず現代の仏教思想の研究では、伝統的な仏教的思考法の枠組みを超えて、様々な異なる立場を提示することが必要であることを、皆様に考えて頂きたいのです。

先にご紹介しましたリフトン氏の研究で明らかにされたように、宗教思想は被爆者に対してなんら癒しの力を持たなかったという恐るべき結果を前にして、伝統的な仏教思想は、はたしてそのような状況に対して応える力を本当に持っているのでしょうか。さらに、これも先にお話ししましたが、数多くの戦争被害者の中でも、元従軍慰安婦のジョン氏のように、人間性の善良さに対する信頼を奪い取られてしまった人々に対して、ブッダの教えはどのような癒しを与えることができるのか、ということについても、現代社会の中で仏教の研究をしておられる皆様にお考えいただきたいと存じます。仏教の思想的研究における形而上学的な問いは、我々の実存的幸福に直接的な関わりを持たなければなりません。また仏教思想に対する我々の実存的な問いかけによって、仏教思想の形而上学的な立場に変化を与えることができるようになるでしょう。

ブッダによって開示された仏法が、未来においても引き続き、現実に関与し続けられるかどうかは、科学や技術の発展と常に変化する現実の社会的状況に対応しながら変わりつづける人間のあり方を前にして、現代の仏教の指導者達が、仏の教えを「再考」する力量を持っているかどうかにかかっています。また仏の教えに基づいた仏教徒の実践活動が、これからも維持されるために、仏教はどのようなツールを私達に提供できるのかという問題についても、皆さんと一緒に考えていきたいと存じます。

1．仏法（ブッダダルマ）を再考する

　それではまず、現代の仏教徒が直面している問題について、我々に具体的に進むべき道を示す一つの実例として、スリランカのアリヤラトネ氏のサルボダヤ・シュラマダナ運動を紹介しましょう。アリヤラトネ氏はブッダの仏教の「四聖諦」[3]の教えに内在する問題解決法にヒントを得て、それを貧しい村落の社会的、経済的状況を改善する運動の理論的基礎として応用しました。たとえば、農作物の収穫の不出来（苦しみ）という現実問題が、共同井戸の整備不良（原因）によるということの発見のプロセスは、ブッダが説いた、自身の精神的貧しさの認識という四聖諦の第一番目の「苦諦」と精神的貧しさの原因の究明である四聖諦の第二番目の「集諦」にそれぞれ対応していると考えました。そして四聖諦の第三番目の「滅諦」は作物の不作という苦からの解放であり、精神の健康に至るための処方箋として示された八正道としての四聖諦の第四番目の「道諦」は、村人たちが問題解決のために共同井戸を整備する具体的な行動計画に対応すると理解しました。

　このサルボダヤ運動においては、まず問題とその原因を理解した後に、村落の住人に解決策――この場合は十分に機能する井戸と、それを得るための行動計画――を心にイメージし、それを実行に移すことが求められます。またこの運動の実践は、たとえば共同作業による井戸の整備という特定のプロジェクトが完成することでおわるのではありません。共同井戸の整備プロジェクトの完成によって、村落の住民同士の社会的団結が強まり、また具体的な苦しみからの解放によって住民個人の満足感も高揚し、さらに高度な社会的実践につながっていくということが報告されています。

次に、現代においても伝統的な仏教思想を再解釈することが可能であることを示している例として、ベトナム人僧侶のティック・ナット・ハン師が、提唱した「ティエプ・ヒェン戒」(4)をご紹介いたします。ティック・ナット・ハン師は、ベトナムの戦争という社会的状況下の中に生きる僧侶として、伝統的な仏教の戒律のもつ意義を問い直し、困難な社会的状況に生きる仏教徒の精神生活を支えるために、新しく「ティエプ・ヒェン戒」を提唱しました。彼は、ベトナムで戦争に関わる敵味方の双方の持つ思想的硬直性に失望します。そして、そこで彼は、仏典に説かれているように、ブッダが権威主義に対して常に批判的であったことを非常に重く受け止め、それを現代の仏教徒に向けて再解釈し「ティエプ・ヒェン戒」として示しました。彼の提唱した十四の「ティエプ・ヒェン戒」の第一番目にはこのように記されています。

　　いかなる主義、理論、イデオロギーも、たとえそれが仏教徒のものであっても、それを偶像のように崇拝してはいけない。仏教の思考システムは真実への案内手段であり、それは絶対的真実ではないのだから。
　　　　　　　　　　　　　　　　　　　　　　　　　　（Hanh 1987, 89頁）

　アメリカ人が「ベトナム戦争」と呼んだ戦争は、ベトナム人にとっては「アメリカ戦争」でした。アメリカ人がこの戦争を共産主義による圧政に対する戦争であると見ましたが、これに対して、ベトナム人はこの戦争は国家の自決権と植民地主義の侵略者に対する闘争であると考えていました。それは二つの相容れないイデオロギーの痛ましい衝突でもあったのです。この状況について、ティック・ナット・ハン師は、一方の見解に対する執着は、我々がさらに高次でもっと深い現実を知る機会を失わせると説きました。また特定のイデオロギーへの執着の結果として生じた戦争においては、具体的には、戦争に参加する兵士とそれに巻き込まれる市民にとっては、とてつもない苦しみを受けるという現実が生まれます。そのような状況下において、ティック・ナット・ハン師は、もし自分の立場への執着を離れて、他者の見方も受け入れることが実践できれば、我々の知の未開拓地が切り開かれ、それを通して世界に対する理解が深まり、ひるがえっては他者にも希望を与えることになると教えたのです。

この「ティエプ・ヒェン戒」の第一番目は、ブッダが、仏教徒になろうとしたカーラーマ族の人々に「私の教えを自らが批判的に検証することなしに受け入れてはいけない。私の教えが、自らを精神的な安心に導くことを確かめてから受け入れるように」と教えたという仏典の記述に発想を得たものだそうです。ここでブッダは、人間はそれぞれ相異なる性質を持ち、人間性の完成のためには、人それぞれ相応しい別の道があることを認めているのです。ブッダは相異なる現実の見方のそれぞれに有効性が存在する可能性を認めているのであり、仏の教えは人間を精神的な安心に至るために有効な一つの方法であるという相対的な立場をとっています。したがって、特定の仏の教えは、一旦その有用性が使い尽くされたならば、それはそこで手放されるべきものであるというのです。

2．思索のパラダイム

　次に、お話しすることは、先日、私が武田龍精先生の記念論集に寄稿した論文、「精神的地図の作製方法――華厳の心の地図を描く――（Spiritual Cartography: Mapping the Huayen Mind)」（Nakasone 2010）で述べておきましたので、詳しくはそちらをご参照いただきたいのですが、この論文の中で、私は中国華厳学の大成者である法蔵（643-712）の十玄縁起無礙法門（十玄門）が、法界縁起（海印三昧に昇る過程で、仏によって直感的に経験される普遍的縁起）のリアリティーに基づいた現実の精神的地図を描いていることを指摘しました。法蔵は、法界縁起によって示される「精神的―物質的現実」を我々が理解できるように説明し、それを我々が生きている現実の体験として説明することに加えて、彼は認識論的仲介者としてそれに重ね合わせられる一連の思考のパラダイム、または認知構造というべきものを「構築」し、それを精神的地図として示しているのです。そして法蔵は、それによって現に「そこにある」ものを、我々が理解することを可能にする枠組みを示したのです。法蔵が示す一連の思考の複数のパラダイムは、仏教的思考が進む過程をスケッチしたものです。そしてその一つのパラダイムとして示されている「十玄門」とそれを支える前提――継続的流動性と複合的中心――から生じる「曖昧性」によって、私達がものごとに決定的な判断を下すため、また事象間の有意な比較を可能に

するために、恣意的に時間的または空間的な固定性を設定しなくてはいけないという事態を回避することができるのです。この華厳思想に示される仏教思想の「曖昧性」は、我々が現実を理解するために「十玄門」によって示されるパラダイムとシステマティックに対応しているのです。しかしそれを平たく言えば、現実そのものが曖昧だということではないでしょうか。なぜなら、私たちは決して現実を完全に理解することはできないのです。

　ではこの華厳の十玄門の認知構造に浸透している「曖昧性」は、現代社会の問題を理解するのにどのように役立つのでしょうか。その具体的な例として、1997年に日本で制定された「臓器移植法」の条文に、人間の死に対する複数の定義が含まれているという問題を取り上げてみましょう。日本の「臓器移植法」においては、生物学的または脳波の測定による脳活動の非存在による人間の死、伝統的な心肺機能の概念に基づく人間の死、そしてそれに加えて、日本社会における暗黙の了解として存在する社会的死という非常に曖昧な人間の死の定義も含めて、さまざまな死の定義が一つの法律の中で受け入れているのです。はじめの二つの死の定義については説明する必要はないと思いますが、ここでいう「社会的死」とは、この法律の「家族の同意条項」に含意されているもので、これは、家族が自分たちの一員が亡くなったという現実を受け入れた時にはじめて、その個人が死んだものと見なされる、という日本人の持つ人間の死の理解です。したがって、この法律では、脳死の判定は、生物学的死の判定だけによるものではなく、臓器提供者とその家族の間の合意に基づいてなされるものなのです。この法律に示されている、日本人の「社会的死」という非常に興味深い人間の死に対する考え方は、日本の葬儀における一連の宗教儀礼の中でも示されています。つまり、日本では、お悔やみや、葬儀場での儀礼によって、社会的に死の認知が始まります。しかしこの「社会的死」は、医師の「脳死」判定から始まるものではなく、家族が自分たちの一員が亡くなったという現実を受け入れた時からはじまるのです。

　ひとつの法律の中に、異なる死の概念が複数存在するこの日本の「臓器移植法」は、臓器移植のための脳死判定という医療行為に対する法律的判断の明確さを確保し、そのために何をしなければいけないか、そして臓器移植に関して「正しい」または「間違った」行動をした場合にそれがどのような結果をもた

らすかについてなどの問題に、包括的なビジョンを形成することが、日本社会ではいかに困難なことであるかを、非常に具体的に示しているといえます。しかし、それは、必ずしもネガティブなことではありません。もし華厳的思考法によって、この法律を理解するならば、それは曖昧で、不確定的で、変化しつつある現実を認証する法的実験でもあるともいえるでしょう。この法律では、人間の死に対して、ただ一つの包括的な定義を示すことをあえて避けることによって、人間の死に対する異なる考え方と、臓器移植に関して正当かつ多様な関心が社会に存在することを受け入れようとしています。さらに、この法律の持っている死の定義についての「曖昧性」のもつ利点は、脳死や臓器移植に対して示される見解のいずれもが、犯罪的であるとされたり、無視されたり、過小評価されたりしないことです。もちろん現実問題としては、死というものは、この法律に含まれている定義よりも、もっともっと複雑なものです。しかし基本的に、この法律は、現代社会に新しく出現した、脳死判定と臓器移植という医療行為に対して日本人が持つ、相矛盾する感情と、それを何とか受け入れようとする気持ちを反映しているものだと言えるでしょう。このように、華厳の十玄門の認知構造に浸透している「曖昧性」という、複数の死の定義が存在するという日本の現実について、私が理解するための思想的根拠を与えてくれています。

　この日本の臓器移植法に見られる「曖昧性」の持つ利点は、一点の中心を持つ現実によって保証される「確実性」というものと比較した時にさらに明らかになります。この点について、次に、カナダ人の作家、ヤン・マーテルの近著である『パイの物語』の一節をもとに考えてみましょう。これはヒンズー教とキリスト教とイスラム教に同時に深い宗教的関心を示すインド人のパイ少年とその母親の会話です。

　　「うーん、そういうことじゃなくて。いい、信仰したいならヒンドゥー教か、キリスト教か、イスラム教のどれかにしなさい。……」
　　「どうして三ついっしょじゃだめなのかわからないよ。ママジはパスポートを二つ持っていた。インド人でフランス人だった。どうしてぼくは、ヒンドゥー教徒で、キリスト教徒で、イスラム教徒じゃだめなの？」

(Matel 2003, 93頁；唐沢訳 2004, 118-119頁)

　この母親との気さくな会話の中で、パイ少年は国家のアイデンティティーと宗教のアイデンティティーを無邪気に混乱させて考えています。インドとフランスという、お互いに交戦状態にない世俗の国家のあいだでは、二つに分かれた愛国的忠誠心を、そのまま受け入れることは可能です。しかし、彼の母親は、宗教を選択する場合には、パイ少年は他の二つを差し置いて一つの信仰を選ばなくてはいけないというのです。パイの母親のコメントは、イデオロギー的姿勢——全ての価値と真実を規定する一つの絶対的中心——が非分割的な忠誠を要求するという、一神教的信仰の伝統の特徴を指し示しています。この一神教的宗教が必要とする一つの絶対的中心は（1）既定の宗教的信条からの逸脱や、異端的アイデア、異端的イメージを持ち、既定の宗教実践から逸脱する行いを拒絶し；（2）競合する信仰、特に同様な絶対性についての主張を持つ他の伝統を非難し；そして（3）精神性の不統一な拡大と宗教的混合主義に対する強い警戒心を持ちます。しかし、母親のコメントに見られる、このような一神教的宗教の性質は、宗教的、精神的に多元的な現代社会に生きるパイ少年が受け入れることができる抽象化ではありません。

　一点の「真実」を事実と仮定するイデオロギーでは、何を信じ、語り、行うべきであるか、または何を信じ、語り、行ってはいけないかについての明確な境界が処方されます。そして、「正しい」または「間違った」行為がどのような結果をもたらすかが詳細に示されます。このような一点の固定化による明確さの確保は、イタリアのルネッサンス時代の芸術家によって、三次元の物体を二次元の表面に表現するために開発された、数学的遠近法になぞらえて考えることができるでしょう（図版１参照）。数学的遠近法を使用するルネッサンスの芸術家たちは、一点に固定された場所から見えたものを正確に描写しようとしました。この数学的遠近法の視覚的専制主義は、絶対的中心というイデオロギー的硬直性の中に存在しています。また、一点中心主義による思想弾圧の最も有名な例は、おそらく、コペルニクスが主張した惑星と天体の運行に関する理論に基づいて、地球は確かに太陽の周りを回っているという理論を「保持したり、弁護したり」してはいけない、という教会の命令に故意に従わなかった

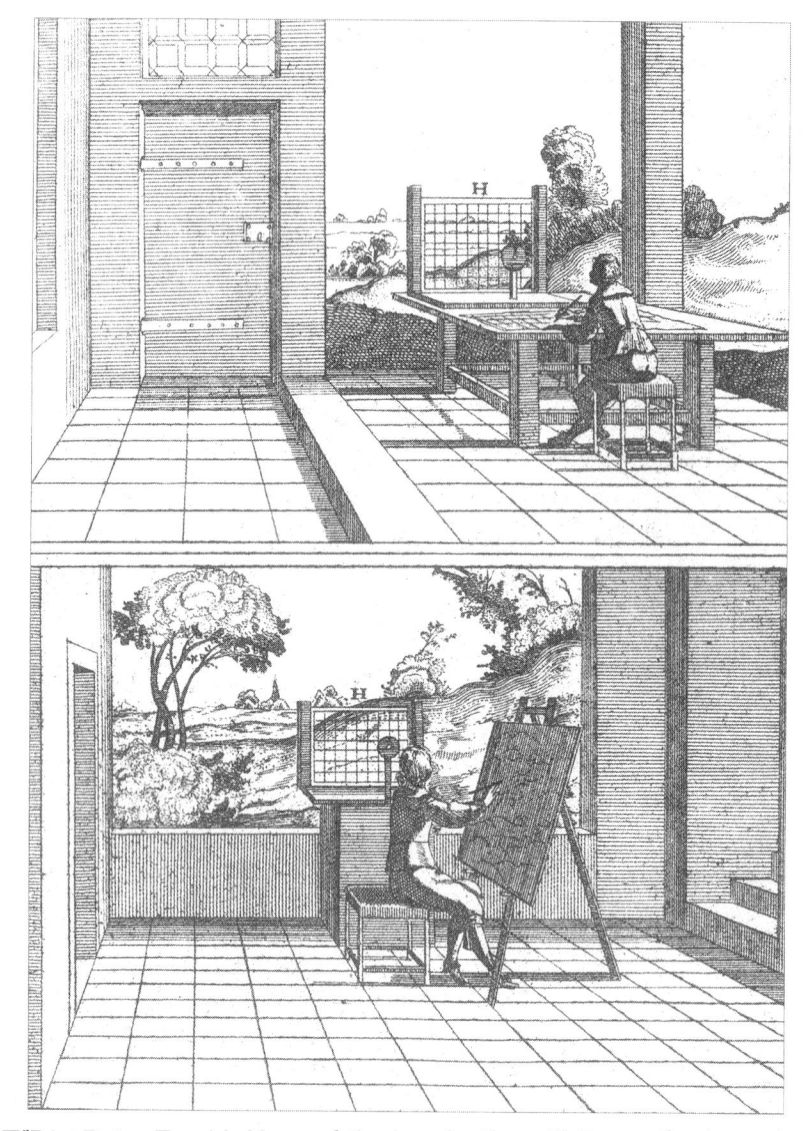

図版1：Peter Turchi, *Maps of the Imagination*：*Writer as Cartographer* (San Antonio, Texas：Trinity University Press, 2004)、185ページ（図版のオリジナルは Jean Dubreuil 著の *The Practice of Perspective*〔London, 1743〕, Courtesy of the General Research Division, the New York Public Library, Astor, Lenox, and Tilden Foundations による）。

ガリレオ（1564-1642）に対するローマ・カトリック教会の非難でしょう。

　この一神教的思考法に基づく一点中心主義のビジョンは、決して過去のものではなく、近年では、2000年に、枢機卿ジョセフ・ラッチンガー師（現ローマ教皇、ベネディクト16世）が、ローマ・カトリック教会、教理省（元・検邪聖省）の最高責任者であった時に出された『ドミヌス・イエスス』という文書の中で、「教会の継続的宣教活動は、今日、宗教的多元主義を正当化することを求める相対的理論によって、危機に瀕している」（Ratzinger 2000、第4段落）と宣言した時に、再び表面化したのです。ラッチンガー師は、この文書の中でさらに続けて、他宗教の信仰に対するカトリック教会の教えの優越性に関して、下記のように述べています。

　　もし他の宗教の信徒たちもまた、神の恩寵を受けることが出来るということが真実であるとするならば、それは、客観的に言うと、教会の中にいる人々が、完全な救済の手だてにあずかるのと比較して、彼らが著しく不完全な状況に置かれていることが確かだということでもある。

（Ratzinger 2000、第22段落）

　こういった発言は、教会の教えに忠実なカトリック教徒としてのアイデンティティーを持つ人たちの神学的姿勢としては理解できますが、それは同時にカトリック教会の教えでは、ただ一つの本物で「客観的」な中心が存在していることを前提としていることも明らかです。しかしこの『ドミヌス・イエスス』という文書は、教会の見解に基づく「真実」が絶対であることを表明しているだけではありません。この文書は、仏教を含めて、他の宗教的信仰の伝統を、自己の主張する普遍性のもとに従属させようとしているように思えます。また、この文書の中で言及されている、宗教的多元性を正当化する「相対的理論」とは、仏教思想の基本姿勢への直接的な批判的言及であるようにも感じられます。

3．高次からの問いかけ

　一神教的信仰の伝統に代表される、ものごとには唯一絶対の中心があるという世界観に従って思考し、その世界観の中で生きることは、ゴータマ・シッダ

ールタによって覚られ、法蔵の華厳的法界縁起説によって示された、現実は絶え間なく変化し、多元的中心をもっているという開放的な思考法と、全く対照的な位置にあるといえるでしょう。世界は多元的中心をもち相互依存によって存在すると教える仏教的世界においては、一つの絶対的真理は、その他の多くの絶対的真理の中の一つにすぎません。一つの絶対的真理として主張される、様々な絶対的真理とは、仏教的にいうと相対的な絶対的真理なのです。

　ある特定の精神的伝統が、自らの教えが絶対的かつ完全であると宣言することは可能です。しかし、そのような主張は、その伝統がそれ自身の領域を超える時に問題を引き起こします。特定の宗教による絶対性の主張は、その伝統の外にいる者にとっては、押し付けがましい思想に過ぎないのです。先に述べたように、ティック・ナット・ハンは、十四の戒からなる「ティエプ・ヒェン戒」の第一番目に、この絶対性の主張にたいする警告を発しています。また日本の臓器移植法に見られる複数の死の定義は、現実や死に対して多様なビジョンが並行して存在できることを我々に示しているのです。

　これに対して、仏教思想に内在する「絶対性の主張に対する挑戦」に加えて、現実とは多元的中心を持ち、かつ変化しつつあるものであると見る仏教徒のビジョンは、現代人が既成の事実として受け入れている伝統的な思考法に挑戦するために必要な論理的根拠を提供しているのではないだろうか、と私は考えております。この点を明らかにするために、ここで少しユーモラスな例をご紹介しましょう。ここに示したのは19世紀にアメリカ西部で便利な交通手段として使われた幌馬車が、自動車のバックミラーに写っている場面です（図版２参照）。この自動車はスピードを出してトンネルの中を走っているようです。このトンネルの中を走る車というシチュエーションには、「トンネル視（トンネル・ビジョン／視野狭窄）」という意味が含まれています。そしてこのページの下に書かれている言葉を読んでみると、

　　　全く新しい状況に直面したとき、私たちは、いつも、最も近い過去の味
　　　わいをもつ物に対する執着を起こすという傾向があります。私たちは、
　　　現在をバックミラー越しに見ているのです。私たちは、未来に向かって
　　　後ろ向きに突き進んでいるのです。（McLuhan 1967, 74-75頁）

Ⅳ　生死観と超越―ビハーラ活動を支えるもの　215

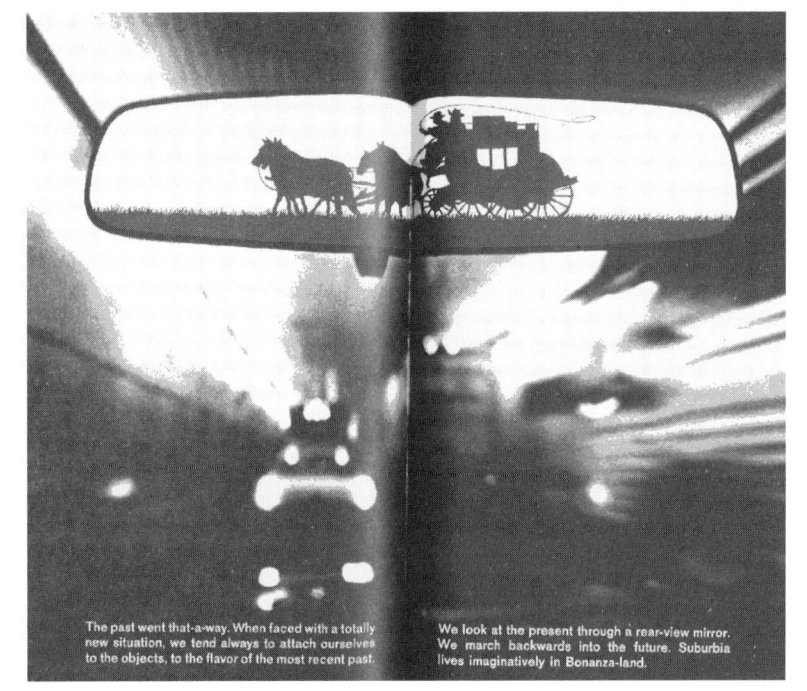

図版2：McLuhan, Mashall and Quentin Fiore, *The Medium is the Massage, an Inventory of Effects* (New York：Bantan Books, 1967), 74-75ページ。

　これはメディア理論で有名な、カナダ出身の文明批評家であるマーシャル・マクルーハン（1911-1980）の著作に出てくる、我々の習慣的思考に対する批評です。彼が言うように、私たちは、よく知っているものと、いつも上手くいっていることが知られているものを基準にして、考え、見て、そして私たちの行動のパターンを作って生きています。マクルーハンは、それを「現在を、バックミラー越しに見ている」ようなものだと言います。つまり、私たちは、過去の道具を用いて、現在の問題の解決をはかり、未来のプランを立てています。だから彼は、私たちは「未来に向かって後ろ向きに突き進んでいる」と指摘します。この図のように私たちは、幌馬車のように時代遅れになった思考の様式を用いて作った探査機を、未来に向かって送り込んでいるのです。しかし、全く新しい未知の状況に直面した時、つまり古い習慣的思考法や行動の仕方を用

いて、新しい問題に対応するための答えが見つからない時、私たちは既存の解釈学的想像力を拡大し、古い概念のパラダイムから、新しい知見を絞り出す努力をする必要があるのです。そして、もしそれでも答えを見つけることが不可能であれば、私たちは、それに代わる別のパラダイムを用いるか、もしくは全く新しいパラダイムを発明するかのいずれかによって、つまり「箱の外側で考える（既存の枠組みを離れて考える）」必要があるのです。

　私には、ここで能の美学の大成者である世阿弥元清（1363？-1443）の言葉が想起されます。世阿弥は『拾玉得花』の中で、演者が、様々に異なる聴衆や劇場と、その場の音やムードなどの非常に微妙な変化にも対応できるように、自分の技を磨くことを教えます。彼は変化に対応する訓練によって、能のパフォーマンスにおいて、あらゆる種類の革新を可能にするというのです。世阿弥は、その点をさらに強調するために、次のような仏と外道者との会話を示しています。

　　　外道（者）仏に問ひたてまつる、「昨日いかなる法をか説き給ひし」。
　　　世尊云はく、「定法を説けり」。
　　　また云はく、「今日はいかなる法を説き給ふ」。
　　　世尊云はく、「不定を説く」。
　　　また云はく、「今日なにとてか不定法を説き給ふ」。
　　　世尊云はく「昨日の定法は今日の不定法なり」。（世阿弥、212頁）

世阿弥の教育法は、仏教の「一切は無常である」という考え方に基づいています。ここで彼の伝えたいことは、教えとは決して固定化し、絶対化してはいけないということなのです。

箱の外側の思考（既存の枠組みを離れて考える）

　全ての存在は継続的に変化し続け、中心というものは多元的かつ移動するものである、という仏教のビジョンは、仏教徒の思考法に非常に柔軟な機能を内在化させている、と私は考えます。この柔軟な思考法はゴータマ・シッダールタの心の中でも働いていたに違いありません。もし私がブッダの教えの起源を

IV　生死観と超越―ビハーラ活動を支えるもの　217

正しく理解しているとすれば、ゴータマは、現実の本質を理解し、そして精神的安らぎを与えるために、革新的な知見の発見に至る新しい瞑想の方法を発見したのです。もちろん皆さんもご存じのことと存じますが、シッダールタは、カピラヴァストゥを去った後、アーラダ・カーラーマとウドゥラカ・ラーマプトラの下で、心を漸進的に鎮めてゆき、その結果として思考の完全な停止にまで至るという瞑想の方法を習得しました。しかし、シッダールタはこの瞑想の体験に満足できませんでした。そこで、シッダールタは、他の方法を試みるために、これらの師の下を離れたといわれます。最終的に、シッダールタは「如実知見（物をありのままに見る）」という智慧に至る方法を発見するのですが、彼が創出した瞑想の方法は、単なる受動的な観想の法ではなく、自己存在を変革させた現実に対する能動的な評価が含まれています。ブッダの瞑想のシステムは、シャマタ（止）、つまり心を鎮めることと、ヴィパサナー（観）、つまり物事のありのままの姿を洞察すること、という二重構造になっており、この二重の方法を継続して実践することが仏教的瞑想の一対の柱となっているのです。

　現実への新しい地図の発見につながったこの新しい瞑想の方法の発見とともに、縁起の思想から導かれる、現実は絶え間なく変化するという考え方は、その後に続く仏教思想家達の知的探求のために、並外れて豊かな知の「蔵」を与えたのです。教えの創始者としてのブッダの知見に啓発され、ブッダの後に続いた仏弟子たちは、縁起の思想に基づいて、その理論的特徴とその実践的応用法についての探求を続けました。その結果として発展した仏教的伝統は、教義、儀礼、工芸品、制度、そして美的表現など様々な分野において、ブッダが最初に発見した知見に具体的な形を与え続け、拡大し続け、様々な仏教文化の発展という結果をもたらしました。そういう意味では、私達は、現在もブッダによって発見された箱の中で思索を続けているといえるでしょう。

　さて、先にも申し上げましたように、私は「土地は命」という国際会議に参加した翌日、6月23日に沖縄を発ちましたが、それは、沖縄県民が、沖縄戦の終結の日として、戦没者を慰霊する「慰霊の日」と定められている日でもありました。この「慰霊」の「慰」の字は、皮肉にも「慰安婦」の「慰」の字と同じ漢字です。しかし、私は、仏教徒として、ジョン氏やその他の戦争の被害者に対して、いったいどのような慰めを与えることができるのでしょうか。私に

は、彼女が耐え忍んだ残虐な行いを、元にもどすことはできませんし、彼女の経験を消し去ることもできません。国際会議の場で、彼女は、日本政府のお詫びと補償に加えて、日本の歴史教科書を書き直し、そこに彼女のような戦争被害者の体験談を加えることを求めました。しかし、残念ながら、現在の日本の政治的現実の中では、彼女の求めが聞き入れられることはないでしょう。それでは仏教思想の一研究者として、そして仏教の一信徒として、私は、彼女に何を言い、何をすることができるのでしょうか。私がどれだけ努力しても、彼女の知っている生と死の体験について、決してそれを同じように知ることはできないのです。

　私は、過去40年間、仏法を学んできた者として、理想と現実が合致することはほとんどありえないということも学びました。仏教の業と縁起の思想を用いれば、「戦雲」の中で行われた非人道的行為にどうして至ったかについての原因とその条件を説明し、そしてなぜ人間が残虐な行為を受けたのかについて合理的説明をすることを可能にするかもしれません。しかし、たとえそのような説明が可能であっても、それは単なる思考の抽象化にすぎません。そのような説明は、実存的な傷の癒しにはならないのです。この点においては、法蔵によって提案された華厳思想の現実認識のための概念的パラダイムも、決して十分なものではありません。これは、宗教的思想に対して公平性を欠く批判であるとお考えになるかもしれません。しかし仏教的思考法におけるパラダイムやその過程は、高度に知的な活動にすぎません。歴史上のブッダの観点からすれば、この智慧は人間を覚りに導こうとする時にだけ有効なのです。それでは、この智慧に対して、仏の説いた慈悲とはどういうものなのでしょうか。

　皆さんは龍谷大学で浄土真宗の教えを学ばれていますが、それでは阿弥陀仏の慈悲は一体誰に向かって流れているとお考えになりますか。親鸞聖人（1173-1262）は人間性の道徳的不完全さに対する内省に基づいて、著作の中で、阿弥陀仏の無条件の慈悲について繰り返し書き記しておられます。水というものが最も低い場所に流れて行くように、阿弥陀仏の慈悲は最も救われ難い者、戦争の恐怖を作り出した者のところにも、流れて行くのです。しかし、私は、阿弥陀仏の慈悲は、人間として最低の者のところではなく、その最低の者から残虐な行為を受けた人々に対して、最も慈悲深く流れて行くことを望みます。

一体、既存の伝統的な仏教思想の思索の枠組みと、それに基づく思考のプロセスは、戦争被害者の受けたあの恐ろしい体験を癒すために満足な答えを示すことができるのでしょうか。私達は、そのことを深く考えながら、仏教の未来、仏の教えそれ自体の生と死について、もう一度、根本的に見直していく必要があるでしょう。現代の仏教には、よりよい答えを導くための、新しい思考のパラダイムを持っているのでしょうか。もし、今、現代の仏教にそれが存在しないとすれば、私達は未来に向かって、新しい思考のパラダイムを発想することができるのでしょうか。皆さんのお考えを、お聞かせ頂きたく存じます。

（翻訳：那須英勝）

註

（1）　本稿は2010年10月26日に龍谷大学で行われた特別講義のためにロナルド・Y・仲宗根氏が準備された英文の原稿の翻訳に、仲宗根氏の当日の日本語による講義の記録などを参考にして、著者の許可を得て、加筆訂正を加えて作成したものである。

（2）　「サルボダヤ」とは「一切衆生の目覚め（覚り）」という意味である。「シュラマダナ」とは「人間の力を共有すること」または「共同作業プロジェクト」という意味を持つ。

（3）　仏教の伝承では、四聖諦の教えは、ブッダが覚りを開いた後、最初に説いたとされる。それは業思想の再検討に基づく道徳的原理としての縁起の思想と直接的に関連している。四聖諦は経験的―理性的方法論であり、病気に対する医学療法を検診、病因、回復、治療というステップで説くところが類似している点から、インド古代のアーユルベーダ医学の方法と密接に関連していると考えられている。四諦は私達の生の状態を分析し、苦しみの原因を説明し、この娑婆世界に存在する私達が解脱し、精神的現実を覚ることができる方法を教えている（参照：Buddhaghosa, *Visuddhimagga*, R. Semage, Colombo, Sri Lanka, 1956, p. 586)。英訳には Bhikkhu Nanamoli, *The Path of Purification* がある）。

（4）　「ティエプ・ヒェン」という言葉は「接現」という漢語が起源。「ティエプ（接）」は「接する」という意味；「ヒェン（現）」は「現在の時」という意味である。英語では、この「ティエプ・ヒェン」は「interbeing」という新しい言葉を作って訳されている。この言葉は、おおよそ、物質と生命の相互性（相互共存）という意味を表現するものである。

（5）ここで使われる「パラダイム」という言葉は、科学哲学で使用されるのと同じで、思考がお互いに関係しその中で科学研究の実行する概念の枠組みを形作るための型枠という意味である。『科学革命の構造』の中で、トマス・クーンは科学研究の推進をもたらした思考の構造やパターンを分析した。そして彼は、通常、研究はなぞを解くための「パラダイム」と、その解決をもたらす道具によって推進されると主張した。科学的危機はその「パラダイム」が「異常なもの」に対して対応策を示せなくなったときであり、それはまた新しいパラダイムへの発展につながるのだとする。

（6）仏教徒は、批判者に応えるために、繰り返し、その教義を説明するために用いられる仮定条件についての見直し作業を行ってきた。たとえば、絶え間ない変化が現実の性質であり、永遠普遍の固定した人間性というものがないのであれば、いったい誰が（何が）覚りをひらき、そしてその覚りの真実がどのように記憶・伝達することができるのか、などについてである。（Nakasone 2010、131-155頁を参照）。

参考文献

Buddhaghosa

 1956 *Visuddhimagga*, R. Semage, Colombo, Sri Lanka. Translated by Bhikkhu Nanamoli as *The Path of Purification*.

Nhat Hanh（Thich）

 1987 *Interbeing, Commentaries on the Tiep Hien Precepts*. Berkeley: Parallax Press.

Macy, Joanna

 1983 *Dharma and Development, Religion as Resource in the Sarvodaya Self-Help Movement*. West Hartford, CT: Kumarian Press, 1983.

Kuhn, Thomas S.

 1966 *The Structure of Scientific Revolution*. Chicago: University of Chicago Press.

Lifton, Robert Jay.

 1981 "In a Dark Time…" In *The Final Epidemic, Physicians and Scientists on Nuclear War*. Ruth Adams and Susan Cullen, eds. Chicago: Educational Foundation for Nuclear Science.

Matel, Yann（マーテル、ヤン）

 2003 *The Life of Pi*. New York: Harcourt.

2004 『パイの物語』唐沢則幸訳、竹書房

McLuhan, Mashall and Quentin Fiore

    1967 *The Medium is the Massage, an Inventory of Effects*. New York: Bantan Books.

Nakasone, Ronald Y.

    1996 "Discomfort," *Branches, Journal of Pacific Asian-American Center for Theologies and Strategies* (Summer), pp. 10-11.

    2005 "Buddhist Thought in the New Millennium: The Structure and Relevance of Buddhist Thinking." In *Bukkyō seimeikan kara mita inochi*. Takeda Ryūsei, ed. Kyoto: Hōzōkan, pp. 94-122.

    2006 "Ethics of Ambiguity: A Buddhist Reflection on the 1997 Japanese Organ Transplant Law." In *Handbook of Bioethics and Religion*. David Guinn, ed. Oxford: Oxford University Press, pp. 291-303.

    2008 "Buddhist Thinking for the New Millennium: Imagination and Creativity." In *Bukkyō to seimei rinri no kakehashi*, Nabeshima Naoki, Inoue Yoshiyuki, and Malcolm David Eckel, eds., Kyoto: Hōzōkan, pp. 94-126.

    2010 "Spiritual Cartography: Mapping the Huayen Mind." In *Humanity and Religion in the Age of Science*. Kyoto: Hōzōkan.

Ratzinger, Joseph

    2000 *Dominus Jesus, on the Unicity and Salvic Universality of Jesus Christ and the Church*. http://www.vatican.va/roman_curia/congregations/cfaith/documents/rc_con_cfaith_doc_20000806_dominus-iesus_en.html

Saṅghabhadra

    1970 *Shan-Chien-P'i-P'o-Sha* (A Chinese version of *Samantapāsādikā*). Poona: Bhandarkar Oriential Research Institute. Translated by P.V. Bapat and A. Hirakawa.

世阿弥

1970.『世阿弥集』 日本の思想8、小西甚一編　東京：筑摩書房

親鸞思想の基礎としての人間論

深川 宣暢

1 「人間論」ということ

　釈尊の伝道・説法は「対機説法（随機説法）」であったと言われ、教法をうける相手（機）の資質や能力、状況に応じて、それぞれにふさわしい方法で行われたと伝えられている。またその説法の仕方を喩えて「応病与薬」とも言われるが、ここで言われる「機」とか「病」とは何かといえば、それは直接には、その説法の縁に触れたわれわれ「人間」自身を指していることになる。

　そうすれば、その「人間」そのものが、仏教においてはいかに把握・理解されているかということが、まず基礎的に問われる事柄になってくる。さらに言えば、親鸞が開いた「浄土真宗」という仏教における救済の成立とは、その要として示される『無量寿経』（以下『大経』と略す）下巻・本願成就文に、[1]

　　諸有衆生　聞其名号　信心歓喜　乃至一念　至心回向
　　あらゆる衆生、その名号を聞きて、信心歓喜せんこと乃至一念せん。至心に回向したまへり。

とあるように、名号を聞信する一念のところに成立すると言える。
　そしてその「名号聞信」について、親鸞は『教行信証　信巻』[2]に、

　　『経』に「聞」といふは、衆生、仏願の生起本末を聞きて疑心あることなし、これを聞といふなり。「信心」といふは、すなはち本願力回向の信心なり。

と述べて、「聞信」とは「仏願の生起本末」を聞き信ずることと示している。すなわち「仏願の生起本末を聞く」とは、仏の願いが起こされたいわれ（生起）と、その願いの始終（本末）を聞くこと、言いかえれば仏願が生起する理由となった人間（衆生）の存在のありさまと、その願いのはたらきのすべてである救済のありさまとを聞信することと言えるのである。

以上のように、親鸞においては、その救済が「名号を聞き信ずる」ところに成立するのであるとすれば、その救済の対象となる「人間」とは何かということを明らかにすることは、親鸞思想を考察するについても基礎的な課題となってくるわけである。

その「人間」の考察について、浄土真宗の教学（真宗学）においては、通常「教」や「法」にたいする「機」として扱われ、いわゆる「機根論」として論じられるが、本考察では、親鸞ないし真宗において、ただ単に人間をいかに見るかという視点のみではなく、親鸞の人間観の基礎や根拠をも探るという作業として、以下に、

（1）仏（阿弥陀仏）は救われるべき人間をいかに見たのか
（2）いかなる姿勢・立場において見たのか
（3）いかなる人間となることが期待されているか

という3段の手続きにおいて論じ、より広い立場において「人間」を考察・論究することを「人間論」と定義しておくこととする。

ただし「人間論」あるいは「人間学」と言う場合、anthropology という、人間性の本質、人間の宇宙における地位、人間の身体と精神などのテーマについて論究するギリシャ哲学の時代からの哲学の一部門があるが、いまはその方法で考察するものではないのでとりあえず「人間論」としておくことにする。

2　仏教の人間観—その存在と当為—

さて親鸞思想における人間を論ずる基礎的作業として、人間の存在と当為について仏教は基本的にいかに考えているかということを見ておかねばならない。

釈尊はその成道において何をさとったのであるかといえば、それは「縁起」

の理法(十二因縁)であるといわれ、初期の説法において何が説かれたかといえば、それは「中道」であり、また「四つの真理」すなわち「四諦(八正道)」であったとされる。[3]

そこでは、まず人間が「苦なる存在」であり、「縁起的存在」であるということが説かれている。すなわち人間は、あらゆる現象や存在と空間的・時間的な相依・相関の関係の中に存在しており、思うようにならない(これを一切皆苦という)境遇にあるものとして示されているのである。

また四諦(八正道)が説かれることは、苦諦と集諦という「迷いの因果」を説くことによってわれわれ人間のありさま(現実的存在様態)とその原因を教示し、滅諦と道諦という「悟りの因果」を説くことによって、人間のあるべき姿(理想的存在様態)と為すべきこと(理想的当為)が「八正道」として教示されているということである。図示すれば次のごとくである。

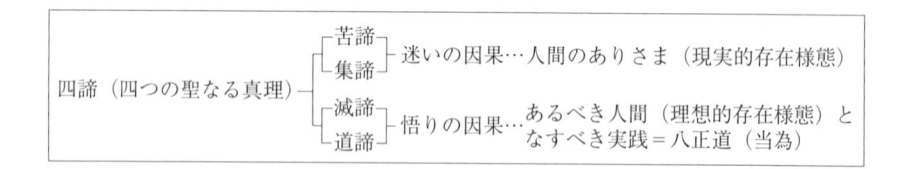

四諦(四つの聖なる真理)―┬―苦諦―┐
　　　　　　　　　　　　├―集諦―┴―迷いの因果…人間のありさま(現実的存在様態)
　　　　　　　　　　　　├―滅諦―┐
　　　　　　　　　　　　└―道諦―┴―悟りの因果…あるべき人間(理想的存在様態)となすべき実践＝八正道(当為)

これらのことをふまえて仏教は人間をいかに見るかということを、前述の3段の手続きで考察してみると、

まず第1に(1)人間を「いかなる存在」と見るかということについて、苦諦において「人生は苦なり」という命題で示されるように、生老病死の苦なる人生を送るものと見られている。それはさらに「五蘊盛苦」と示されるところからすれば、五蘊(色受想行識)という生滅変化する作用そのものが苦であること、すなわち人間の存在そのものが苦であると示されていることになる。そうして十二因縁を逆観し、その果をまねいている因をたずねて、根本に無明(無知)があることを教示していくのである。

第2に仏教は(2)人間を「いかなる立場(姿勢)」において見ているかといえば、まず「あるがままに見る」という立場において見ていると言える。仏教の場合、「人間」は多くの場合において「衆生」あるいは「有情」と漢訳し

て表現されているが、その立場は人間だけを特別に扱うのではなく、「生きとし生けるもの」「生存するもの」として「あるようにある」と見ている立場である。

「衆生」という語も「衆人ともに生ずるもの」「衆多の生死を経るもの」「衆多の法が仮に和合して生ずるもの」など種々に定義され[4]、それぞれが無明なる存在、輪廻の存在、縁起的存在等の側面から定義がされてはいるが、基本的には「生存するもの、一切の生類（生きとし生けるもの）」を意味しており、しかもそれぞれの生類の間の基本的な差異を示してはいない。このことは例えば『聖書（旧約）』[5]に、神の創造によって人間が造られたことを示して、

> 神は言われた。「我々にかたどり、我々に似せて、人を造ろう。そして海の魚、空の鳥、家畜、地の獣、地を這うものすべてを支配させよう。」
> 神は御自分にかたどって人を創造された。神にかたどって創造された。男と女に創造された。
> 神は彼らを祝福して言われた。「産めよ、増えよ、地に満ちて地を従わせよ。海の魚、空の鳥、地の上を這う生き物をすべて支配せよ。」

とあるように、人間に他の生物を支配させるというような立場の人間観と比較すれば、その違いは明確になるであろう。すなわち仏教では、立場、人間を「生あるもの」の一様態として、基本的に「あるがままにある」という立場、支配・被支配などという差異のない立場で見ているのである。

ただしもう一つ、仏教の人間の見方として注目されるのは、「人間」とは「人々の間」として「人のいる世間」という意味で使われる場合があるが[6]、その場合もただ単に「自己」と「他人」が存在する世界と見るのではなく、例えば「自己を護る人は他の自己をも護る……」[7]とか、「万法に証せらるゝといふは、自己の身心をよび他己の身心をして脱落せしむるなり」[8]などといわれるように、「自己」と「他の自己」が存在する世界という見方をするということも重要な人間観としてあげておかねばならない。

さて以上の仏教の人間観から導かれることとして、第3に、仏教において示される人間とは（3）「いかにあるべき」と見られているかということを結論

的にいえば、「無明（無知）なる存在」であることを告げて「目覚めるべき存在」であると示し、生死をくり返す「輪廻の存在」を否定的に超えて「解脱すべき存在」であることを説き、また「迷いの存在」であることを教えて「悟るべき存在」であると教えて、あるべき人間を示していると言うことができる。

ところで親鸞に伝承された仏教は、その展開の歴史において、聖道門と浄土門の仏教に展開したわけであるが、両者の人間観には当然に異なった側面が顕われてくる。浄土門と聖道門との判別は、直接には末法思想を背景にして「約時被機」（道綽『安楽集』）の立場から判じた真宗七祖の第五祖・道綽の発揮ではあるが、本質的には仏教史上に浄土教が展開した当初から両門のような立場の相異は存在したと見てよいのであろう。

聖道門と浄土門の定義について、親鸞は『化巻』(9)に、

> おほよそ一代の教について、この界のうちにして入聖得果するを聖道門と名づく、難行道といへり。この門のなかについて、大・小、漸・頓、一乗・二乗・三乗、権・実、顕・密、竪出・竪超あり。すなはちこれ自力、利他教化地、方便権門の道路なり。安養浄刹にして入聖証果するを浄土門と名づく、易行道といへり。

と示しているが、親鸞の他の表現(10)を見ても、要するに聖道門の仏教とは聖者の仏教であり、人間自身が有する成仏の能力を肯定的に見るのに対し、浄土門はそれを否定的に見る、という相異があるということができる。図示しておけば次のごとくである。

```
仏教 ┬ 聖道門…此土入聖得果…難行道…聖者の仏道→人間自身の成仏能力を肯定
     └ 浄土門…彼土入聖証果…易行道…凡夫の仏道→人間自身の成仏能力を否定
```

3　親鸞（浄土真宗）における人間

（1）「救われるべき人間」がいかに表現されているか

　上述の仏教における人間観をふまえて、親鸞思想（浄土真宗）の立場から人間を考察するについて、まず次のような二つの立場を分けて、両者を意識しながら考えてみることが有効かと思われる。すなわち「救済」を表現する立場において、

（1）人間が「いかなる存在であると表現されているか」という存在論的立場の人間論
（2）人間が「いかにあるべきであると表現されているか」という当為論的立場の人間論

という「存在」と「当為」の立場での考察である。

　このことをより分析的に考察するために、前述した三つの手続きに沿って考えてみよう。まず親鸞（真宗）において、救われるべき「人間」がどのように表現されているかという主題の考察である。

　最初に注目すべきことは、親鸞が「真実の教え」と示した『大経』において、法蔵菩薩が阿弥陀仏に成る因と果が説かれるところのいわゆる「弥陀分」には、直接に人間（衆生）の罪が告げられていないということである。罪に関する教示があるのは、ただ一つ第十八願文の「唯除五逆誹謗正法」であるが、それは直接には人間（衆生）が罪悪なる存在であるということが説かれているのではなく、仏教において最も重い罪とは何かということが説かれているのであって、人間存在の罪悪性が説かれるのは、下巻のいわゆる「釈迦指勧分」においてである。すなわち釈尊の教誡として衆生の三毒・五悪が説かれるのであるが、それもあくまで阿弥陀仏に帰依すべきことを勧めるために説かれていることをふまえておかねばならないのであろう。また親鸞において五悪段の引用が無いことも併せて注意すべきことである。[11]

　このことは『大経』胎化段において、胎化の得失として仏智疑惑の罪を説いて、衆生の存在としての罪と言うよりも、むしろこの「疑い」の罪の深さを説

いて、阿弥陀仏について聞信すべきことを教示されるところにも表れていると言える。親鸞がこの意を和讃に著して、

　　仏智うたがふつみふかし　この心おもひしるならば
　　くゆるこころをむねとして　仏智の不思議をたのむべし

と示されるところでもある。
　また『大経』流通分では、

　　もしこの経を聞きて信楽受持することは、難の中の難、これに過ぎたる難
　　はなけん。

と遇法・受法の難を説いて、この法に遇うことの希有なることが示される。
　説法の結びとなる流通分においてこのことが説かれているということは、人界受生の希有なることを前提として、人間として生まれたことの上に、凡夫にとっては不可称不可説不可思議の尊高なる法に、今すでに遇い得たのであるということを示していることになる。すなわち人間の存在とは、三毒・五悪段において誡められるような現実の中にありながらも、希有にして尊高なる法に遇い得る存在であるということが教示されていると見ることができるのである。
　さらに『観無量寿経』（以下『観経』と略す）の教説は、いわゆる「王舎城の悲劇」として人間の罪を示して「機の真実」を顕わしていると見られているが、教説ではそれが「悲劇」としてドラマ仕立てで表現されているのであって、『観経』の説法を聞く立場の人間に向かって直接に罪を告げているのではないことに注意しておかねばならない。
　以上のように『大経』『観経』を見るならば、そこに示される人間存在の現実についての表現は、直接に「存在の罪」を責めるのではなく、むしろ「仏智疑惑の罪」を示して、真実なる如来の救いを受容すべきことが説かれていると見ることができる。
　このことは、人間の救いを語るにおいて、最初に「負の表現」をしないことがより人間の成長（大げさに言うなら変革）を可能にする表現方法である

と考えることができる。言いかえれば、最初にマイナスの表現をすれば眼を背ける人間存在を了知した上で、プラスの可能性を表現することによってこそ、人は救いに眼を向け、そして成長してゆくことが示されていると言えようか。そのような人間存在の表現の側面がここに顕われているとみることができるようである。

（2）いかなる立場・姿勢で「人間」が表現されているか

次に「救済」に関して、どのような立場・姿勢で「人間」がとらえられ表現されているかということを見てみよう。

まず『大経』を見ると、法蔵菩薩の発願修行を説く前提として、その「証信序」において、大乗の菩薩の八相成道を釈尊の生涯によせて説かれた後、その菩薩の利他の徳について明かされる中に、人間（衆生）に対する大乗の菩薩の立場・姿勢が説かれている。(15)すなわち、

　　もろもろの庶類のために不請の友となる。群生を荷負してこれを重担とす。
　　（中略）もろもろの衆生に於て、視そなはすこと自己のごとくす。

と示されて、菩薩は人間（衆生）のために請いを待たずに自ら好んでよき親友（不請の友）となり、これらの人々の苦しみを背負い引き受けた上に、まるで自分自身を見るように、さまざまな人々を見られるというのである。

このことは親鸞が『浄土和讃』(16)において、如来の衆生に対する姿勢として、

　　超日月光このみには　　念仏三昧をしへしむ
　　十方の如来は衆生を　　一子のごとく憐念す

と和讃され、「一子」（ひとり子）を見るように見られると示されているところと重なってくる。また別のところには、その「一子地」に左訓を付して、(17)

　　三界の衆生をわがひとり子とおもふことを得るを一子地といふなり。

と示されているものと同様の姿勢であると言える。すなわち大いなる慈悲の立場において、「個」として、唯一人の「私」としての人間が見られているわけで、それは『観経』真身観に、

> 仏心とは大慈悲これなり。無縁の慈をもつてもろもろの衆生を摂す。

と説かれる「仏心」のありさまでもある。つまり「仏心」とは、一方では智慧心であり般若心であるとも説くべきなのに、大慈悲心を表にして説かれているわけである。したがって、ここに大乗仏教における菩薩・如来の人間観の立場・姿勢が顕れていると言うことができる。

そしてこのことを端的にあらわされるのがいわゆる「悪人正機」の主張である。すなわち凡夫・悪人こそが如来の救済の目当てであると、第十八願の「唯除五逆誹謗正法」の文から、救済の目当てとしての人間観が示されるのである。

親鸞においては『信巻』の「逆謗摂取釈」以下に釈述されるが、例えば『信巻』引用の『涅槃経』七子の譬喩に、

> たとへば一人にして七子あらん。この七子のなかに一子病に遇へば、父母の心平等ならざるにあらざれども、しかるに病子において心すなはちひとへに重きがごとし。大王、如来もまたしかなり。もろもろの衆生において平等ならざるにあらざれども、しかるに罪者において心すなはちひとへに重し。

と説かれるような立場、すなわち親が子を見る立場において、われわれ人間が悪人であると見られているわけである。以上のように「十方衆生」と言われてはいても、それは単に抽象的な人間を見る立場ではなく、人間（衆生）を「他の自己」「他の私」として、言いかえるなら「自己」と「他己」という関係において見る立場であると言うことができよう。『歎異抄』の結びに、

> 弥陀の五劫思惟の願をよくよく案ずれば、ひとへに親鸞一人がためなりけり。

と述べられるような、世界に唯一つの顔を持つ、唯一人のこの私のための救いという立場においてである。

　以上のように親鸞思想の基礎には、救済を表現する立場・姿勢として、人間の「個」としての存在意義を重く認め、そして支えているという人間観が顕われていると言うことができる。

（3）「あるべき人間」がいかに表現されているか
A「真仏弟子」としての人間

　さて、それでは以上のような人間観の上に示される「救われた人間」、換言すれば「あるべき人間」とは、どのように表現されているのかを見てみよう。

　親鸞は本願の法を正しく受けて、必ず仏になるべき身に定まった機を「正定聚の機」といい、そのように救済された人間を「真仏弟子」と示している。その真仏弟子とはいかなる存在であると示されているのであろうか。『信巻』の真仏弟子釈では、

　　真の仏弟子といふは、真の言は偽に対し仮に対するなり。弟子とは釈迦諸仏の弟子なり、金剛心の行人なり。この信行によりてかならず大涅槃を超証すべきがゆゑに、真の仏弟子といふ。

と釈述する。また『信巻』では、善導『観経疏』の深心釈を引用して、

　　また深信するもの、仰ぎ願はくは一切の行者等、一心にただ仏語を信じて身命を顧みず、決定して行によりて、仏の捨てしめたまふをばすなはち捨て、仏の行ぜしめたまふをばすなはち行ず。仏の去らしめたまふところをばすなはち去つ。これを仏教に随順し、仏意に随順すと名づく。これを仏願に随順すと名づく。これを真の仏弟子と名づく。

と述べるが、これは『愚禿鈔』に「三遣、三随順、三是名」としても釈述されており、「真仏弟子」として「あるべき人間」のすがたを示されていると見ることができる。

『愚禿鈔』[25]ではさらに「二河譬」を釈述して、

> 「汝」の言は行者なり、これすなはち必定の菩薩と名づく。龍樹大士『十住毘婆沙論』（易行品）にいはく、「即時入必定」となり。曇鸞菩薩の『論』（論註・上）には「入正定聚之数」（意）といへり。善導和尚は、「希有人なり、最勝人なり、妙好人なり、好人なり、上々人なり、真仏弟子なり」とのたまへり。

と信心の人を讃嘆する結びとして「真仏弟子」と言う。また『消息』[26]では、

> この信心の人を釈迦如来は、「わが親しき友なり」とよろこびまします。この信心の人を真の仏弟子といへり。この人を正念に住する人とす。この人は、摂取して捨てたまはざれば、金剛心をえたる人と申すなり。この人を「上上人とも、好人とも、妙好人とも、最勝人とも、希有人とも申すなり。この人は正定聚の位に定まれるなりとしるべし。しかれば弥勒仏とひとしき人とのたまへり。これは真実信心をえたるゆゑにかならず真実の報土に往生するなりとしるべし。

と、「真仏弟子」である信心の人を、次に成道することが定められている弥勒菩薩に等しい存在[27]であるとも表現して、『入出二門偈』[28]においては、

> 煩悩を具足せる凡夫人　仏願力によりて信を獲得す
> この人はすなはち凡数の摂にあらず　これは人中の分陀利華なり

とも言うのである。

以上のことから、親鸞が示している「救われた人間」の意義、「真仏弟子」と表現されたことの意義を考えてみるならば、その人間とは、「釈迦の親友」であり、「仏に成ることが決定した存在」であって、ただの凡夫でなく「弥勒に等しい存在」と捉えられているのであるから、必ず仏に成るという意味で、あらゆる衆生を利益し「利他教化を行う身になるべき存在」としての「人間」

が表現されていると見ることができるのであって、ここに親鸞が把握した人間の可能性を見出すことができると思われるのである。

B 「難化の三機」としての人間

　ところが一方で親鸞は、この人間について「難化の三機」として表現している一面がある。『信巻』真仏弟子釈を結んで、

　　まことに知んぬ、悲しきかな愚禿鸞、愛欲の広海に沈没し、名利の太山に迷惑して、定聚の数に入ることを喜ばず、真証の証に近づくことを快しまざることを、恥づべし傷むべしと。

と述べて結んだ後に、『涅槃経』を引用しながら読みかえて、阿闍世の存在を単に阿闍世個人ではなく広く人間存在のありさまとして普遍的に表現する。それは『教行信証』総序において、

　　しかればすなはち浄邦縁熟して、調達（提婆達多）、闍世（阿闍世）をして逆害を興ぜしむ。浄業機彰れて、釈迦、韋提をして安養を選ばしめたまへり。これすなはち権化の仁、斉しく苦悩の群萌を救済し、世雄の悲、まさしく逆謗闡提を恵まんと欲す。

と示されるように、阿闍世を「権化の仁」（すがたを変えて現れた人間）としての立場で表現するのであるが、「難化の三機」の現実を背負った存在として阿闍世の逆害とその救済を詳述する。そこでは救いを求めて釈尊をたずねる阿闍世に対し、釈尊の不入涅槃（釈尊が阿闍世のために命を延べて涅槃には入らぬとされること）の一段を引用している。

　　善男子、わがいふところのごとし、阿闍世王の為に涅槃に入らず。かくのごときの密義、なんぢいまだ解くことあたはず。なにをもつてのゆゑに、われ《為》といふは一切凡夫、《阿闍世王》とはあまねくおよび一切五逆を造るものなり。また《為》とはすなはちこれ一切有為の衆生なり。（中

略)《阿闍世》とはすなはちこれ煩悩等を具足せるものなり。また《為》とはすなはちこれ仏性を見ざる衆生なり。(中略)《阿闍世》とはすなはちこれ一切いまだ阿耨多羅三藐三菩提心を発せざるものなり。

　すなわちここでは、釈尊が阿闍世のために涅槃に入らないことの密義を釈して、阿闍世とは単なる歴史上の一人物なのではなく、五逆を造り、煩悩を具足し、仏性を見ず、発心しないという、一切の迷いの衆生を表したものとして釈述されているのである。
　つまり『涅槃経』に説かれる「阿闍世」とは、過去に存在した一個の人物ではなく、現在のわれわれをも含め、逆謗闡提をも含めての一切の衆生が救済の対象となることを、阿闍世の因縁をもって示されたものと言うことができる。そして親鸞は、これを結んで、

　　ここをもつて、いま大聖の真説によるに、難化の三機、難治の三病は、大悲の弘誓を憑み、利他の信海に帰すれば、これを矜哀して治す、これを憐憫して療したまふ。たとへば醍醐の妙薬の、一切の病を療するがごとし。濁世の庶類、穢悪の群生、金剛不壊の真心を求念すべし。本願醍醐の妙薬を執持すべきなりと、知るべし。

と述べて、如来に救済される「難化の三機」の現実を阿闍世の上に見ながら、また阿闍世の現実の上に、如来の慈悲に救済されていく人間存在の現実のすがたを説示されたと見ることができる。
　すなわち救済の対象となる人間とは、逆謗闡提をも含む、煩悩を抱えながらも仏法に背を向け発心もしない、煩悩具足の全ての存在であると捉えられるということである。
　このような人間観から、親鸞における救済を語る場合、「人間」は、救済の対象として「如来に見られた私」という仕方で、「自らをかえりみるべき存在」であるということが表現できるとともに、同時に仏法無縁の人々にも開かれている救済において語られている人間表現であるということができる。ここにまた人間の重要な可能性も見出すことができると思われるのである。

C 「義なきを義とす」べき人間

　さらに、浄土真宗の他力の救済の在り方をあらわすのに、親鸞は「義なきを義とす（無義為義）」と表現しているが、このことも信心の人のあるべき姿の一面を表していると考えられるので、いま見ておこう。
　『消息』には、

> 「他力には義なきを義とす」と、聖人（法然）の仰せごとにてありき。義といふことは、はからふことばなり。行者のはからひは自力なれば義といふなり。他力は本願を信楽して往生必定なるゆゑに、さらに義なしとなり。

とあるから、この「義なき」の「義」とは行者のはからいという意味である。また別の『消息』には、

> また弥陀の本願を信じ候ひぬるうへには、義なきを義とすとこそ大師聖人（法然）の仰せにて候へ。かやうに義の候ふらんかぎりは、他力にはあらず、自力なりときこえ候ふ。また他力と申すは、仏智不思議にて候ふなるときに、煩悩具足の凡夫の無上覚のさとりを得候ふなることをば、仏と仏とのみ御はからひなり、さらに行者のはからひにあらず候ふ。しかれば、義なきを義とすと候ふなり。義と申すことは自力のひとのはからひを申すなり。他力には、しかれば、義なきを義とすと候ふなり。

とあって、いずれも法然聖人の仰せであったことが示されているが、ここに「義と申すことは自力のひとのはからひを申すなり」としてあることは、前述の消息と同じであって、行者のあるべき姿として、そのはからひを捨てるべきことが示されているわけである。
　また「他力には義なきを義とす」という「義とす」の「義」とは、他力の「真実の法義」という意味になる。この「義なきを義とす（無義為義）」とは、その他の『消息』類をはじめ、『自然法爾章』『三経往生文類』『如来二種廻向文』『尊号真像銘文』などにも出てくるが、いずれも法然聖人の仰せであり、他力真宗の人間の「あるべき姿」として、如来の救済については、行者として

はからうべきでないこと、言いかえれば全て如来にまかせるべきであるという在り方が示されていると言うことができる。このことは、救済された「人間」のありようを示す表現と捉えることができるわけで、覚如が『執持鈔』第二条に、

> 往生ほどの一大事、凡夫のはからうべきことにあらず、ひとすぢに如来にまかせたてまつるべし。すべて凡夫にかぎらず、補処の弥勒菩薩をはじめとして仏智の不思議をはからふべきにあらず、まして凡夫の浅智をや。かへすがへす如来の御ちかひにまかせたてまつるべきなり。これを他力に帰したる信心発得の行者といふなり。

と示されるように、ことに終末期における人間の在り方等において、他力に帰した「人間」の「あるべき姿」を示す一つの重要な要素として考えることができると思われるのである。

註

(1) 『真聖全』Ⅰ…p.24（原漢文、以下同）
(2) 『真聖全』Ⅱ…p.72
(3) たとえば中村元『ゴータマ・ブッダ―釈尊の生涯― 原始仏教1』（春秋社・中村元選集第11巻・1969年）一五九頁以下など
(4) 例えば『論註』巻上には「三有に輪転して衆多の生死を受くるをもつてのゆゑに衆生と名づく」（『真聖全』Ⅰ…p.298）などと定義される。その他、龍谷大学篇『仏教大辭彙』、中村元『仏教語大辞典』、『仏教学辞典』（法藏館）、『浄土宗大辞典』（山喜房仏書林）などの「衆生」の項目に、それぞれの出典なども示されている。
(5) 「創世記」1-26～28（新共同訳『聖書』2007、日本聖書協会）
(6) 例えば「便出山林遊於人間」（『長阿含経』第22巻…『大正蔵』1…p.149b）等
(7) AN.111.p.373…中村元「仏教における人間論」（『講座仏教』4…p.50）
(8) 道元『正法眼蔵』1「現成公案」（岩波文庫…p.54）
(9) 『真聖全』Ⅱ…p.154～5
(10) 『末灯鈔』第一通（『真聖全』Ⅱ…p.657）など
(11) 『真聖全』Ⅰ…p.31～42

Ⅳ　生死観と超越─ビハーラ活動を支えるもの　237

(12) 『正像末和讃』誠疑讃・結（『真聖全』Ⅱ…p.525)
(13) 『真聖全』Ⅰ…p.46
(14) 例えば覚如『改邪鈔』では「『観無量寿経』は「機の真実」をあらはして所説の法は定散をおもてとせり。機の真実といふは、五障の女人・悪人を本として韋提を対機としたまへり」（『真聖全』Ⅲ…p.82）と示している。
(15) 『真聖全』Ⅰ…p.3〜4
(16) 『真聖全』Ⅱ…p.499
(17) 『浄土和讃』諸経讃の国宝本・顕智書写本等の「一子地」の左訓（西本願寺『浄土真宗聖典』註釈版 p.573の脚注にも示されている）
(18) 『真聖全』Ⅰ…p.57
(19) 『真聖全』Ⅱ…p.88
(20) 『真聖全』Ⅱ…p.792
(21) 『信巻』標挙（『真聖全』Ⅱ…p.48)
(22) 『真聖全』Ⅱ…p.75
(23) 『真聖全』Ⅱ…p.52
(24) 『真聖全』Ⅱ…p.467
(25) 『真聖全』Ⅱ…p.476〜7
(26) 『末灯鈔』（『真聖全』Ⅱ…p.660)
(27) 『信巻』ではいわゆる「便同弥勒釈」として述べられる。（『真聖全』Ⅱ…p.79)
(28) 『真聖全』Ⅱ…p.484
(29) 『真聖全』Ⅱ…p.81以下
(30) 『真聖全』Ⅱ…p.80
(31) この段は普賢晃寿「真宗者の人間像」（『親鸞教学論攷』永田文昌堂・1990）を参考にした。
(32) 『真聖全』Ⅱ…p.1
(33) 『真聖全』Ⅱ…p.87
(34) 『真聖全』Ⅱ…p.97
(35) 『末灯鈔』第二通（『真聖全』Ⅱ…p.658)
(36) 『御消息集』第一〇通（『真聖全』Ⅱ…p.713)
(37) 『末灯鈔』第五通（『真聖全』Ⅱ…p.663）および『正像末和讃』（『真聖全』Ⅱ…p.530）に付される。
(38) 『真聖全』Ⅱ…p.554

(39) 『真聖全』Ⅱ…p.732
(40) 『真聖全』Ⅱ…p,602
(41) 『真聖全』Ⅲ…p.37

親鸞思想における行の理解
―『教行信証』「信巻」真仏弟子釈の理解を通して

玉木 興慈

1 はじめに

　筆者はかつて、「親鸞思想における「常行大悲」の意味」と題して、愚考を発表した。そこではまず、抜苦与楽と表される慈悲について論じた。その上で、『顕浄土真実教行証文類』(以下、『教行信証』と略す)「行巻」に、「しかれば大悲の願船に乗じて光明の広海に浮びぬれば、至徳の風静かに、衆禍の波転ず。すなはち無明の闇を破し、すみやかに無量光明土に到りて大般涅槃を証す、普賢の徳に遵ふなり、知るべしと」「海といふは、久遠よりこのかた凡聖所修の雑修雑善の川水を転じ、逆謗闡提恒沙無明の海水を転じて、本願大悲智慧真実・恒沙万徳の大宝海水と成る。これを海のごときに喩ふるなり」などと示されるごとく、阿弥陀仏の慈悲は特に、大悲と称されることもあわせて論じた。また、「信巻」大信釈御自釈に、

　　おほよそ大信海を案ずれば、貴賤緇素を簡ばず、男女・老少をいはず、造
　　罪の多少を問はず、修行の久近を論ぜず

と述べられ、また、元照律師（1048〜1116）の『阿弥陀経義疏』から、

　　念仏法門は、愚智豪賤を簡ばず、久近善悪を論ぜず

と引文されるごとく、阿弥陀仏の願心は、尊い者も賤しい者も簡ばず、男女や年齢の別もいわず、造った罪の多少も問わず、修行期間の久近も論じずに、一

切衆生を全く分け隔てなく、普く等しく救いたいと願われる心であり、これを大悲と呼ぶのである。対して、衆生が持つことのできる慈悲は、せいぜい小悲であるという。小悲とは、衆生が「我が子であるから」抱くことのできる慈悲であり、逆に言えば、我が子でなければ常には慈悲の心を抱くことができないのが衆生であるというのである。このように阿弥陀仏の慈悲を大悲と呼び、衆生の慈悲を小悲と区別することができるが、親鸞は、両者をただ対比しているだけでは勿論ない。親鸞は自身の心を小悲とするのではなく、例えば「愚禿悲歎述懐讃」[7]に、

　小慈小悲もなき身にて　有情利益はおもふまじ
　如来の願船いまさずば　苦海をいかでかわたるべき

と記されるごとく、小慈小悲もなき我が身であると見抜き、そのような我が身を嘆き、痛むのである。嘆き悲しむ親鸞は、己れに対して常に弥陀の大悲の光明が輝いていることを、聞信するのであり、ここに親鸞の信心の構造を見るのである。

　そして、親鸞の明らかにした仏教の綱格は信心正因称名報恩であるとされる。往生浄土・成仏のために、自己の積む善根功徳が全く因にならないということである。この事態は、例えば『教行信証』「行巻」の御自釈に「不回向の行」[8]と記されるごときである。また、『歎異抄』第２条に「いづれの行もおよびがたき身」[9]とあり、さらに第８条に「非行非善」[10]と明かされるのもその証左といえよう。『歎異抄』は「前序」に「故親鸞聖人の御物語の趣、耳の底に留むるところいささかこれをしるす」[11]とあるように、『歎異抄』の第２条・第８条の二つの文言も親鸞の言葉と受け取って良い。すなわち親鸞は、いかに懸命に行に励んだとしても、自身のいかなる行も往生成仏の因とはならないと見抜かれたのである。

　このことは『教行信証』「証巻」の『無量寿如来会』（以下、『如来会』と略す）引文の読み替えにもみられる。「証巻」[12]では、

　かの国の衆生、もしまさに生れんもの、みなことごとく無上菩提を究竟し、

涅槃の処に到らしめん。なにをもつてのゆゑに。もし邪定聚および不定聚は、かの因を建立せることを了知することあたはざるがゆゑなり。

と読まれるが、『如来会』原文においては次の読みが通例であろう。[13]

　かの国の衆生、もしは当生のもの、みなことごとく無上菩提を究竟して、涅槃処に到らん。なにをもつてのゆゑに。もし邪定聚および不定聚は、了知して、かの因を建立することあたはざるが故なり。

　浄土に生まれようとする者はみな、無上菩提を極め、涅槃に至る。なぜならば、邪定聚・不定聚は、浄土に生まれる因を自身で建立することができないためである、と指摘するのが『如来会』原文の意である。この文を親鸞は、邪定聚・不定聚は、自身が浄土に往生する因を阿弥陀仏が建立されたことを知らないためであると指摘する。つまり仏願の生起本末を聞信せず、弥陀の本願の真実を信知することができないがゆゑに、邪定聚・不定聚であるというのである。正定聚は、自身に往生成仏の因がなく、この私自身のために弥陀が法蔵菩薩の発願修行の末、成就したことを信知するものである。
　親鸞の仏教は、自身で往生浄土の因を建立する仏教ではなく、阿弥陀仏によって衆生の浄土往生の因が建立されることを信知する仏教であるというのである。この意味において、衆生の往生成仏の因は信心にあり、信心正因が常教であるとされる。
　その信心が定まる信の一念に、弥陀の願心をそのごとく信知・聞信・聞知する獲信の念仏者・獲信者となる。この者の呼称は「染香人」「最勝人（上上人、好人、妙好人、希有人）」「真仏弟子」「正定聚の位」「不退の位」「等正覚の位」「必定菩薩」「弥勒に同じき人」「如来と等しき人」「広大勝解者」「分陀利華」「善親友」など様々に記されるが、本稿においては、「獲信者」「真仏弟子」を主に用いることとする。
　獲信者が弥陀の願心と出遇う場が信一念であり、信一念に獲信者にそなわる利益が現生十益である。真仏弟子釈は現生十益を助顕するものとして記されており、現生十益の第九「常行大悲の益」を助顕するものが真仏弟子釈下の『安

楽集』引文である。

本稿においては、まず第1に、真仏弟子釈御自釈に明かされる親鸞の文言から、親鸞の思想を読み解くことを課題としたい。[14]

次に道綽（562～645）の『安楽集』原文と、「信巻」真仏弟子釈下に引文する親鸞の訓点との比較を中心に考察を進め、親鸞が獲信者をどのように捉えていたか、その一端をうかがうことを第2の課題とする。[15]

2 真仏弟子の語

「真仏弟子」とは、「信巻」大信釈に善導（613～681）の『観経四帖疏』（以下、『観経疏』と略す）三心釈から引文される中に見られる語である。[16]

> 一切の行者等、一心にただ仏語を信じて身命を顧みず、決定して行によりて、仏の捨てしめたまふをばすなはち捨て、仏の行ぜしめたまふをばすなはち行ず。仏の去らしめたまふところをばすなはち去つ。これを仏教に随順し、仏意に随順すと名づく。これを仏願に随順すと名づく。これを真の仏弟子と名づく。

すなわち、一切の行者は仏語を信じて、己れの身・命を顧みることなく、阿弥陀仏の大行によって仏が捨てさせられたものは捨て、仏が行じさせられたものを行じるのがよいというのである。そのような行相を、仏の教えに随順し、仏の意に随順し、仏の願に随順すると名付けられ、この者を真の仏弟子と名付けられる。

この文に続いて、同じく善導『観経疏』から「一切の行者、ただよくこの経によりて行を深信す」と連引される。この文は、白文では「一切行者但能依此経深信行者」と記されるところであり、『観経疏』原文においては「また一切の行者ただよくこの経によりて深く信じて行ずるものは」と読まれる文である。[17][18]対して親鸞は、「行を深信す」と読む。『観経疏』原文では、圏点部にあるように、経文に説かれる教えを深く信じる者が行を修すると読まれ、「行」も「信」も行者（念仏者）を主語として理解されている。しかし親鸞は、この文の圏点部を読み替えて、独自の理解を示すのである。すなわち、「行」は弥陀・釈

迦・諸仏に属させ、「信」を行者（念仏者）に属させるのである。それゆえ、真の仏弟子は、阿弥陀仏から回向された大行を深く信じる念仏者を指すことになる。ここに真の仏弟子は獲信者と呼ぶことができるのである。真の仏弟子とは、信一念に仏願の生起本末を聞信する念仏者であり、さらに、「広大勝解者」「分陀利華」「善親友」「大威徳者」「不退転」「便同弥勒」などと表されることも首肯される。

　今、「真仏弟子」は、大信釈に引かれる善導『観経疏』に見られる語である点を確認した。次に、大信釈における真仏弟子の語と、真仏弟子釈における真仏弟子の語の指す内容について簡単に対比をしておきたい。先述のごとく、大信釈において親鸞は、善導『観経疏』とは異なった訓点を付すことにより、「行巻」に説かれる行・大行を信じる点がフォーカスされた表現になっている。一方、真仏弟子釈においては、信心を獲得した念仏者（真仏弟子）の行がフォーカスされることになる。この点については、すでに一言したことであるが、再度確認をしておきたい。

3　真仏弟子釈御自釈の文

「信巻」真仏弟子釈の御自釈は次の文である。

　　真の仏弟子といふは、真の言は偽に対し仮に対するなり。弟子とは釈迦諸
　　仏の弟子なり、金剛心の行人なり。この信行によりてかならず大涅槃を超
　　証すべきがゆゑに、真の仏弟子といふ。

この短い文言において、親鸞は大きく四つの内容を示しているということができる。我々には四つの課題が与えられているということである。すなわち、仏弟子について「真」と「偽・仮」を対別している点が第1である。およそ仏道を歩む者で仏弟子でない者はいない。にもかかわらず、「真」と「偽・仮」を対別するのは何故であろうか。第2に、真仏弟子が「釈迦諸仏の弟子」と記されるが、その親鸞の意図は那辺にあるのだろうか。釈迦のみではなく、「諸仏」をも併せて記す意図、さらに、「弥陀」の弟子と称しない意図について、うかがわねばならない。第3には、真仏弟子は「金剛心の行人」と記されるが、

この言葉の指す意味をどのように受けることができるだろうか。そして、第4に「この信行によりてかならず大涅槃を超証す」と御自釈をまとめる中、「信行」なる語の含意を考察しなければならない。

4　真と仮・偽

まず第1の点であるが、「真」は、「仮」「偽」に対する言葉である。「仮」「偽」については、直接的には、「信巻」真仏弟子釈・便同弥勒釈に続いて、「仮といふは、すなはちこれ聖道の諸機、浄土の定散の機なり」「偽といふは、すなはち六十二見・九十五種の邪道これなり」と記される文を指すが、より具体的には「化身土巻」にある次の文を指すであろう。親鸞が明らかにした仏教を真実と位置づけ、『教行信証』の真実五巻に顕開し、それに異する立場を「化身土巻」に記すのである。

『観経』の定散の諸機

娑婆の化主、その請によるがゆゑに、すなはち広く浄土の要門を開く。安楽の能人は別意の弘願を顕彰す。その要門とはすなはちこの『観経』の定散二門これなり。定はすなはち慮りを息めてもつて心を凝らす。散はすなはち悪を廃してもつて善を修す。この二行を回して往生を求願せよとなり。弘願といふは『大経』の説のごとし

聖道の諸教は在世・正法のためにして、まつたく像末・法滅の時機にあらず

もろもろの修多羅によつて、真偽を勘決して、外教邪偽の異執を教誡せば

つまり、仮とは、聖道門の諸々の機と、浄土門の定善・散善の教えに随う機を指すというのである。偽とは、「化身土巻」に明かされる仏教以外の宗教・思想につかえる者であろう。

先にも記したが、そもそも仏道を歩む者において、釈迦仏の弟子でない者は

ないであろう。にもかかわらず、親鸞はわざわざ真の仏弟子と記すのであるが、親鸞が真仏弟子と表現する語は、先に見たように、「信巻」大信釈に引かれる善導『観経四帖疏』「散善義」引文に見られる。そこに、「仏教に随順し、仏意に随順すと名づく。これを仏願に随順すと名づく。これを真の仏弟子と名づく」と引文される。『愚禿鈔』ではこれを三随順と称する所であるが、弥陀・釈迦・諸仏に随順するがゆえに、「真仏弟子」と言われるのである。つまり、仏弟子でない仏道者はないが、真の仏弟子とは、弥陀の本願に随順する仏道者を指す。先に、親鸞の仏教は、衆生自身で往生浄土の因を建立する仏教ではなく、阿弥陀仏によって衆生の浄土往生の因が建立されることを信知する仏教であると述べた。この言葉を用いれば、「阿弥陀仏によって衆生の浄土往生の因が建立されることを信知」する仏道者を真の仏弟子と呼び、仮・偽の仏弟子とは、自業自得・論功行賞的に「自身で往生浄土の因を建立する」ことを志向するものということになる。

5　釈迦諸仏の弟子

この節では、真仏弟子が「釈迦諸仏の弟子」と記される点について、若干の考察を行う。親鸞は真仏弟子釈において、釈迦の弟子と述べるだけでなく、諸仏をも併せて「釈迦諸仏の弟子」と記すが、その親鸞の意図はどこにあるのだろうか。また、「弥陀」の弟子と称さない意図について、その意をうかがわねばならない。

まず、代表的な説として、柔遠（1742〜1798）『顕浄土真実信文類頂戴録三末』の説を見てみよう。

> 問ふ。釈迦諸仏の弟子とは何ぞ三仏と日はざるや、疏の意は三仏を取るに似たり。如何。
> 答ふ。弟子とは師教を領受するの称なり、然るに弥陀と衆生とは父子同体の因縁あり、何ぞ但弟子の如くならんや、今は此の義を顕さんが為の故に、唯本師の釈迦諸仏に従へて之を言ふ。此に由りて之を解すれば、釈迦諸仏之弟子とは「疏」の「随順仏教随順仏意」の文を取り、金剛心行人とは「随順仏願」の文に依る。

また、僧叡（1762〜1826）『教行信証文類随聞記巻三十』では、存覚（1290〜1373）『六要鈔』や智洞（1702〜1768）『教行信証樹心録巻五』の説を紹介しつつ、次のように結ばれる。(33)

　　我等衆生の弥陀に於ることは、父子同体の因縁なり。何ぞ弟子に止まるや。別してここに弥陀を除きて、釈迦諸仏のみを出すは、この意を示したものなり。……通して云へば三仏同じく本師と云ふべし。何れも皆父母とも云べし。

　また円月（1818〜1902）『本典仰信録巻四(34)』では、「弥陀は是れ摂化の本仏にして、釈迦諸仏を教授の師と為す」とした上で、『六要鈔』にならって「三仏に約して」解釈し、『和語灯録』に依って「正しく釈迦弥陀二尊に約し、而も諸仏を通摂す」と解釈する。

　若干のニュアンスの違いは見られるが、その他の先哲もほぼ同様の見解を示される。(35)これらの説を概観すると、第2の点、すなわち、なぜ弥陀の弟子と称さないかの理由について次のように述べられる。衆生は無限の過去から迷いの境涯を流転し続ける存在であり、その衆生を摂受するのが阿弥陀仏であり、それゆえ、阿弥陀仏と衆生は父子に喩えられるというのである。一方、釈迦諸仏は、迷いの境涯を出離する縁のない衆生に対して、阿弥陀仏の本願の真実を説き示すのであるから、釈迦諸仏と獲信者は教授と弟子の関係として解釈されるのである。弥陀釈迦諸仏の弟子と記さずに、弥陀を省いて釈迦諸仏の弟子と示される点は、このような理解が妥当であると考える。その際に、「信巻」大信釈に引かれる善導『観経疏』にある三随順を根拠として、仏教・仏意に随順するものを釈迦諸仏の弟子と表現し、仏願に随順するものを「金剛心の行人」に配当する説明が施される。智洞・芳英・柔遠の説示に見られるところであり、首肯すべき主張である。これについては、次節において詳述する。
　次に、釈迦のみではなく諸仏をも兼ねて、釈迦諸仏の弟子と規定するのは何故であろうか。これについては、『尊号真像銘文』の次の文が参考になる。(36)

　　「如来所以興出世」といふは、諸仏の世に出でたまふゆゑはと申すみのり

なり。「唯説弥陀本願海」と申すは、諸仏の世に出でたまふ本懐は、ひとへに弥陀の願海一乗のみのりを説かんとなり。しかれば『大経』には、「如来所以興出於世　欲拯群萌恵以真実之利」と説きたまへり。「如来所以興出於世」は、「如来」と申すは諸仏と申すなり。

　『大経』に説かれる釈尊の出世本懐を親鸞は、『教行信証』「教巻」に引用するが、それを「正信偈」において「如来所以興出世　唯説弥陀本願海」と謳われる。この『尊号真像銘文』の文は「正信偈」のこの二句の解釈であるが、「正信偈」のこの二句の出拠は『大経』ということである。『大経』に説かれる出世本懐は、言うまでもなく釈尊の出世本懐であるが、『尊号真像銘文』では、釈尊に限定せずに、諸仏をも包摂した解釈が為される。すなわち、『大経』では釈尊に限定されるが、『尊号真像銘文』において親鸞は、弥陀の本願一乗の法を説くために、釈迦・諸仏がこの世にお生まれになったというのである。釈迦・諸仏は、この世で弥陀の法を語るという点において、並記されうるということである。
　獲信者・真仏弟子が「釈迦諸仏の弟子」と規定されるということは、弥陀法を語るという釈迦諸仏の弟子ということである。弟子とは、自身を導くもの（師）に倣う・まねる（学ぶ）ということであるから、獲信者・真仏弟子は、弥陀法を語るという点において、釈迦諸仏の弟子といいうるのである。

6　金剛心の行人

　本節では、獲信者・真仏弟子が「金剛心の行人」と定義される点について考究する。前節に倣って、先哲・先行研究を概観すると、善譲『顕浄土教行証文類敬信記巻十二』に端的に示されている。

　　金剛心の行人とは仏願に随順する文による。釈迦諸仏の弟子とは疏の仏教
　　に随順し仏語に随順するの文による。

　前節「釈迦諸仏の弟子」と本節「金剛心の行人」について、善譲は、善導『観経疏』「散善義」引文の三随順に配当し、仏願に随順するがゆえに金剛心の

行人と呼ばれると論じる。これを現代語で解釈されたものによれば、「仏願に随順し、横超の金剛心を与えられている真の仏弟子[40]」「他力金剛の信心をいただいた信者[41]」などと記されている。その他に「阿弥陀仏の金剛心のはたらきに賛同し、それを実践している念仏者」「阿弥陀仏の手もとで成就された金剛心に出遇い、そのはたらきに身がゆだねられ、さらにそのはたらきの一端を担っている者[42]」という解釈も見られる。

これらに共通する理解として、そもそも金剛心とは阿弥陀仏の大信心と釈されている点を確認しておきたい[43]。『教行信証』において、「金剛」「金剛心」という表現は約29箇所に見られる[44]。またその他の和語・漢語の著作においては、ほぼ53箇所に見られる表現である[45]。その中には、例えば『末灯鈔』第18通[46]に、

> 弥陀他力の回向の誓願にあひたてまつりて、真実の信心をたまはりてよろこぶこころの定まるとき、摂取して捨てられまゐらせざるゆゑに、金剛心になるときを正定聚の位に住す

と記されるように、獲信者の心が「金剛心になる」と記されるものもあるが、ほとんどは衆生において「金剛」を語る際に、如来回向の金剛心を受けるという表現になる。

例えば、「正信偈」には「本願の大智海に開入すれば、行者まさしく金剛心を受けしめ[47]」とあり、「信巻」三一問答に「金剛の真心を獲得するなり[48]」とある。また、信一念釈に「金剛の真心を獲得すれば、横に五趣八難の道を超え、かならず現生に十種の益を獲[49]」とあるごとくである。

『真宗大辞典』（632頁）によれば、金剛心は、三つに分けられる。1は、菩薩の大心が堅固にして破壊することなきを金剛に喩えて金剛心という。2は、等覚位の菩薩の最後心を金剛心という。3に、阿弥陀如来回向の信心即ち他力信心を金剛心という。本稿で論じる真仏弟子は、第3の理解になろうが、阿弥陀仏の真実心をそのごとく信知・聞信する獲信の念仏者であるから、獲信者の信心は弥陀の真実心を受けるのは至極当然である。しかし、獲信者の信心が即、金剛心となるということはできない。真仏弟子釈には、『大経』第三十三願文が引かれ、「柔軟心」が説かれることはあっても、金剛心になるとは記されて

いないからである。また、三一問答に『観経疏』「定善義」を引文し、「金剛」を次のように定義している。

　金剛といふは、すなはちこれ無漏の体なり。

　無漏とは有漏の対義語であり、煩悩の汚れを離れた完全清浄真実な境地をいうから、金剛は仏の智慧であるというのである。この引文に続いて三一問答をまとめる次の文に、重ねて「金剛」の義が示される。

　至心・信楽・欲生、その言異なりといへども、その意これ一つなり。なにをもつてのゆゑに、三心すでに疑蓋雑はることなし、ゆゑに真実の一心なり。これを金剛の真心と名づく。金剛の真心、これを真実の信心と名づく。

　至心・信楽・欲生の三心は、その言葉は異なるけれども、その意味は一つである。何故そのようなことが言えるのかといえば、三心はみな、疑蓋がまじらないから、真実の一心であり、これを金剛の真心と名付けるのであり、金剛の真心を真実の信心と名付けるというのである。すでに詳述したように、疑蓋とは単に弥陀の本願への疑いを指すのではなく、臨終の一念までなくならない無明煩悩を意味すると考えるべきであり、したがって、疑蓋無雑とは無明煩悩の全くまじらない心である。つまり疑蓋無雑とは、弥陀の本願を疑わない「衆生の心」を指すのではなく、衆生の疑蓋という煩悩を全くまじえない「弥陀の真実心」と解釈すべきであるとの愚考を論じた。この私見に従えば、金剛の真心は弥陀の真実心を指すと領解できる。

　この金剛心について親鸞は、「信巻」信一念釈の現生十益に続く御自釈で、願作仏心・度衆生心・衆生を摂取して安楽浄土に生ぜしむる心・大菩提心・大慈悲心と転釈される。親鸞は慈悲について、大悲・中悲・小悲と示すが、大悲心を衆生の心として表現することはない。大悲とは「重誓偈」に「普済諸貧苦」と記されるごとき阿弥陀仏の願心を指すのに対し、衆生については、「小慈小悲もなき身にて　有情利益はおもふまじ　如来の願船いまさずば　苦海をいかでかわたるべき」と記すなど、大悲心とは阿弥陀仏の真実信心を指す。親

鸞が獲信者・真仏弟子に対して「金剛心の行人」という呼称を設けるが、これは「大悲を行ずる人」と同義語であると規定してよいと考えられる。「大悲を行ずる人」とは、註（1）拙論において、「真の仏弟子の念仏は、自身の往生のための念仏ではなく、未信の者に向かう念仏であるが、この念仏が正に阿弥陀仏の発菩提心を用いることであり、これを大悲を行じると結論づけるのである」と記したところである。この「行」こそ、次節にある「信行」の行である。

7　信行

　親鸞の仏教において、衆生の成仏の因が信心であるにもかかわらず、信心決定の獲信者を『教行信証』において「信者」と表現する箇所は一度もない。信者という呼称は、「正像末和讃」に2箇所、『尊号真像銘文』『弥陀如来名号徳』にそれぞれ1箇所あるのみである。

　これに対して、行者という語は、『教行信証』その他の著作にも多数使われる。「行者」が単独で語られる以外に、「信心の行者」「真実信心の行人」と説かれるほか、「本願の行者」や「真実信心の行者」など多数見られる。

　「信心正因」を教えの綱格とする親鸞の仏教において、信者という語よりも、行者・行人という表現が使用されているのである。この「行」の意味を明かす言葉が、本節の「信行」である。

　「信行」の語は、『教行信証』ではこの箇所以外には用いられない語である。『教行信証』以外の親鸞の著作では、「高僧和讃」曇鸞讃に1箇所だけ見られる。「信行」に類似した表現に「行信」の語がある。「行信」の語は『教行信証』以外の親鸞の著作には見られない語であり、『教行信証』においても御自釈以外には見られない。「心行」なる語との異同も厳密に考究せねばならないが、「この信行によりて」の「この」に留意して「信」「行」の指す語を求めれば、「信」とは金剛心を指し、「行」とは行人の行を指すと見なければならない。愚悪底下の罪悪深重の凡夫が、弥陀の本願を信知することができた、その必然として行が現れるというのである。獲信して己れの苦悩が解決されて、念仏者の歩みが完成するのではなく、獲信者の行こそが真仏弟子釈において示されるのである。

　この「信行」の語についてこれまで同様、先哲・先行研究の理解をたずねる。

その代表的な理解として深励『広文類会読記巻十七』が挙げられる。[67]

> これが信巻でのお言づかひなり。行巻では行信行信とのたまふを今は信行とのたまふ。行巻で行を明かす所に行信とのたまふは所行能信の不離をあらはし、信巻で行を明かすところに信行とのたまふは能信能行の不離をあらはす。そこで今信行とのたまふは上来あかし給ふ真実信のことなり。この真実信は行に離れぬといふことで信のことを信行とのたまふなり。

と記される。[68]

　註（52）に記した学びの姿勢に忠実になるならば、親鸞が「行信」と表す語と、「信行」と表す語について、単純に「行巻」「信巻」で用語が異なるというのではなく、用語が異なるという時にはその含む内容が異なると考えなければならない。つまり、「行巻」で用いられる「行信」の語と、「信巻」で用いる「信行」の語には意味の相違があると考えたい。

　すでに第2節において論考したが、本節の主題とも関わるため、ここでも再度、考察の対象とする。それは、善導『観経疏』「散善義」にある「一切行者但能依此経深信行者[69]」の文言である。善導においては、「一切の行者ただよくこの経によりて深く信じて行ずるものは」と読まれる文言である。しかし親鸞はこの文言を、「信巻」大信釈の深心を釈する中に、「一切の行者、ただよくこの経によりて行を深信す[71]」と読み替えて引文するのである。『観経疏』原文の読みに従えば、行者自身が経に説かれる教えを深く信じ、そのごとくひたむきに行ずる姿が説かれている。一方親鸞は、自身に対する他からの行を深く信じるという意にするべく訓点を施す。自身を信楽獲得・真心開闡に導く、真実の行を信じるというのである。「大信釈」の親鸞の読みは明らかに「信」に重点が置かれた読みということになる。

　しかし、これまで見てきたように「真仏弟子釈」御自釈においては、「信」よりもむしろ「行」に重点があると見なければならない。つまり、「信巻」においても、「大信釈」と「真仏弟子釈」とでは、その重心が異なるということになる。「大信釈」において親鸞は、善導『観経疏』とは異なった訓点を付すことにより、「行巻」に説かれる行・大行を信じる点がフォーカスされた表現

になっている。一方、真仏弟子釈においては、信心を獲得した念仏者（真仏弟子）の行がフォーカスされることになる。「行巻では」「信巻では」という区別は必ずしも妥当であるとは考えられない。さらに巨視的に見れば、『教行信証』を著す親鸞は、いまだ本願の真実を信知しえない者が、信楽を獲得することに眼を向けていることに異論はないが、むしろ、本願の真実を信知しえない者を「信知」させるはたらきに、眼差しを向けているということができる。『教行信証』に「信者」なる語を用いずに「行者」という語を用いる、親鸞思想の大きな特徴の一つであると考える。

「真仏弟子釈」に見られる「信行」の語は、この点をあらわすものと思われる。「行信」の語は、「行巻」に「真実の行信を獲れば」「この行信に帰命すれば」とあり、「行巻」に限らず、例えば「総序」にも「たまたま行信を獲ば」とある。阿弥陀仏の行・信に出遇う者が獲信者であるが、獲信者の出遇う弥陀の行・信が「行信」と表されるのである。対して、「信行」とは、その弥陀の「行信」を信知しえた獲信者・真仏弟子の信と行である。弥陀の行信によって衆生の信が成就する、その衆生を真仏弟子と呼ぶが、真仏弟子の行を表す言葉が信行なのである。

8　経典（『大経』『無量寿如来会』『観無量寿経』）引文

真仏弟子釈の御自釈に続いて、①『大経』第三十三願文及び第三十四願文、②『無量寿如来会』第三十三願文、③『大経』下巻「往覲偈」の「聞法能不忘見敬得大慶則我善親友」、④『大経』「下巻」の「其有至心願生安楽国者可得智慧明達功徳殊勝」、⑤『無量寿如来会』「上巻」の「広大勝解者」「如是等類大威徳者能生広大異門」、⑥『観無量寿経』の「若念仏者当知此人是人中分陀利華」が引文され、それに続いて『安楽集』が引文される。

先哲によれば、真仏弟子釈は現生十益を助顕するものと理解され、①から⑥の諸引文について、明示されたものをうかがうと、例えば興隆は、①の両願はそれぞれ転悪成善の益・入正定聚の益を示すとされる。

足利義山によれば、②は転悪成善の益、③は諸仏称讃の益、④は諸仏称讃の益・至徳具足の益、⑤と⑥は諸仏称讃の益とされる。

円月は、①の両願はそれぞれ転悪成善の益・至徳具足の益を示すとし、⑤は

諸仏称讃の益とされる。[83]

　智暹は、①の両願をそれぞれ転悪成善の益・入正定聚の益を示すとし、②は転悪成善の益、③は諸仏称讃の益、④は至徳具足の益、⑤と⑥は諸仏称讃の益とされる。[84]

　石泉（1762〜1826）は、①の第三十三願文と②は転悪成善の益、①の第三十四願文と④は至徳具足の益、③と⑤と⑥は諸仏称讃の益とされる。[85]

9　『安楽集』引文

　『大経』『無量寿如来会』『観無量寿経』の引文に続いて、『安楽集』から五つの文が引用される。第1は、『安楽集』第一大門の「説聴の方軌を明かす」中の『大集経』を引文する。第2は、『安楽集』第四大門の「諸経所明念仏」中の『涅槃経』を引文する。[86] 第3は、同じく『安楽集』第四大門の「諸経所明念仏」中の『大智度論』の引文である。[87] 第4は、『安楽集』第二大門の「発菩提心を明かす」中の『大経』を引文する。[88] そして第5は、『安楽集』第五大門の「修道の延促を明かす」中の問答解釈から『大悲経』（取意）を引文する。[89][90]

（1）『大集経』引文

　　説法のひとにおいては、医王の想をなせ、抜苦の想をなせ。所説の法をば甘露の想をなせ、醍醐の想をなせ。それ聴法のひとをば、増長勝解の想をなせ、愈病の想をなせ。もしよくかくのごとき説者・聴者は、みな仏法を紹隆するに堪へたり。つねに仏前に生ぜんと。

　第1の『大集経』引文では、真の仏弟子のあり方について、説法者・所説之法・聴法者の関係が記される。この親鸞の引文と『安楽集』原文とを比較すると、聴法者に対する訓点が異なることに気付く。すなわち、『安楽集』原文で「それ法を聴くものは増長勝解の想をなし、愈病の想をなせ」と訓じられるべき箇所を、親鸞は「聴法のひとをば、増長勝解の想をなせ、愈病の想をなせ」と訓じるのである。[91] 『安楽集』では法を説く者と法を聞く者の双方の心構えが指摘されていた。説法者は自らを、全ての人の苦悩を抜くことのできる医王で

あると思い、聴法者は自らを優れた教えによってさとりを開いていくことができる者と思いなさい、という説示に理解できる。一方、親鸞は、法を説く者の心構えのみが記されることになる。この点に意を払いながら『大集経』引文の要旨を述べると以下のようになろう。

説法者は、自らを医王であると思い、全ての人の苦悩を抜こうと思いなさい。また自らが説く法を深みのある優れた教えであると思い、醍醐味のある最高の教えであると思いなさい。そして法を聴いている者のことを、優れた教えによって悟りを開いていき、必ず病が治癒する者だと思いなさい。このような説法者と聴法者は、必ず仏の教えを伝え盛んにするであろう。そして、常に仏の前に居ることになるであろう。

真仏弟子とは、真に弥陀の本願を聴きえた者であり、法を説く者であるということ、法施をなす者であるとの位置が明示されるのである。それゆえ、真仏弟子釈においては、法を聴く者の心構えが問題にはならないのである。また、親鸞にとっては、法の聞き方を問題にすることはそもそも念頭にないのである。なぜなら、法を聞かねばならない者、すなわちいまだ法を真に聴きえていない者は、煩悩の眼にさえられて得手勝手に聞いてしまいがちであり、甘い言葉にだまされやすいものでもあるからである(92)。真実の教えに出遇った者は自ら、真実の教えを説き、その教えを聴く者が必ず悟りに至る者と思うのがよいのである(94)。

(2) 『涅槃経』引文

　　仏ののたまはく、もし人、ただよく心を至してつねに念仏三昧を修すれば、十方諸仏つねにこの人を見そなはすこと、現に前にましますがごとしと。このゆゑに涅槃経にのたまはく、仏、迦葉菩薩に告げたまはく、もし善男子・善女人ありて、つねによく心を至し、もつぱら念仏するひとは、もしは山林にもあれ、もしは聚落にもあれ、もしは昼、もしは夜、もしは座、もしは臥に、諸仏世尊つねにこの人を見そなはすこと目の前に現ぜるがごとし。つねにこの人のためにして受施をなさんと。

第2の『涅槃経』引文については、『安楽集』原文と『教行信証』の間に大きな差異はないであろう。もし人が心から念仏三昧を修するならば、この念仏三昧の行者がたとえ山林に居ようと村落に居ようと、昼であろうと夜であろうと、また座していても伏していても、十方の諸仏がこの念仏三昧の行者の前に居て、この行者をご覧になるであろう。そしてこの念仏者のために施しを受けるのである。

　先の『大集経』引文によれば、真の仏弟子は法を説く者であり、聴く者に対して法を説くことが仏法を紹隆することになり、常に仏の前に居ることになると示された。この『涅槃経』引文によって、真の仏弟子が常に念仏を修することの意味が示されることになる。未信の者であれば、自身の往生浄土を思って念仏すると言わねばならない。しかし、真の仏弟子は自身の往生が決定した身であるから、この者の念仏は、決して自らの往生のためではない。真の仏弟子の念仏は、聴く者に向かう念仏であり、それは聴く者に向かう説法である。それは同時に、真の念仏者の前に居る仏に対する施しになるということである。この仏に対する施しを仏が受けると記されているのである。つまり、この者の念仏は、聴く者に対する法施でありつつ、同時に、仏に対する施しになるというのである。その施しを仏が受けるという真の仏弟子の行相が、この『涅槃経』引文によって説かれるのである。が、今なお、この意が不明瞭であり、より具体的には、次の『大智度論』引文に記されるところとなる。

（3）『大智度論』引文

　　三番の解釈あり。第一には、仏はこれ無上法王なり、菩薩は法臣とす。尊ぶところ重くするところ、ただ仏世尊なり。このゆゑに、まさにつねに念仏すべきなり。第二に、もろもろの菩薩ありてみづからいはく、われ曠劫よりこのかた、世尊われらが法身・智身・大慈悲身を長養したまふことを蒙ることを得たりき。禅定・智慧、無量の行願、仏によりて成ずることを得たり。報恩のためのゆゑに、つねに仏に近づかんことを願ず。また大臣の、王の恩寵を蒙りてつねにその王を念ふがごとしと。第三に、もろもろの菩薩ありて、またこの言をなさく、われ因地にして善知識に遇ひて、波

若を誹謗して悪道に堕しき。無量劫を経て余行を修すといへども、いまだ出づることあたはず。後に一時において善知識の辺によりしに、われを教へて念仏三昧を行ぜしむ。そのときにすなはちよくしかしながらもろもろの障、まさに解脱することを得しめたり。この大益あるがゆゑに、願じて仏を離れずと。

　第3の『大智度論』の引文は三つの部分に分かれる。第1の意は、仏は最高の教えであり、菩薩はその最高の教えに仕える者であるから、菩薩が最も尊ぶべきであり、重んじるべきなのは仏である。このゆえに、常に念仏すべきであると説かれる。第2の箇所は、諸々の菩薩の告白である。無限の過去から今に至るまで、私（菩薩自身）の法身・智身・大慈悲身を大切に育ててくれたのは仏である。禅定と智慧、無量の願と行を成就することができたのも仏に依るからである。だから、その恩に報いるために常に仏に近づきたいと思う、それは丁度、王の寵愛を受けて、常に王を思う大臣のごとくであるという。そして第3の箇所も菩薩の告白が続けられる。この第3の箇所では『安楽集』原文との比較を要する。因地に出遇う知識（棒線部）を原文では悪知識と記されるが、親鸞は善知識と読み替えるのである。星野元豊[96]・岡亮二[97]なども指摘されるように、親鸞の読みにしたがって厳密、かつ忠実に読まなければならないであろう。さらに波線部についても、『安楽集』原文と『教行信証』で、異なった訓点が付けられている。原文では「諸障を併せ遣り、まさに解脱を得たり」と訓じられている。念仏が諸々の障碍を追いやり断ち切ることにより、解脱を得るというのである。「障碍を断ち切る」という原文の理解を覆し、親鸞は、障碍があったからこそ迷いの世界から抜け出ることができたと解するのである。[99]

　この2箇所に特に留意して、第3の箇所の菩薩の告白を見てみよう。
　菩薩になる前の因地において善知識に遇っていたが、般若智慧を誹謗してしまい、悪道に堕ちてしまった。遇っていたにもかかわらず、真に遇ったということのできない出会いであったということである。私に対して念仏の教えを説いてくれているにもかかわらず、その者を善知識にはできずにいたということでもある。そこで無限に長い時間をかけて、様々な行を修めたけれども、いまだ迷いの境界を流転するばかりで、迷いの世界を抜け出ることができなかった。

しかしようやく、ある時、善知識の傍にいて、その善知識が私に念仏三昧を行じることを教えてくださった。その時にもろもろの障碍が、まさに解脱することを得させてくれた。このような大きな利益があるから、仏から離れたくないと願うのである。

　この『大智度論』引文において親鸞は、何を示そうとしたのであろうか。少々煩雑になったので整理しておきたい。

　まず、真の仏弟子を菩薩と規定している点に注目しなければならない。先の『涅槃経』引文において、真の仏弟子は念仏三昧を修していると明かされたが、この行者を「菩薩」と位置づけるのである。真の仏弟子とは、信の一念に往生・成仏が決定した正定聚不退転に住する念仏者である。これは、「必ず往生すべき身」「必ず仏になるべき身」に定まるということである。しかし同時に、臨終の一念まで煩悩が滅することがない点も間違いなく真実であり、臨終の一念まで罪悪深重煩悩熾盛の凡夫である。この者を「菩薩」と位置づけているのである。中村元『仏教語大辞典』「菩薩」の項（1219頁）によれば、仏教一般に菩薩とは、「仏の智慧を得るために修行している人。さとりを求める人」という解釈が示され、大乗仏教における菩薩を、「後に大乗仏教の解釈によると、そこに利他的意義を含め、大乗の修行者をいう。自ら仏道を求め、他人を救済し、さとらせる者。上に向かっては菩提を求め、下に向かっては衆生を教化しようとする人」と示されている。つまり、大乗仏教の解釈によれば、菩薩とは自利を行じつつ、利他行を実践する者であるということになる。

　このような菩薩は、かつて善知識に遇いながらもそれに気付かずに仏法を誹謗し続け、悪道から抜け出ることができずにいた。しかし、その悪があったからこそ、悪なる者を救うという本願を善知識の説法に聴き、迷いの世界から抜け出ることができるのである。最も大切にすべき仏に近づき、報恩の思いを心に保つのである。

（4）『大経』引文

　おほよそ浄土に往生せんと欲はば、かならず発菩提心を須ゐるを源とす。いかんとなれば、菩提はすなはちこれ無上仏道の名なり。もし発心作仏せ

んと欲はば、この心広大にして法界に周遍せん、この心長遠にして未来際を尽す。この心あまねくつぶさに二乗の障を離る。もしよくひとたび発心すれば、無始生死の有輪を傾く。

　この『大経』引文においても、棒線部が『安楽集』原文から読み替えられている。原文では「すべからく菩提心を発す」と読まれ、行者自身が菩提心を起こすべきことであると述べられる[100]。したがって、波線部の「この心」も行者の起こす菩提心ということになる。一方、親鸞は阿弥陀仏の発起した菩提心をもちいることを浄土往生の要とするというのである（棒線部）。したがって、波線部の「この心」も阿弥陀仏の発起した菩提心として解さなければならない。

　この『大経』引文を要約すると次のような意になる。浄土に往生したいと思うならば、阿弥陀仏の発菩提心を用いることを最も根源とする。なぜならば、菩提とはこの上もなく優れた仏道であるからだ。もし仏になりたいと欲するならば、この阿弥陀仏の発菩提心こそ、遍く世界に充ち満ちており、限りなき時間を覆うものであり、無始より続く生死流転の迷いの障碍を遠ざけるのである。

　上来、説かれてきたように、阿弥陀仏は常に真の仏弟子の現前にあり、真の仏弟子は常に阿弥陀仏の辺に居る菩薩であるという。そして、報恩の思いを抱いて念仏三昧を行じる真の仏弟子は、阿弥陀仏の発菩提心を用いていることになるというのである。この『大経』引文によって、真の仏弟子が菩薩として、阿弥陀仏の発菩提心を用いるということが明らかとなった。この菩薩の行相を次の『大悲経』引文でさらに明確に定義づけられることになる。

(5) 『大悲経』引文

いかんが名づけて大悲とする。もしもつぱら念仏相続して断えざれば、その命終に随ひてさだめて安楽に生ぜん。もしよく展転してあひ勧めて念仏を行ぜしむるは、これらをことごとく大悲を行ずる人と名づくと。

　この引文においても、『安楽集』原文からの読み替えが見られる。圏点部分は原文では、「念仏を行ずる」と読まれている[101]。親鸞の読み替えに従ってこの

引文全体を釈すると、次のようになろう。

　どのようなことが大悲と名付けられるのであろうか。もし専ら念仏を相続して絶えることがなかったならば、命が終わる時に必ず安楽浄土に往生することができるだろう。もしよく次々に互いに勧めて、念仏を行じさせることができれば、その者は大悲を行じる人と名付ける。

　『安楽集』原文からの読み替えに留意すれば、自らが念仏三昧を修するのみでは大悲を行じる人とは名付けないということになる。自らも念仏三昧を修し、他にも念仏を勧めて行じさせられる者を大悲を行じる人と名付けるというのである。
(102)

10　おわりに

　以上、『教行信証』「信巻」真仏弟子釈の御自釈と『安楽集』引文を中心に考察をした。真仏弟子の語は、大信釈善導引文と真仏弟子釈御自釈に見られる語であるが、大信釈では真仏弟子の「信」に重点が置かれるが、真仏弟子釈では「行」に重点が置かれるのではないかとの仮説を立て、『安楽集』引文を原文と比較しつつ考察した。

　真の仏弟子のかつての姿は、真の仏法を説いてくれる善知識に遇いながらも、仏法を誹謗し、善知識を善知識とできずにいた。しかし、ようやく自身の悪・障碍・苦悩によって弥陀の本願を聴きえて、真の仏弟子と称されるに至る。

　衆生は信心を獲得する以前もその後も、無明煩悩の存在であることに変わりはない。したがって、無漏なる金剛心・大悲心とも比することのできる金剛心になることは到底ありえないことである。したがって、真仏弟子を「金剛心の行人」と規定されるのは、「金剛心になって行ずる人」ではなく、「（弥陀の）大悲を行ずる人」と同様、「弥陀の金剛心を行ずる人」と解釈すべきであろう。行人の心が金剛心となるのではなく、阿弥陀仏の真実心である金剛心を行ずるということである。この行の第1に釈迦・諸仏の行を見るのである。釈迦諸仏がこの世で念仏を称える時、それは自身の往生・成仏を願って称えるものではない。すでに仏だからである。ならば、釈迦諸仏の念仏は、阿弥陀仏の真実を讃嘆するものということができる。その弥陀讃嘆の念仏が、釈迦諸仏の行であり、釈迦諸仏の弟子といわれる真仏弟子は、同様に弥陀讃嘆の念仏を称えるの

である。この弥陀讃嘆の念仏によって、いまだ念仏の真実を知りえない者に、念仏の真実を知る機縁を設けることにある。これが念仏相続であり、金剛心のはたらきの一端を担うということである。

かかる点が、『安楽集』引文を通して明らかにされる。獲信者は、仏が最高に優れたものであると信知するゆえに、仏が常に我が身の近くに居ることを知り、同時に、その恩に報いるために仏の近くに居たいと思い、念仏三昧を行じることになる。この真の仏弟子の念仏は、自身の往生のための念仏ではなく、未信の者に向かう念仏であるが、この念仏がまさに阿弥陀仏の発菩提心を用いることであり、弥陀の発菩提心によって未信の衆生に念仏を行じさせることになる。

自らの往因行にせよ、報恩行にせよ、自身が念仏を修するから「大悲を行ずる」のではなく、自身の念仏によって他に念仏を行じさせるという利他のはたらきを「大悲を行ずる」と理解すべきであろう。未信の者に念仏を相続する点を指して、大悲を行ずると言いうるのである。

真の仏弟子が、大般涅槃を超証するのは臨終時であるから、臨終の一念までは煩悩を具足した凡夫である。煩悩具足の凡夫が念仏三昧を行じて発菩提心を用いることが、仏に対する施しとなりつつ、他を導く法施ともなるのである。かかる意味において、獲信者の念仏は、仏に対しては報恩の想いからなされるのであるが、その想いが仏の最も望まれる、また喜ばれることであるから、仏に対する施しという意味に捉えることができる。しかし、この念仏は同時に、未信の者に対しては、未信の者を迷いから悟りへと導く念仏なのである。

「諸仏に等しい」「弥勒に同じ」などとも称される真の仏弟子を「釈迦諸仏の弟子」「金剛心の行人」「信行」と定義されることは、弥陀の大悲のはたらきを担うからである。真仏弟子釈は、獲信者を自利利他をなす菩薩として、「諸仏に等しい」「弥勒菩薩に同じ」と讃えられる、真仏弟子の真骨頂を顕すものなのである。

以上、本稿においては、真仏弟子釈の御自釈と『安楽集』引文のみを対象に、若干の考察を試みた。「信巻」全体における真仏弟子釈の位置づけ、真仏弟子釈のその他の諸引文の綿密な考察については、他日を期したい。

註

（1）『真宗学』第109・110合併号、2004年。『日本浄土教の研究』永田文昌堂、2004年。人間・科学・宗教 ORC 研究叢書4『死と愛』（法藏館、2007年）に転載。

（2）『真宗聖教全書（以下、真聖全）Ⅱ』35頁。

（3）『真聖全Ⅱ』39頁。

（4）註（1）拙稿に、『教行信証』御自釈において、大悲が示される主な箇所を列挙した。

（5）『真聖全Ⅱ』68頁。

（6）『真聖全Ⅱ』70頁。

（7）『真聖全Ⅱ』527頁。

（8）『真聖全Ⅱ』33頁。また、「信巻」には、『観経疏』「散善義」の至誠心釈を引文して、「たとひ身心を苦励して日夜十二時に急に走め急に作して頭燃を灸ふがごとくするものは、すべて雑毒の善と名づく。この雑毒の行を回してかの仏の浄土に求生せんと欲するは、これかならず不可なり」（『真聖全Ⅱ』51頁）と記される。身心を励まし、昼夜を問わずわずかな休みもなく、頭上に降りかかる火の粉を必死に振り払おうとするように、一所懸命に行に励んだとしても、それらは全て毒のまじった善（雑毒の善・行）に過ぎず、雑毒の行によって浄土に往生することは絶対に不可であると断言される。

（9）『真聖全Ⅱ』774頁。

（10）『真聖全Ⅱ』777頁。

（11）『真聖全Ⅱ』773頁。

（12）『真聖全Ⅱ』104頁。

（13）『浄土宗全書』第1巻14頁。

（14）親鸞の仏教を明らかにするためには、親鸞の言葉を直接読み解かなければならないことは言うまでもないことである。しかし、全く恣意的に得手勝手な解釈を施したならば、それは親鸞解釈と言うことはできない。いや、学問と言うことができない。したがって、先行研究・先哲の理解を散見しつつ、しかし、それに縛られずに、極力、親鸞に即して明らかにしたいと考える。

（15）『教行信証』「信巻」真仏弟子釈下の『安楽集』引文については、武田晋が「真仏弟子釈の一背景」において、端的に、指摘・整理されている。（『真宗学』第103号、2001年、67頁）。また、平原晃宗は、「「信巻」真仏弟子釈所引『安楽集』の考察」（『印仏研』第48-1号、1999年）において、『安楽集』「説聴方軌章」の引文の意図

は、末法時の機に仏弟子を生み出すのに相応した法を示さんとするところにある、との指摘をされる。

(16) 『真聖全Ⅱ』52頁。
(17) 『真聖全Ⅰ』534頁。
(18) 『浄土真宗聖典註釈版（以下『註釈版』）（七祖篇）』457頁。
(19) 『真聖全Ⅱ』75、76頁。
(20) 『真聖全Ⅱ』79頁。
(21) また、『御消息集』第11通では「如来とひとし」とも表現される。『真聖全Ⅱ』661頁。
(22) 直接的には拙稿「親鸞思想における獲信者の意味―信巻真仏弟子釈を中心として―」（『龍谷大学大学院研究紀要』第18輯、1997年）を参照されたい。また、拙稿「「便同弥勒」「諸仏等同」についての一考察―第十七願との関連から―」（『真宗研究』第43輯、1999年）も、獲信者の行の理解を論じたものである。
(23) 『真聖全Ⅱ』75頁。
(24) 『真聖全Ⅱ』80頁。
(25) 『真聖全Ⅱ』147頁。
(26) 『真聖全Ⅱ』148頁。
(27) 『真聖全Ⅱ』166頁。
(28) 『真聖全Ⅱ』175頁。
(29) 梯實圓『教行信証 信の巻』（本願寺出版社、2008年）には、「愚禿悲歎述懐讃」の「五濁増のしるしには この世の道俗ことごとく 外儀は仏教のすがたにて 内心外道を帰敬せり」「かなしきかなや道俗の 良時・吉日えらばしめ 天神・地祇をあがめつつ 卜占祭祀つとめとす」（『真聖全Ⅱ』528頁）を挙げて、「内心は仏教以外の宗教（外道・外教）を信奉しているようなものをさしていました」と語り、「偽の仏弟子」に対する指弾を指摘する（398頁）。星野元豊『講解教行信証』（法藏館、1978年）にも「愚禿悲歎述懐讃」が挙げられ、「本質的には外道でありながら、表面仏弟子をよそおっている如きものである」と、同趣旨の指摘がある（848頁）。また、信楽峻麿『教行証文類講義第六巻』（法藏館、2004年）では、『教行信証』「化身土巻」冒頭の御自釈の「真なるものははなはだもつて難く、実なるものははなはだもつて希なり。偽なるものははなはだもつて多く、虚なるものははなはだもつて滋し」（『真聖全Ⅱ』143頁）などを挙げて、「非仏教的な外道を信奉する人々をいう」「偽なる仏弟子が存在することを批判的に見ていた」と講述される（207頁）。

(30) 『真聖全Ⅱ』52頁。
(31) 『真聖全Ⅱ』468頁。
(32) 『真宗叢書』第7巻、66頁。
(33) 『真宗全書』第28巻、97頁。
(34) 『真宗叢書』第7巻、184頁。
(35) 智還『教行信証樹心録巻五』には、「仏教に随順するが故に釈迦の弟子と名づく。偽に非ず。仏語に随順するが故に諸仏の弟子と名づく。仏願に随順する金剛心の行人弥陀の弟子と名づく。仮に非ず」(『真宗全書』第36巻、79頁)とある。

芳英(1764～1828)の『教行信証集成記巻三四』には、「諸宗おのおの、仏弟子と称するが一般。しかるに今、真の字簡ばる。仏願に随順するを以て根本と為す。すなはち彼の仏教仏意は仏願に在して、更に、金剛心の行人也と言ふ。是れ即ち薄地底下の我輩、宿善開発し、他力の金剛心を獲得する、則ち、真の仏弟子なり」(『真宗全書』第32巻、559頁)とある。

善譲(1806～1866)の『顕浄土教行証文類敬信記巻十二』には、「教化の主に約する。弟子とは教化を受るについて云ふ。教化といふは釈迦仏が持前なり。弥陀の願は所説の仏願なるを以て、今教化の主に約して釈迦諸仏の弟子といふ」「父子同体の因縁有るが故」(『真宗全書』第31巻、240頁)とある。

足利義山(1824～1910)の『教行信証摘解巻四』には、「本文の意に准ずれば宜しく三仏弟子と曰ふべし。而も弥陀を去るものは、遠云く、弟子とは師教を領受するの称なり、衆生の弥陀に於けるは父子同体の因縁あり、何ぞただ弟子たるのみならん、弥陀を去るものはこの意を示すなり」(『真宗叢書』第8巻、209頁)とある。梯實圓註(29)前掲書では「阿弥陀仏は所讃の法体であり、釈迦・諸仏は能讃の教主という位相になります。弟子というのは、教主に対し、師匠に対する言葉ですから、「釈迦・諸仏の弟子なり」といわれたわけです」(400頁)とある。

また、石田充之は「教行信証における「真仏弟子釈」の宗教思想史的意義」(『龍谷大学論集』第376号、1964年)において、「真仏弟子釈の主張が全般的に如何に、貞慶上人の主張の如き釈尊中心弥勒兜率願生思潮の如きものに対応するものであるか」と述べられる。参照すべき点であろう。
(36) 『真聖全Ⅱ』601頁。
(37) 普賢保之『尊号真像銘文講読』(永田文昌堂、2006年)には、「この箇所の『如来』は、当初『釈迦』と書かれてあり、それを抹消して『如来』と書き直している」と指摘される(269頁)。

(38) 智還・柔遠・芳英は、前節に引文した。その他に、深励（1749～1817）『広文類会読記巻十七』には、「他力信心の行者はその弥勒菩薩と肩を並べる横超金剛心の行人なり」（『真宗大系』第15巻、155頁）とある。

円月『本典仰信録巻四』には、「正しくその人を指す。獲信の人は必ず称名を具するが故に、また獲信即ち如実修行なるが故に、行人と云ふなり」（『真宗叢書』第7巻、184頁）とある。

僧叡『教行信証文類随聞記巻三十』には、「金剛心は大信。行人といふは金剛行者にして大行なり」（『真宗全書』第28巻、97頁）とある。

(39) 『真宗全書』第31巻、240頁。

(40) 梯實圓註 (29) 前掲書、400頁。

(41) 星野元註 (29) 豊前掲書、847頁。

(42) 矢田了章『教行信証入門』（大法輪閣、2008年）、270頁。

(43) 「自力の金剛心」と「横超の金剛心」を軸に、改めて論じなければならない。その一端は、「『教行信証』における「金剛」の意味（一）」（『真宗学』第123・124合併号、2011年）参照。

(44) 『親鸞聖人著作用語索引　教行信証の部』（永田文昌堂、1966）142頁。

(45) 『親鸞聖人著作用語索引　和漢撰述の部』（永田文昌堂、1971年）138頁。浜田耕生は「真宗と金剛心」（『同朋大学論叢』第44・45合併号、1981年）において、「金剛」という言葉は80回にのぼるほど度々使用されていると指摘し、了祥の『正信念仏偈聞書』によってそれらを十二義に分類する。また、梯實圓前掲書によれば、煩悩を断ち切る仏智を金剛という言葉で表す場合は「法金剛」と呼び、信心の堅固なありさまを金剛に喩える場合を「喩金剛」といわれる。

(46) 『真聖全Ⅱ』684頁。

(47) 『真聖全Ⅱ』45頁。

(48) 『真聖全Ⅱ』67頁。

(49) 『真聖全Ⅱ』72頁。

(50) 『真聖全Ⅱ』68頁。

(51) この一段の内容については、拙稿「親鸞思想における疑蓋の意味」（『真宗学』第111・112合併号、2005年）を参照されたい。また、普賢大円「真仏弟子の人間像」（『真宗学』第29・30合併号、1963年）には、「現代の真宗の宗学が、当然手を触れなければならぬ課題は、かなり沢山あることと思う」という指摘の後、その一つとして次の言葉がある。「従来どうやらすると、真宗の教学の中には、自分に都合の

よい時にはどっかと聖道教義の上に、あぐらをかくが、一度都合が悪くなると、直ちに別途不共という遁辞の中に逃避する。これではあまりにも不見識である」。拙稿においても付言した点であるが、普賢論文が提出された後、すでに50年が経つ現代にも通じる見識であろう。

(52) 「金剛心」という一つの言葉も、その場によってその都度、意味を吟味しなければならない。岡亮二が「願作仏心」について、「高僧和讃」「正像末和讃」の左訓に注目し、「親鸞聖人は、願作仏心という言葉を一面的に捉えるのではなくて、立場立場で「仏になることを願う心」とはどのような心かを考えられているわけです。菩薩の立場ではどうか、阿弥陀仏の立場ではどうか、衆生の立場ではどうか、という三つの立場からこの心を捉えられている。したがって、親鸞聖人の教えを学ぼうとしている私たちは、こういう聖人の態度をしっかり押さえておかねばならない」(『教行信証口述50講　第3巻』教育新潮社、1997年、11頁)と記される。傾聴すべき言葉である。

(53) 『真聖全Ⅱ』72頁。石田充之は前掲註 (35) 論文において、「菩提心排除についての法然への論難は、『摧邪輪』の殆んど全篇に力をつくして強調力説これ努められているところであるが、親鸞聖人が『教行信証』の真仏弟子釈下において、「金剛心の行人なり」と特に述べられている点は法然伝統の他力念仏専修の人が相であることを意味される」と指摘し、「絶対他力廻向の念仏の信こそが金剛心であり、その金剛心こそが真実の大菩提心だと見るべく強調力説されてくる」と論じている。

(54) 詳細は註 (1) 拙稿参照。

(55) 註 (7) 再掲『真聖全Ⅱ』527頁。

(56) 廣瀬杲「獲信」(『親鸞教学』第30号、1977年)、寺川俊昭「真仏弟子論」(『真宗学』第66号、1928年) 等。

(57) 『真聖全Ⅱ』517頁、522頁。

(58) 『尊号真像銘文』は『真聖全Ⅱ』583頁、『弥陀如来名号徳』は『同』737頁。

(59) 『歎異抄』第7条 (『真聖全Ⅱ』777頁) や第16条・17条 (『真聖全Ⅱ』787頁、789頁)。

(60) 『末灯鈔』第1通 (『真聖全Ⅱ』656頁)。

(61) 『一念多念文意』(『真聖全Ⅱ』610頁) や『尊号真像銘文』(『真聖全Ⅱ』591頁)。

(62) 『末灯鈔』第14通 (『真聖全Ⅱ』675頁)。

(63) 興隆 (1759〜1842)『顕浄土真実教行証文類徴決巻十一』(『真宗全書』第23巻、114頁) には、「由斯信行等は、行巻は行信次第なり。此の巻は信行次第なり」と記

される。が、なぜ「行巻」では行信と記されるのか、また「信巻」で信行と逆に示されるのかについて論及されていない。両者について私見を述べると、行巻の行とは信を生ぜしめる働きをいうと考えたい。『歎異抄』第2条に「親鸞におきては、ただ念仏して弥陀にたすけられまゐらすべしと、よきひとの仰せをかぶりて信ずる」(『真聖全Ⅱ』774頁)とあるが、親鸞の信を生ぜしめた法然の説法を親鸞にとっての行と考える。つまり法然の説法(行)と親鸞の獲信(信)が行巻に示される行信の語である。対して、信巻の信行とは、獲信の必然として生じる報恩の念仏を指すのであろう。本願をそのごとく真に知ることができれば、他から勧められなくとも自然に恩に感謝し報いる気持ちが生じるのである。知恩報徳の意をこのように解したい。

(64) 「往相の回向ととくことは　弥陀の方便ときいたり　悲願の信行えしむれば　生死すなはち涅槃なり」(『真聖全Ⅱ』505頁)。

(65) 今それを列挙すれば、「遇行信を獲ば遠く宿縁を慶べ」(『真聖全Ⅱ』1頁)、「真実の行信を獲れば心に歓喜多き故に」「斯の行信に帰命すれば摂取して捨てたまはず」(33頁)、「往相廻向の行信に就いて行に則一念有り」(34頁)、「およそ誓願に就いて真実の行信有り」(42頁)、「斯れ乃ち選択本願の行信なり」(43頁)、「此の願の行信に依りて」(153頁)の6(7)箇所のみである。

(66) 柔遠『顕浄土真実信文類頂戴録三末』には、「金剛心とは信、行人と言ふは念仏を相続する人を謂ふ。故に次の文に「由斯信行」等と云ふなり」(『真宗叢書』第7巻、66頁)とある。芳英『教行信証集成記巻三四』にも、「斯の行信に由るといふは金剛心の行人を承ける。他力信行の不離の旨を示す。即ち是れ如来本願の信行なり」(『真宗全書』第32巻、559頁)と、同様の理解が示される。

その他の解釈として、善譲『顕浄土教行証文類敬信記巻十二』では、「信行とは三心十念の次第。行巻にはこの行信に帰命すとて行信次第に約して出す。行巻は行を第十七に送り上げたる相にて行信次第し給へり。信行次第の行たるや能く十七に遊て行信次第する事を得。その旨を能く味はふべし」(『真宗全書』第31巻、240頁)や、円月『本典仰信録巻四』の「信行とは、真実の信心は必ず名号を具するが故に、由斯信行と云ふなり」(『真宗叢書』第7巻、184頁)などがある。

(67) 『真宗大系』第15巻、154頁。

(68) 現代語による参考書も同様の理解を示している。星野元豊は、「「信巻」では「この信行によりて必ず大涅槃を超証す」といい、「行巻」では「行信」といっている。信行、行信と逆になっているが、それについては先輩の指摘する通り、その中心と

するところが違っているから、その順序をかえているのであってその場その場に応じて理解してゆくべきもので、問題とすべきほどのことではない」（前掲書、849頁）と説き、梯實圓も、「「この信行」とは、第十八願の三心（信）十念（行）のことで、その体は南無（信）阿弥陀仏（行）のほかにありませんから、南無阿弥陀仏を獲ることを信行を獲るとも心行を得るとも、行信を獲るともいわれているのです。ただ「行文類」では、「行信を獲る」といい、「信文類」では「信行によって」といわれているのは、「行文類」は信不離の行を表すことを主にしていたからであり、「信文類」は、行不離の信を顕すことを主としているからです」（『教行信証　信の巻』、400頁）と記している。

(69) 『真聖全Ⅰ』534頁。
(70) 『註釈版（七祖篇）』457頁。
(71) 『真聖全Ⅱ』52頁。
(72) 『真聖全Ⅱ』33頁。
(73) 『真聖全Ⅱ』1頁。
(74) 『真聖全Ⅰ』11頁。
(75) 『真聖全Ⅰ』192頁。
(76) 『真聖全Ⅰ』27頁。
(77) 『真聖全Ⅰ』33頁。
(78) 『真聖全Ⅰ』212頁。
(79) 『真聖全Ⅰ』66頁。
(80) 善譲は『顕浄土教行証文類敬信記巻十二』において、「樹心録の意は二十三文を引くは上の現生十種の益を証したるもの。彼処には唯だ益名のみ列ねて解釈も引文もなし。故に今此の二十三文を引きて十種の益を証すと云」と記している点からも知られる（『真宗全書』第31巻、241頁）。また石泉も同様の意を示している（『教行信証文類随聞記巻三十』『真宗全書』第28巻、98頁）。
(81) 『顕浄土真実教行証文類徴決巻十一』『真宗全書』第23巻、115頁。
(82) 『教行信証摘解巻四』『真宗叢書』第8巻、209・210頁。
(83) 『本典仰信録巻四』『真宗叢書』第7巻、185・186頁。
(84) 『教行信証樹心録巻五』『真宗全書』第36巻、79・80頁。
(85) 『教行信証文類随聞記巻三十』『真宗全書』第28巻、101頁。
(86) 『註釈版（七祖篇）』185頁。この引文と現生十益との関連について、先哲の見解を見ると、興隆は常行大悲・入正定聚の益を見ている（『顕浄土真実教行証文類徴

決巻十一』『真宗全書』第23巻、118頁)。智遐は至徳具足の益を見ている(『教行信証樹心録巻五』『真宗全書』第36巻、80頁)。玄智も同じく、至徳具足の益を見ている(『顕浄土真実教行証文類光融録巻二十』『真宗全書』第25巻、30頁)。対して、石泉は転悪成善の益を見ている(『教行信証文類随聞記巻三十』『真宗全書』第28巻、101頁)。

(87) 『註釈版(七祖篇)』250頁。この引文と現生十益との関連について、先哲は等しく諸仏護念の益を見ている。興隆『顕浄土真実教行証文類徴決巻十一』『真宗全書』第23巻、118頁。足利義山『教行信証摘解巻四』『真宗叢書』第8巻、210頁。智遐『教行信証樹心録巻五』『真宗全書』第36巻、80頁。芳英『教行信証集成記巻三十四』『真宗全書』第32巻、564頁。玄智『顕浄土真実教行証文類光融録巻二十』『真宗全書』第25巻、30頁。石泉『教行信証文類随聞記巻三十』『真宗全書』第28巻、101頁。

(88) 『註釈版(七祖篇)』251頁。この引文と現生十益との関連について、先哲は等しく知恩報徳の益を見ている。興隆『顕浄土真実教行証文類徴決巻十一』『真宗全書』第23巻、119頁。足利義山『教行信証摘解巻四』『真宗叢書』第8巻、210頁。智遐『教行信証樹心録巻五』『真宗全書』第36巻、80頁。芳英『教行信証集成記巻三十四』『真宗全書』第32巻、564頁。玄智『顕浄土真実教行証文類光融録巻二十』『真宗全書』第25巻、30頁。石泉『教行信証文類随聞記巻三十』『真宗全書』第28巻、101頁。

(89) 『註釈版(七祖篇)』202頁。この引文と現生十益との関連について、先哲は等しく常行大悲の益を見ている。興隆『顕浄土真実教行証文類徴決巻十一』『真宗全書』第23巻、120頁。足利義山『教行信証摘解巻四』『真宗叢書』第8巻、210頁。智遐『教行信証樹心録巻五』『真宗全書』第36巻、80頁。玄智『顕浄土真実教行証文類光融録巻二十』『真宗全書』第25巻、30頁。石泉『教行信証文類随聞記巻三十』『真宗全書』第28巻、101頁。

(90) 『註釈版(七祖篇)』264頁。この引文と現生十益との関連について、先哲は等しく常行大悲の益を見ている。興隆『顕浄土真実教行証文類徴決巻十一』『真宗全書』第23巻、121頁。足利義山『教行信証摘解巻四』『真宗叢書』第8巻、210頁。智遐『教行信証樹心録巻五』『真宗全書』第36巻、80頁。芳英『教行信証集成記巻三十四』『真宗全書』第32巻、567頁。玄智『顕浄土真実教行証文類光融録巻二十』『真宗全書』第25巻、30頁。石泉『教行信証文類随聞記巻三十』『真宗全書』第28巻、101頁。

(91) 『親鸞聖人真蹟集成第一巻』（法藏館、1973年）245頁。『真聖全Ⅱ』76頁の訓点も同様である。

(92) 『蓮如上人御一代記聞書』第137条の「一句一言を聴聞するとも、ただ得手に法を聞くなり」（『真聖全Ⅲ』565頁）や、第119条に「五人は五人ながら意巧にきくもの」（『真聖全Ⅲ』562頁）と記される。

(93) 拙稿「現代の人間と宗教」（『仏教文化研究所所報』第31号、2007年）において、雑感を書した。『仏教死生観デジタルアーカイブ研究〜生きる意味の省察〜』（方丈堂出版、2011年）に転載。

(94) 後の善導引文（「自信教人信難中転更難大悲弘普化真成報仏恩」）で説かれることである。説く者の働き・功績によって法が伝わると考えるべきではない。

(95) 『大正蔵』47-15b、『浄土宗全書』第１巻・696頁でも「悪知識」となっている。芳英も、「悪知識に遇ふとは、善悪相対して重重たり。真を謗り、偽を行ずる悪人、仏智般若を誹謗し、悪道に堕する故に、生死を流転する」と解釈している（『教行信証集成記巻三十四』『真宗全書』第32巻、566頁）。

(96) 『親鸞聖人真蹟集成第一巻』（法藏館、1973年）246頁。

(97) 『講解教行信証』（法藏館、1994年、863頁）には、次のように記される。『安楽集』では「悪知識」になっている。西本願寺本では欄外に「悪」と頭書して訂正されている。高田本は右側に「悪歟」とある。悪知識の方が文としては素直である。先輩の多くは悪知識と訂正している。しかし、善知識のままでも「善知識に遇いながらもそれに耳をかさず般若を誹謗する」というように解すれば解釈できないこともない。

(98) 『教行信証口述50講 第３巻』（教育新潮社、1997年）76頁以下参照。善知識に遇いながらも、悲しいことにいまだ念仏の真実に遇うことができていない仏弟子という意味合いに理解すれば、この状態の者を仮の仏弟子と呼ぶこともできるのかもしれない。

(99) 「行巻」に引かれる『平等覚経』の読み替えにも同様のものがある。すなわち、『平等覚経』第十九願文「我作仏時他方仏国人民前世為悪聞我名字及正為道欲来生我国寿終皆令不復更三悪道則生我国在心所願不爾者我不作仏」（圏点は引用者による）は『浄土宗全書』（第１巻、63頁）によれば、「前世に悪を為すとも」と読まれ、たとえ前世に悪を為すものでも阿弥陀仏の本願は救うと読まれる。『真聖全Ⅱ』７頁、『真蹟集成第一巻』31頁によれば、親鸞は「前世に悪のために」と読み、前世に悪を為し、悪のために苦悩するが故に、今、阿弥陀仏の本願に出遇えていると喝

破するのである。「常行に堪へざらんもの」「貧窮」を救うという弥陀の本願を、私のこととして聞信できたということである。

(100) 同様の須の字の読み替えは、大信釈に『観経疏』三心釈から引文する「不善三業必須真実心中捨又若起善三業者必須真実心中作」にも見られる。『観経疏』原文は、「不善の三業は、かならずすべからく真実心のうちに捨つべし。またもし善の三業を起さば、かならずすべからく真実心のうちになすべし」(『註釈版（七祖篇）』456頁）と読まれる。不善の三業は必ず心を真実にして捨てるべきであり、またもし、善の三業を起こすならば、心を真実にして起こさなければならない、という意に解することができる。これを親鸞は、「不善の三業はかならず真実心のうちに捨てたまへるを須ゐよ。またもし善の三業を起さば、かならず真実心のうちになしたまひしを須ゐて」（『真聖全Ⅱ』52頁、『親鸞聖人真蹟集成第一巻』172頁）と読む。不善の三業は、如来が真実心の中で捨ててくださっていることをそのままもちいなさい、また、もし不善の三業を起こすならば、必ず真実心の中で成就してくださったことをもちいなさい、と訓読されている。

これに先立ち、同じく『観経疏』引文にも、「欲明一切衆生身口意業所修解行必須真実心中作」を、善導は「一切衆生の身口意業所修の解行、かならずすべからく真実心のうちになすべきことを明かさんと欲す」と読むが（455頁）、親鸞は「一切衆生の身口意業の所修の解行、かならず真実心のうちになしたまへるを須ゐんことを明かさんと欲ふ」（『真聖全Ⅱ』51頁、『親鸞聖人真蹟集成第一巻』170頁）と読んでいる。

(101) 『註釈版（七祖篇）』264頁。『浄土宗全書』第1巻、700頁。

(102) 玄智は、この真の仏弟子の相を自利利他と表現する（『顕浄土真実教行証文類光融録巻二十』『真宗全書』第25巻、33頁）。

(103) 松谷慧昭の「真佛弟子の風格―『教行信証』信巻における真佛弟子釈を中心に―」（『高田学報』第75輯、1986年）にも「利他の大悲行」との理解が示される。

付記

本稿は、拙稿「「信巻」真仏弟子釈についての一考察―『安楽集』引文を中心に―」（『真宗学』第118号、2008年）、「「信巻」真仏弟子釈についての一考察（二）―御自釈を中心に―」（『真宗学』第119・120合併号、2009年）をまとめ、若干の加筆訂正をしたものである。

ビハーラ活動のガイドライン
―浄土教における死と慈愛

鍋島 直樹

序

　本論の目的は、仏教を背景とするビハーラ活動の意義とその基盤となる親鸞における死生観と救いについて明らかにするところにある。日本においてビハーラ活動を進めるにあたり、キリスト教を背景とするホスピスと仏教を背景とするビハーラとが共通する性格を有しつつも、どこにビハーラの特色があるのかを教学として明らかにする必要があった。そこで、この論では、宗教的理念とともに臨床的事例に学びながら、ホスピスとビハーラの共通性と独自性についてそれぞれ解明したい。次いで、親鸞がどのように死を受けとめ、生死を超えた救いを見開いたかについて明らかにしたい。そして医療と仏教とが緩和ケアの領域においてより一層連携していけるように、日本の伝統文化を尊重しつつ、浄土教を背景とする看取りの姿勢、すなわち、ビハーラ活動のガイドラインを提示したい。

1　ビハーラ活動の理念と基本方針

　1980年代、日本で、人が亡くなった後だけでなく、今、死の前で孤立している人々の心に届くような仏教として復興したいという願いが、仏教徒のなかからわきおこった。こうして仏教のホスピス活動、すなわち、ビハーラ活動が始まった。
　1985年、田宮仁は、キリスト教のホスピス・ケアの精神に学び、「仏教を背景としたターミナル・ケア（終末期医療）施設」の呼称として「ビハーラ」を提唱した。[1]

ビハーラ第1号は、1993年に認可された新潟県長岡市の長岡西病院ビハーラ病棟（22床）である。田宮仁は、そのビハーラ病棟設立の理念ついて次のように記している。[2]

1. 限りある生命の、その限りの短さを知らされた人が、静かに自身を見つめ、また見守られる場である。
2. 利用者本人の願いを軸に看とりと医療が行われる場である。そのために十分な医療行為が可能な医療機関に直結している必要がある。
3. 願われた生命の尊さに気付かされた人が集う仏教を基礎とした小さな共同体である。（ただし利用者本人やその家族がいかなる信仰を持たれていても自由である）

　ここで重要なことは、ビハーラ病棟が、医療と仏教とが連携して、患者を支える場であるということである。すなわち、医療行為を中止して、安らかに死ぬことをめざすのではない。患者が静かに人生をふりかえることができ、家族や医療スタッフに見守られて生きる場である。このビハーラの理念には、誰もが抱える「生・老・病・死」の苦悩について、医療や福祉と共に、仏教徒も責任をもって応えていきたいという願いがこめられている。
　私とビハーラとの邂逅は、1983年に遡る。長岡西病院ビハーラ病棟が設立される数年前、私は大学院生時代に、田宮仁に出遇い、その志願に心動かされた。また、聖隷三方原病院聖隷ホスピス初代所長の医師、原義雄や日野原重明、柏木哲夫などの講演や著書に学んで感銘を受けた。原義雄・千原明『ホスピス・ケア―看取りの医療への提言』（メヂカルフレンド社、1983年）、日野原重明『延命の医学から生命を与えるケアへ』（医学書院、1983年）、『死をどう生きたか』（中公新書、1983年）、Kenneth P. Cohen、柏木哲夫訳『ホスピス　末期医療の思想と方法』（医学書院、1982年）などをくりかえし読んだ。こうして1986年、『死を看取る心―仏教・ホスピス・脳死』を共著出版した。[3] あわせて、1986年に、浄土真宗本願寺派社会部における「ビハーラ活動研究会」に委員として参画し、1987年にビハーラ活動者養成研修会を始め、『ビハーラ活動―仏教と医療と福祉のチームワーク』（本願寺出版社、1993年）を共著出版した。

次に、教学面から、各界有識者の知見を踏まえて、『ビハーラ活動の理念と方向性』（浄土真宗本願寺派、1987年初版、1997年策定）を執筆した。以来、ビハーラ活動者養成研修カリキュラムにおいての浄土教における死の看取りと救いの歴史と意義に関する講義を担当している。浄土真宗のビハーラ活動者養成研修の目的は、僧侶や坊守だけでなく、広く医療関係者など門信徒もビハーラ活動者として養成することであり、本願寺では全国から毎年50名を募集している。そのカリキュラムは、仏教教学と臨床実習の両面にわたる。すなわち、ビハーラ活動を支える浄土教の生死観、人間観、救済観を学ぶとともに、病院や社会福祉施設での技術、実習、カウンセリング音楽、レクリエーション方法などを体験学習して、現場にふさわしいビハーラケアワーカーやビハーラ僧を育てることをめざしている。研修修了者は、全国各地域の病院や施設などの協力を得て、ビハーラ活動を実践している。1987年以来、その養成研修は、カリキュラムを改善しながら継続して実施されている。

　ビハーラ活動の理念は、支えあって生かされているという仏教の縁起観、仏の摂取不捨の悲願を依り所とし、医療と社会福祉と仏教とが協力しあい、苦しみをかかえた患者と家族に対する敬愛と傾聴に始まり、支援を求めている人々を孤独の中に置き去りにしないように、その心の不安に共感し、その人が安心して生きられるように、全人的に支援することをめざすものである。看取りに携わる者自身もまた、患者に学び、悲しみを縁として、自らの人生の意味をふりかえり、生死を超えた心の絆を育んでいきたいという思いがある。そのビハーラ活動をつきうごかす根底には、尊卑賢愚に拘わらず、すべての人々が仏に願われているという阿弥陀仏の本願がある。弥陀の本願に支えられながら、死に直面する人が、死についてどう考え、人への愛情、自らの人生の意味をどう考えているかを傾聴し、無常を超えて真実の心の絆を育み、深い安らぎを得ることをビハーラ活動の願いとする。また死別後、残された人々がもつ悲しみに寄り添い、亡き人に与え亡き人から受けた愛情や言葉を人生の道標として、ともに学んでいくところにも、その願いがある。

　2008年に、ビハーラ本願寺とビハーラクリニックが京都府城陽市に設立されることに伴い、広島県三次市にあるビハーラ花の里病院をはじめ、全国の浄土真宗本願寺派のビハーラ関連施設、ビハーラサンガネットワーク（VSN）が

共有できる理念と方針の内容をわかりやすい表現で次の通りまとめられた。その基本方針の構想は、ビハーラ活動に携わる若原道昭、木曾隆、長倉伯博、野村康治、鍋島直樹委員らにより、西本願寺社会部において策定されたものである。

ビハーラサンガネットワーク（Vihāra Saṃgha Network）の理念

「ぬくもりとおかげさま」

「ビハーラ」（vihāra）とは、「精舎・僧院」「身心の安らぎ・くつろぎ」「休息の場所」を、「サンガ」（saṃgha）とは、「教えを受けて、さとりをめざす集団」を、「ネットワーク」（network）とは、「連携・法網・心の絆」を意味します。

ひとはひとりで生きているのではありません。他の誰かに支えられ、自然に生かされています。そのままで仏に願われています。ひとは、家族やよき理解者にめぐりあい、愛し願われているという心の絆を感じるとき、寂しさが和らげられます。親鸞聖人は、『無量寿経』を真実の教説とし、第十八願至心信楽の願によって、一切衆生が弥陀の本願を聞き信じ、ただ念仏して浄土に往生することを明かしました。「一切の有情はみなもつて世々生々の父母兄弟なり」「摂取不捨」と説かれました。このような生きとし生けるすべてのものとの一体感をもち、あたたかく包んで見捨てることのない仏の大悲に支えられていることを感謝しながら、人々の悲しみ、痛みに共感する慈愛を育んでいきます。

ビハーラの基本方針

（1）温かいコミュニケーションに基づく信頼関係を大切にします。
（2）あなたがあなたらしく生きられるように援助します。
（3）あなたの身体的苦痛、精神的苦痛、社会的苦痛、スピリチュアルな苦痛を支え、苦しみの中で見出す真実に耳を傾けます。
（4）医療・福祉のスタッフとビハーラ会員などのぬくもりのあるチーム

ワークによってあなたとご家族を支えます。
（5）あなたのご家族も生活を共にし、ケアへの参加ができます。
（6）死別後のご家族の悲しみにも寄り添います。
（7）限りあるいのちのなかで、限りなきいのちの尊さに気づくことを大切にします。

　この基本方針は、施設を利用する人々に、ビハーラの意義がわかりやすく理解されるように願ってまとめられたものである。
　実際に、ビハーラ本願寺に隣接するあそか第2診療所ビハーラクリニックにおいて、次のように基本理念と基本方針が掲げられている。[4]

基本理念
あそかビハーラクリニックは、願われたいのちを共に生きるひとときに、仏の慈悲に照らされている「ぬくもり」と「おかげさま」の心で、安らぎの医療を実践します。

基本方針
（1）あなたと家族、すべてのスタッフの間に、温かいコミュニケーションに基づく信頼関係を築きます。
（2）あなたを悩ます痛みや不快な症状を緩和します。
（3）限りあるいのちの中で見出す真実を真摯に受け止めます。
（4）あなたと家族が希望する場所で、あなたらしく時を過ごせるよう支えます。
（5）あなたと家族が望むときに、家族がケアに参加できるように援助します。
（6）愛する人と別れなければならない苦しみに、療養中から死別した後まで寄り添います。
（7）他の医療機関と連携し、地域と共に歩むクリニックをめざします。
（8）ビハーラの施設として質の高いケアを提供できるよう、研修・教育に努めます。

このようなビハーラ施設の基本理念構想によって、広く社会にその存在意味が伝わっていくことが願われる。

2　キリスト教のホスピスと仏教のビハーラの共通性と独自性

（1）　ホスピスとビハーラの共通性

　キリスト教のホスピスと仏教のビハーラのめざすところは、同じである。いずれかが優れているという違いはない。1967年に、イギリスにセント・クリストファー・ホスピスを設立したシシリー・ソンダースは、こう記している。[5]

> 　われわれが求めている成果は、患者自身のためのものである。勇気と思慮分別を示しながら、逆境を乗り越えていく人々に出会うのは、われわれにとっての名誉であり、われわれは多くのものを学ぶことになる。このような出あいは患者に近づいてこそ可能となる。

　また、1987年に設立した浄土真宗本願寺派ビハーラ活動の理念の冒頭には、こう記されている。[6]

> 　私たちは、病院や施設で死を迎えるようになりました。そのため、日常的に死にふれることが少なくなった私たちには、死に向かう状況を冷静に受けとめることが難しくなっています。病の苦しみや死の不安を抱えた患者とその家族は、心の救いを求めて思い悩みます。臨終もまた一つの平生であり、無常に向きあって真実を求める時期であるといえます。そんな時、私たち仏教徒が、その方々のそばにいて、その苦悩に耳を傾け、「願われたいのち」の尊さについて、深く気づきあうことができたなら、きっとその方々の心の安らぎになることでしょう。

患者と家族を暖かくもてなし、肉体的な苦痛や精神的な苦悩を和らげて、その人なりに生きることを全人的に支えようとするという点については、両者は何の変わりもない。さらには患者自身が苦境のなかで示す優しさ、深き願いに、看取る人々が多くのことを学ぶのも、両者に共通する点である。キリスト教に

は、旅人に仕える隣人愛の精神がある。死は最後でなく、天国への通過点というはっきりした死生観がある。仏教には、生きとし生けるものを分け隔てなく敬愛する慈悲の精神がある。あらゆるものが無常であることを自覚し、迷いの連鎖を離れて、すべての苦しみが滅した涅槃にいたることをめざす死生観がある。浄土教では、死は浄土に往生することであり、浄土で亡き人と再会でき、また亡き人は仏となり、浄土より還って愛する人々の心に生きつづけるという生死観がある。世界を創造した神をたてるかたてないかの違いだけで、愛と慈悲には共通点が多い。[7]

このようにホスピスもビハーラも、人々の苦しみに寄り添う慈愛から生まれたものである。言葉を換えていえば、仏教における慈悲も、キリスト教における神の愛も、いずれも天空のようにわけへだてなく広がっている。そのとらわれのない慈愛で孤立している人々の生を包み育もうとするとき、ホスピスやビハーラ・ムーヴメントが展開してきたといえるだろう。

(2) ホスピスとビハーラの独自性

ところで、キリスト教に支えられたホスピス・ケアと仏教を背景としたビハーラ活動の両者には、儀式や文化の差異、信仰に基づく人間理解に独自の視座がある。その国や地域の伝統文化、宗教を尊重することが大切である。実際に苦悩する患者に接するとき、看取る人が患者自身からその人生観を学ぶとともに、看取る人自身の死生観や人間観が求められてくる。「私はこの患者にどういう気持ちで接していけばよいのか」「私はなぜいまこの看取りに携わっているのか」と。そこで両者の人間理解の独自性を、簡略に示すと、以下の通りである。

1) キリスト教を背景としたホスピス・ケア
……患者の姿にイエス・キリストの姿を見出す。

——我と汝・私と神

貧しき人、病める人、飢えた人々は愛すべき人である。なぜなら、その人たちは主キリスト自身だからである。貧しき人、病める人、飢えた人々に捧げ

る仕事は、神キリストのために行う仕事である。
　──患者の苦しみのなかにキリストの苦難と愛を見いだす。

　それでは、マザー・テレサとシシリー・ソンダースの二人の言葉と姿勢によりながら、神の愛と看取りの原点を学び、ホスピス・ケアの独自性に注目したいと思う。

　【事例1．マザー・テレサ】
　マザー・テレサは、1950年代より、インドのカルカッタに「死を待つ人の家」を開設した。カルカッタは当時、「難民の終着地」とよばれるほど、スラム、路上生活者、ハンセン氏病患者などの貧しい人たちが数多くいた。ある日、マザー・テレサは路上で行き倒れになっている老女に出会う。その彼女の身体は、ネズミにかじられ、傷口にはうじがわいていた。マザー・テレサは、この老女を助けようと近くの病院をたずねたが、どこも受け容れてくれるところがなかった。それでもマザー・テレサが介抱していると、その老女がひとこと「ありがとう」と笑顔をみせて死を迎えたという。この行き倒れの彼女からうけた笑顔に心を動かされ、マザー・テレサは死に瀕している人たちが愛と尊厳のうちに死を迎えられるように、市役所に嘆願した。こうしてカルカッタのカリガートに開設されたのが、「死を待つ人の家」であり、「ニルマル・ヒルダイ」（汚れなき聖心の家）と名づけられた。それはヒンドゥー教の人々をキリスト教に改宗させるためではない。彼女には、「人間にとって最も悲しむべきことは、貧しさや病ではない。むしろ、そのことによって見捨てられ、だれからも自分は必要とされていないと感じることである。そしてまた、この世の最大の悪は、そういう人に対する愛が足りないこと、神から授かるような愛が足りないことである」という信念がある。その信念が示すように、「ニルマル・ヒルダイ」も、貧しき人や病める人を大切にする信仰から生まれたものであった。そこで、マザー・テレサがどのような心持ちで貧しき人々に接していたかを示す文章をいくつか引用しておきたい。

　　あるとき、町で行き倒れのおばあさんに会いました。その体はネズミと

アリにかじられ、うじがわいていました。私が介抱していましたら、彼女は一瞬意識を回復し、ただひとこと、私を見て、「あ……・り……・がとう」といって笑顔で息を引きとりました。そのとき私は、司祭が祭壇で聖体を迎えてふれるように、主を迎え、主の体にふれたのです。そのときの彼女の笑顔はいまでもよく覚えていますが、とても美しいものでした。

貧しい人は偉大な人、愛すべき人たちです。私は貧しい人に物を恵んでいるのではありません。私は彼らから、主ご自身を受けているのです。この喜びを配りたい。分かちたい。それが私たちのミッショナリーズ・オブ・チャリティ（神の愛の宣教者会）の仕事です。(8)（第１回アジア宗教者平和会議。1976年。シンガポール）

あなたが考えているヒューマニズムが、どんなものだか私にはわかりません。私は社会福祉家でもなければ、慈善家でもないのですよ。私は神キリストのためにやっているだけですから。(9)

社会福祉は、一つの目的のためで、必要なことであり、すばらしいことです。これと違ってキリスト教的な愛（アガペー）は、ひとりの人のためのことです。社会福祉は数についてのことであり、キリスト教的愛は、人間であり、神であったおかたのことです。私どもは、病める人、飢える人、捨てられた子どもの姿を見たとき、みなイエス・キリストの姿だと思って仕えているのですよ。ですから、どんなにつらいことでも、どんな汚いことでもできるのです。(10)

こうして、マザー・テレサが日々、ミサのなかで主キリストの体を拝領し、カルカッタの街中で、貧しい人々の出会いを通して、主キリストの体を拝領してきたことがわかる。

【事例２．シシリー・ソンダース】
シシリー・ソンダースは、福音派のクリスチャンで、看護師、そして医療ソーシャルワーカーとして病院に勤めていた。彼女は、1947年、ディヴィド・タ

スマという患者と出会い、死別までの深い心の交流を通じて、末期患者に対するトータルなケアが大切であることを感じた。死にゆく人のために仕事がしたいと決意した彼女は、1957年に医師の資格を取得し、痛みの研究に取り組み、経口モルヒネ剤による予防的で定期的な投与法を発表した。痛みの緩和は当時、それまで軽視されていた分野だった。そうして彼女がホスピスの構想を計画していた頃、聖ジョセフ病院で、アントーニ・ミチュニヴィッチという患者と出会う。医師であった彼女は死を迎えている患者と再び恋におちた。二人は相互に愛し合うことを通して、神を愛するようになっていった。彼女が彼との間に感じた一体感が、他の人々とも一体であるという共感をうみだしていった。適切な環境と患者が自分自身を取り戻せるような痛みの抑制によって、最後の日々が最高に豊かなものとなるような教訓を、シシリーはアントーニから学んだ。彼女はその経験をこう記している。

> 私はこの苦痛を分かち合うことによって、その背後にもっと強いものがあることを知りました。……一つの存在があることを。私たちこの世に生きるものの多くは、それが神の存在であると信じます。神は人間のささやかな技術では担い切れない私たちの苦しみを共に担い、耐え抜かれたあと、今度はすべての人の悲しみを共に担い、その悲しみを別のものに変えてくださるのです(11)。

こうしてシシリーは1967年に、セント・クリストファー・ホスピスを創設した。それは患者と家族のための一つのコミュニティをイメージする施設である。シシリーはどのような気持ちで信仰の内面と看取りとの関係について考えていたのだろうか。

> もし私たちが自分自身の存在の源をみいだすことができれば、万物の創造者との何らかのつながりをみいだすこともできるかも知れません。しかし、もう一つの道は、他人を通して神の存在を知ることであり、これはより害の少ない方法です。私たちは言葉や考えを通して、より他人の中に『受肉した神』の姿を見出すことの方がよりたやすいのです。患者を通し

て神の召命に答えることが、つまり患者の行いを通じて神に応えていくことが、私たちにとっては安心できる場だったのです。[12]

このようにシシリーは、患者の中に受肉した神、すなわち、イエス・キリストを見出している。シシリーにとって携わっている患者は主ご自身であり、患者とイエス・キリストとが二重写しになっていることがわかる。また、シシリーは、「そこにいること（Be there）」を大切にしていた。それは、ケアする側が患者の苦悩を和らげることができるようであっても、つねに立ち止まり、相手に何一つできていないということを知らなければならないからであるという。

以上、マザー・テレサとシシリー・ソンダースのことばが示すように、ホスピス・ケアに携わる人々は、苦しむ患者の姿に、イエス・キリストの姿を見出している。すなわち、患者の姿が、十字架を背負いながらすべての人間の罪をあがなったイエス・キリストの姿と重なっている。ケアにあたる人々は、神に仕えている心持ちで、目の前にいる患者に関わっているのである。患者をキリスト自身として接する姿勢は、ケアにおける相手への謙虚さをもたらしている。あわせて、患者のことばを神のことばのようにケアするものが聞き学ぶことができるだろう。患者をキリストのごとく神聖視することによって、自ずと相手を尊重する姿勢が生まれている。

2）仏教を背景としたビハーラ・ケア
　　……患者との不思議な縁を見出す。

患者を看取ることは自分自身を看取ることになる。
患者も看取る人自身も、仏の子である。
人は、一人で生きているのではない。他の誰かに生かされている。如来の本願の自ずからの救いのはたらきによって生かされている。
天がすべてを包み、大地がすべてを載せるように、生きとし生けるものはみな家族である。
——自然のあるがままの姿で、仏に抱かれているという安心がある。
——我と汝を超えた、不思議なご縁の中で、患者と看取る者との関わりが生

まれる。

　仏教は、あらゆるものは相互に支えあって生かされているという、縁起の真理にめざめ、迷いを転じてさとりを開く教えである。自利利他円満を願って、いかなる困難にあっても、相互に支えあって生き抜くことを教える宗教である。仏教の真理は、苦・集・滅・道の四諦が示すように、思い通りにならない苦しみの現実とその原因を知り、その苦から解き放たれるように清らかな八正道をおさめて、寂静のさとりにいたることをめざしたものである。

　涅槃は、サンスクリット語のニルヴァーナ（nirvāṇa）の音写語であり、パーリ語ではニッバーナ（nibbāna）と表現され、煩悩の炎を吹き消した状態をさす。涅槃とは、迷いからうまれる苦しみの消滅を意味し、「無憂」「無畏」「平和」「不死」などと漢訳される。平穏で、畏れるものがなくなり、再び迷いをくりかえさない不死の境地である。釈尊の入滅、涅槃もまた、身体的な束縛から自由になることであり、あらゆる苦しみの消滅、寂静を意味している。[13]

　仏典には、釈尊は「良医[14]」「大医王[15]」であると呼称され、仏が、相手の病の原因を知り、それにふさわしい薬を与える医師のような存在であると説かれている。すなわち、「応病与薬」と表現されるように、仏の教えは、人間の苦しみを和らげて、身心の安らぎをもたらす「薬」に喩えられる。したがって仏教徒は、病気をまじないや占いによって治すのでもなく、運命としてただあきらめるのでもなく、何らかの原因や縁によって生じた病気として理解し、医学的な治療を受けて少しでも快方に向かうように願ってきたのである。

　それでは、釈尊、源信、親鸞の言葉と姿勢によりながら、仏教における人間の相互理解と看取りの姿勢を学び、ビハーラの独自性を明らかにしたいと思う。

【事例1．釈尊】

　釈尊は、相互に看取りあうことの意義について、『増壱阿含経』巻40に、次のように説いている。[16]

　　　仏、諸比丘に告げたまはく、「汝ら出家せし所以は、共に同一の水乳なり。然るに、各々瞻死せざりき。いまより已後、まさに展転して相瞻死す

べし。もし病比丘にして弟子なき者は、まさに衆中において次を差ち、病人を看せしむべし。しかる所以は、これ離れをはつて、さらに所為の処福、病之人を視るに勝る者を見ざればなり。それ病を瞻るものは、我を瞻るのと異なることなし。」

〈意訳〉

　仏は多くの僧侶たちに告げた。「あなたたちが出家したということは、水と乳がよく混じりあうように共に同朋であるということである。しかし、お互いにあまり看病しあわなかった。これから後は、支えあってお互いに看病しあうことを願う。もし病気の僧侶でありながら、自らの弟子のいないものは、僧侶たちが交代して、病人を看病してください。なぜなら、行いを通していたる幸せのなかで、病人を看病することに勝るものはないからである。病人を看取るものは、自分自身を看取るのと同じである。」

この釈尊の姿勢に明らかなように、看病する自分自身が、逆にその病める人から、はかなくも、かけがえのない生命の現実を学んだのである。また実際に、ブッダ自身、死に臨んで、「あらゆるものは無常である。これからはあなた自身を灯りとして大切にせよ。法を灯りとして大切にせよ。教えを実践するあなたの心の中に、私はいつも生きている」と弟子たちに言い残している[17]。こうしてインドにおける初期の仏教から、中国・日本の浄土教に至るまで、病人を温かく看取るムーヴメントがつづけられてきた。

【事例２．源信】

　日本中世において、仏教に基づく終末期の看取りを確立したのは、源信（942〜1017）の著述『往生要集』（985年４月）、およびそれを教学的基盤として、986年５月26日に設立された比叡山の横川首楞厳院における二十五三昧会である。源信は『往生要集』の臨終行儀において、臨終を看取る意義についてこう記している。

　　臨終の勧念とは、善友・同行のその志あるものは、仏教に順ずるがために、衆生を利せんがために、善根のために、結縁のために、患に染まん初

めより病の床に来りて問ひて、幸ひに勧進を垂れよ。ただし勧誘の趣は、まさに人の意にあるべし。いましばらく自身のために、その詞を結びていはく、「仏子、年来のあひだ、この界の希望を止めて、ただ西方の業を修す。就中、本より期するところは、これ臨終の十念なり。いますでに病の床に臥しぬ。恐れざるべからず。すべからく目を閉ぢ、掌を合せて、一心に誓期すべし。……」と。いま十事あり。まさに心を一にして聴き、心を一にして念ふべし。一々の念ごとに疑心をなすことなかれ。

　一には先づ大乗の実智を発して生死の由来を知るべし。『大円覚経』の偈にのたまふがごとし。

　「一切のもろもろの衆生の、無始の幻の無明は、

　みなもろもろの如来の、円覚の心より建立せり」と。

　まさに知るべし、生死即涅槃なり、煩悩即菩提なり、円融無礙にして無二・無別なり。しかるを一念の妄心によりて、生死の界に入りにしよりこのかた、無明の病に盲ひられて、久しく本覚の道を忘れたり。ただ諸法はもとよりこのかた、つねにおのづから寂滅の相なり。幻のごとくして定まれる性なし。心に随ひて転変す。このゆゑに、仏子、三宝を念じたてまつりて、邪を翻して正に帰すべし。しかも仏はこれ医王なり、法はこれ良薬なり、僧はこれ瞻病人なり。無明の病を除き、正見の眼を開き、本覚の道を示して、浄土に引摂することは、仏法僧にしくはなし。このゆゑに、仏子、先づ大医王の想をなして、一心に仏を念じたてまつるべし。[18]

　ここで源信が記しているように、臨終に念仏を勧め、病人を看病することは、仏教に順応し、人々に恵みをもたらし、縁を育むことになるとしている。また注目すべきことは、病気で苦しんでいる相手に対して、「仏子」、すなわち、「仏の子よ」とよびかけ、病人に学び、病人を敬愛する気持ちで接していることである。どんな病人も、限りある命のなかで、無量のいのちの尊厳をもった仏となっていくことを、この「仏子」という呼称が示しているだろう。

　また、人生の終末において思念すべき十事の第1番目には、こう書かれている。「本来は、生死のまよいの世界はそのまま涅槃の安らぎの境涯であり、互いにさわりとなることなく融けあっているが、人は、このまよいの世界で、無

明の病、すなわち、真理に暗く、自己中心的な執着、煩悩にとらわれて生きているので、心がその本性において仏のさとりそのものであることをしらない。迷いの心のままに移り変わっている。だからこそ、仏の子よ、仏法僧の三宝を念じよ。仏が医王であり、法が良薬であり、僧が看病人である。無明の病をとりのぞき、真理を知る正しい眼を開いて、浄土に導いてくれるのは、仏法僧におよぶものはない。仏の子よ、どうかはじめに、この大いなる医王の想いをおこして、一心に仏を念じてください」と。ここに、人はつねに迷いに沈んでいるからこそ、病人を看取ることを通して、仏教の真理にめざめていってほしいと、源信が願っていたことがうかがわれる。

【事例3．親鸞】
　さらに、このような仏教徒の姿勢は、親鸞の著した『教行証文類』信巻の真仏弟子釈にもうかがうことができる。親鸞は、念仏する人が、もろもろの人々のなかにあって、白蓮華（芬陀利華）であると示した後で、次のように記している。

　　『安楽集』にいはく、諸部の大乗によりて説聴の方軌を明かさば、『大集経』にのたまはく、「説法のひとにおいては、医王の想をなせ、抜苦の想をなせ。所説の法をば甘露の想をなせ、醍醐の想をなせ。それ聴法のひとをば、増長勝解の想をなせ、愈病の想をなせ。もしよくかくのごとき説者・聴者は、みな仏法を紹隆するに堪へたり。つねに仏前に生ぜん」と。[19]

　ここで親鸞は『安楽集』を引用して、教えを説くものと、教えを聞くものの心得を明らかにしている。すなわち、「仏法を説くものは、人の病を治療する優れた医師を想いおこせ。相手の苦しみを除くことを想え。仏法を聴くものは、説かれる教法が、甘露のような深い味わいであると想い、醍醐のような最上の薬であると想え。また、（説法をするものは）法を聴くものが、仏法を柔軟に疑いなく受けいれ、信心を増長していくと思い、聴くものの心の病が癒されるという想いをなせ。[20]もしこのように説くものと聴くものとの呼吸があえば、時を超えて、仏法が受けつがれ盛んになるだろう。そのような説者と聴者は、い

つも仏の御前にあり、仏とともにある人である」と親鸞は理解したのである。これは真の仏弟子の聞法と伝道の姿勢を示したものである。ここより、仏法を説くものも、聞くものも、病人の苦しみを取り除き、その悩みを癒すような自覚をもって、相手に接し、自らの心を育てていってほしいと、親鸞が願っていたことがわかる。

さらに、ビハーラ・ケアにおいて、臨床の場で依り所にされている親鸞思想を三つ紹介したい。

①摂取不捨。自然法爾。天がすべてを覆い、地がすべてを載せるように、仏の大悲は、生きとし生けるものにわけへだてのない慈しみを注いでいる。

第1は、摂取不捨という仏の大悲のはたらきを明かした教学が、ビハーラ・ケアの依り所とされている。摂取不捨について、こう説かれている。

　一々の光明は、あまねく十方世界を照らし、念仏衆生を摂取して捨てたまはず。……仏心とは大慈悲これなり。無縁の慈をもつてもろもろの衆生を摂したまふ。(『観無量寿経』真身観)

　誠なる哉、摂取不捨の真言、超世希有の正法、聞思して遅慮することなかれ。(『教行証文類』総序)

　十方微塵世界の
　　念仏衆生をみそなはし
　　摂取してすてざれば
　　阿弥陀となづけたてまつる (『浄土和讃』〈82〉)

このように阿弥陀仏は念仏の人々を光明のなかに摂取して決して見捨てない。親鸞は、この『浄土和讃』の「摂取してすてざれば」に左訓をつけて、「摂めとる。ひとたびとりてながくすてぬなり。摂はものののにぐるをおはえとるなり。摂をさめとる。取は迎へとる」(異本左訓)と記している。その意味において、仏の慈悲とは、真実から逃げていく自己を背中から抱きとめる愛情として、

親鸞が受けとめていることがわかる。
　自然法爾とは、阿弥陀如来の本願が自ずからしからしむるはたらきである。

> 「自然」といふは、「自」はおのづからといふ、行者のはからひにあらず、「然」といふは、しからしむといふことばなり。しからしむといふは、行者のはからひにあらず、如来のちかひにてあるがゆゑに法爾といふ。「法爾」といふは、この如来の御ちかひなるがゆゑに、しからしむるを法爾といふなり。法爾はこの御ちかひなりけるゆゑに、およそ行者のはからひのなきをもつて、この法の徳のゆゑにしからしむといふなり。すべて、ひとのはじめてはからはざるなり。このゆゑに、義なきを義とすとしるべしとなり。
>
> 「自然」といふは、もとよりしからしむるといふことばなり。弥陀仏の御ちかひの、もとより行者のはからひにあらずして、南無阿弥陀仏とたのませたまひて迎へんと、はからはせたまひたるによりて、行者のよからんとも、あしからんともおもはぬを、自然とは申すぞとききて候ふ。(『末灯鈔』第5通)

　親鸞は、「自然」を「おのづからしからしむ」「もとよりしからしむ」、「法爾」を「如来の御ちかひなるがゆゑに、しからしむ」「行者のはからひのなきをもつて、この法の徳のゆゑにしからしむ」「義なきを義とす」と読み込み、自然と法爾を同義語として説明している。すなわち、自然法爾とは、人間の計らいによって救済が成立するのではなく、如来の本願の自ずからのはたらきによって衆生が救われることを意味している。人間の善悪の計らいはもはや必要なく、真実の自ずからなるはたらきによって、南無阿弥陀仏をただ信じ称えるものを救うということである。自然のあるがままの姿で仏に抱かれている。誰にも代わってもらえない苦しみを抱えたままで、仏に身をまかせ、このままの自己が大悲にくるまっている。親鸞は自然法爾をそのように受けとめている。
　この大悲のはたらきについて、『無量寿経』にこう説かれている。

> 大悲は深遠微妙にして覆載せずといふことなし。一乗を究竟して〔衆生

を〕彼岸に至らしむ。(『無量寿経』巻上)[28]

　仏の大悲は、深く妙なるものであり、あたかも天がすべてのものを等しく覆い、大地が残すことなくすべてを載せるようである。仏は生きとし生けるものをわけへだてなく安らぎの岸に導く。慈悲が、本来、「抜苦与楽(あらゆるものの苦しみを抜き、楽を与えること)」を意味するように、上述の一文は、慈悲の摂取不捨の働きを示している。そして人がこの仏の限りない慈悲にいだかれていることを知るとき、仏の慈愛が自己に満ち満ちて、自らを内省しながら、できるかぎり他者の安穏のために努力する姿勢が生まれてくるのである。

②不請の友。もろもろの衆生において視そなはすこと、自己の如し。
　第2は、『無量寿経』の次の一段である。

　　一切の万物において、しかも随意自在なり。もろもろの庶類のために不請(しょう)の友(とも)となる。群生を荷負してこれを重担とす。……大悲を興して衆生を愍れみ、慈弁を演(の)べ、法眼を授く。三趣を杜(ふさ)ぎ、善門を開く。不請の法をもつてもろもろの黎庶に施すこと、純孝の子の父母を愛敬するがごとし。もろもろの衆生において視そなはすこと、自己の如し。(『無量寿経』巻上)[29]

　この「不請の友」とは、「仏は、衆生が自ら請願しなくても、生きとし生けるもののために大いなる慈愛をもって、その親友となる」ことを意味する。また、「もろもろの衆生において視そなはすこと、自己の如し」とは、「生きとし生けるものの喜びや悲しみを仏が見ておられるのは、あたかも自分自身のことのようである」という大意である。慈悲とは、相手と一心同体になるような愛情であり、相手の中に自己を発見し、深く共感する心である。

　実際にビハーラ活動が進められる際に、この「不請の友」「もろもろの衆生において視そなはすこと、自己の如し」という聖句がどのような意義をもたらしているだろうか。その意義を知るために、二人の先行研究を学びたいと思う。

まず、ビハーラ活動の教学的な依り所を示した梯實圓は、こう述べている。

「不請の友」とは請願をまたずして自発的に悩み苦しむ人によりそい、痛みをわかちあおうとするまことの友のことである。病床についている人や、病人の介護につかれ切っている人々のお役に少しでもたとうという願いをもって行うビハーラ活動は、及ばずながらも「不請の友」となろうと志す運動である。それは相手を道具と見なし、私にとって何の役に立つかと計算してなす行為ではなく、病む「いのち」の痛みに共感し、少しでもわがごととして引き受けていこうとする行為でなければならない。「言うは易く、行うは難し」ということわざ以上に困難なわざにちがいないが、あえて重荷を背負うことによって、仏弟子としての責務をはたそうとするのがビハーラ活動であるといえよう。[30]

次に、ビハーラ奈良で、ビハーラ活動に携わり、自らも事故で重傷を負った和氣良晴は、「不請の友」の意義について次のように述べている。

「痛い」という身の傷みは、誰にも代わってもらえないかもしれませんが、「これからどうなるのだろうか」という心の呻きや、「どうして私だけが」と、取り残されたと感じる心の悩みは、共に案じてくれる人が側にいるとき、軽くなるのです。身の痛みと心の悩みからなる苦しみは、共に同感して支えてくださる人によって和らげられるのです。ややもすれば、「自分だけがどうしてこんな目に合わねばならないのか」と、恨みに思い愚痴をこぼさずにおれないことは、人生に多いことです。……不条理といえば、人生は不条理なものでしょう。しかし、その現実をじっと受け容れざるを得ないときは、受け容れるしかないのです。厳しく辛いことですが、でも独りぼっちではなく、そのことを案じているお方は、こちらが気づかなくとも、きっといつも側にいて、共に同感してくださっているのです。先ほどの「不請の友」や「慈」の原意である「友」という文字は、手と手を重ね合わせた形からできています。苦しみ悩む私の手に、友が自らの手を重ねて握りしめ、苦悩を共に同感して、安らぎを与えるのが、まことの

「友」なのでしょう。[31]

したがって、仏が相手のなかに自己を発見して、共感し、深い心のつながりをうみだすように、ビハーラ・ケアも、仏の願いにいだかれて、看取るものが、苦しみにあえいでいる人々に寄り添っていくことを願っているといえるだろう。

③慈悲喜捨。生きとし生けるものは、世代を超えた家族である。
第3に、次の言葉も、ビハーラ・ケアにおいて重視されている。

　　　一切の有情はみなもつて世々生々の父母兄弟なり。(『歎異抄』第5章)[32]

このような生きとし生けるものすべてのものとの一体感が、あらゆるいのちへの感謝を生み、人々の痛みに共感する大悲の心に転じられていく。あらゆるものとの一体感、宇宙と自己との縁起的な結びつきを実感するときに、常行大悲の心が生まれてくる。実際に、仏教系の病院や高齢社会福祉施設などでは、常行大悲や慈悲喜捨の四無量心を鑑として実践しているところも多い。すなわち、四無量心とは、生きとし生けるものを友のようにわけへだてなく慈しみ（慈）、相手の悲しみのそばによりそい（悲）、相手の喜びをともに喜び（喜）、さまざまなとらわれを離れて、平等な心で接すること（捨）である。現実には、人間の慈悲にはつねに限界があり、相手を助けられることは少ない。だからこそ、自力の限界を知ってなおも相手を思う心が、そこに求められてくるのである。

以上、仏の摂取不捨の慈しみの光、不請の友として仏が衆生によりそう姿勢、慈悲喜捨の四無量心、生きとし生けるものが家族であるという縁起の自覚が、折に触れて、人間一人ひとりに働きかけ、相互に支えあって生かされていく姿勢を育んでいく。相互に不可思議な縁で結ばれ、その縁によって助けられながら生きているという実感が、他者を尊重する気持ちとなってくるのである。このように、仏の摂取不捨の光に包まれて、自己も相手も苦しみや喜びのなかにあると気づくとき、同じ光を受けている相手に寄り添う心が自然にわきおこってくる。それは相手の中に、自己を発見し、相手を心配する情愛である。しか

し人間の慈悲は完全ではない。何もできないという限界があることを知りながら、それでも不思議な縁で結ばれている相手に関わっていくのである。その他者への慈愛は、我と汝をこえた大いなるいのちの結びつき、一体感から生まれてくるものといってよいだろう。

3　親鸞における死と救い

（1）　悲しくも尊い往生

　それでは、ビハーラ活動の基盤となる親鸞の看取りと救済観について考察したいと思う。法然の薫陶を受けた親鸞（1173〜1262）は、死をどのように受けとめたであろうか。まず親鸞は、覚信坊という門弟の死について、こう語っている。

　　そもそも覚信坊の事、あはれにおぼへ、またたふとくもおぼへ候。そのゆへは信心たがはずしておはられて候。（『御消息』第13通[33]）

ここより第1に、親鸞は死の現実を、悲しさと尊さの両面から受けとめていた。この覚信坊が、感謝の想いで念仏を称えて、死を迎えているところには、苦しみのなかにおける念仏の心強さを見出すことができるだろう。

（2）　浄土―死を超えたいのちの絆

　また、親鸞は弟子たちの臨終に際して、数多くの手紙を送っている。たとえば、

　　この身は、いまは、としきはまりて候へば、さだめてさきだちて往生し候はんずれば、浄土にてかならずかならずまちまゐらせ候べし。（『末灯鈔』第12通[34]）

「私は今はもうすっかり年を取ってしまいました。定めしあなたに先だって浄土に往生するでしょうから、あなたを浄土で必ずお待ちいたしましょう」という意である。ここより第2に、親鸞は、死は終わりでなく、浄土に誕生する

ことであり、死別してもまた会える世界がある（「俱会一處」(35)（『阿弥陀経』）と明かした。仏教において浄土とは、涅槃の世界（the realm of enlightenment）であり、迷いの煩悩や人間の汚濁を清らかにした世界である。それは特に阿弥陀仏の世界を示している。親鸞の著述には、「極楽（the Sanskrit *Sukhāvatī*: land of bliss）」という語は、経典や論釈を引用する場合を除いて、あまり見当たらない。むしろ親鸞は、浄土を「安楽（land of happiness）」「安養（land of peace）」「無量光明土（land of immeasurable light）」と表現している。浄土は、形あるものを示しながらそれを通して形なき真実を表している。親鸞が極楽浄土を「無量光明土」と受けとめた理由は、浄土が迷いの世界の彼方のものでありながら、同時に、私がただ念仏するところ、つねにこの私に向かって到来し、現実世界を照らし護り育てる世界であったからである。死ぬこと自体は決して不幸ではなく、人間の思いの及ばぬ死の彼方は、仏の光に満ちていると説いて、人々に死を超えた解決を示したのである。浄土とは、亡き人と愛する人々との心と心をつなぐ、真実のいのちの絆であるといってもいいだろう。

（3）　今ここにおける仏の摂取不捨─現生正定聚と彼土滅度の思想

　第3に、仏は悩めるものをそのままで今ここにおいて摂取する、と親鸞は説いている。親鸞は、第十八願、至心信楽の願ならびに第十八願成就文に基づき、現生において仏に摂取され信心の決定するとき、正定聚に入ると明かしている。親鸞が特に強調したことは、現生正定聚の思想である。現生正定聚とは、死後ではなく、今この人生において、仏に救われることを意味する。それを親鸞の文章にたずねておきたい。

　　　往相回向の心行を獲れば、即のときに大乗正定聚の数に入るなり。（『教行
　　　証文類』証巻）(36)

　　　「即得往生」は、信心をうればすなはち往生すといふ、すなはち往生すといふは不退転に住するをいふ、不退転に住すといふはすなはち正定聚の位に定まるとのたまふ御のりなり、これを「即得往生」とは申すなり。「即」はすなはちといふ、すなはちといふはときをへず日をへだてぬをいふなり。

(『唯信鈔文意』)

如来より御ちかひをたまはりぬるには、尋常の時節をとりて臨終の称念をまつべからず。ただ如来の至心信楽をふかくたのむべしとなり。この真実信心をえんとき、摂取不捨の心光に入りぬれば、正定聚の位に定まるとみえたり。(『尊号真像銘文』)

真実信心の行人は、摂取不捨のゆゑに正定聚の位に住す。このゆゑに臨終まつことなし、来迎たのむことなし。信心の定まるとき往生また定まるなり。来迎の儀則をまたず。(『末灯鈔』第1通)

「釈迦如来・弥陀仏、われらが慈悲の父母にて、さまざまの方便にて、われらが無上信心をばひらきおこさせたまふ」(意) と候へば、まことの信心の定まることは、釈迦・弥陀の御はからひとみえて候ふ。往生の心疑なくなり候ふは、摂取せられまゐらするゆゑとみえて候ふ。摂取のうへには、ともかくも行者のはからひあるべからず候ふ。浄土へ往生するまでは不退の位にておはしまし候へば、正定聚の位となづけておはしますことにて候ふなり。まことの信心をば、釈迦如来・弥陀如来二尊の御はからひにて発起せしめたまひ候ふとみえて候へば、信心の定まると申すは摂取にあづかるときにて候ふなり。そののちは正定聚の位にて、まことに浄土へ生るるまでは候ふべしとみえ候ふなり。ともかくも行者のはからひをちりばかりもあるべからず候へばこそ、他力と申すことにて候へ。(『末灯鈔』第13通)

このように、親鸞は、臨終まで仏の来迎を待ち、仏の救いを人生の最期に期待するという道をとらなかった。信心が定まり、必ず仏に成ることが決定するのは、臨終の時ではなく、平生の時である。信心が定まることは、すべて釈迦如来・阿弥陀如来のはからいによる。釈迦如来が凡夫に進むべき道、阿弥陀如来の浄土を教え示し、阿弥陀如来がこの娑婆世界で苦しんでいる凡夫を招き呼ぶ。人間の計らいはいっさい無用である。真実信心のものは、仏の摂取、すなわち、

他力によるからこそ、仏の願いに身も心も満たされ、今ここにおいて、正定聚につきさだまるのである。

　ふりかえってみると、浄土教の伝統では、この正定聚・不退転は、必ずしも現生の益とは理解されていなかった。浄土教における正定聚は、基本的に、彼岸の浄土に往生してはじめて到達する境位であった。たとえば、法然は「不退の浄土」（『西方指南抄』下末　真聖全4・32）「安楽不退の国」（『漢語灯録』巻8　真聖全4・472）などと語っている。その意味では、浄土教の伝統においては、浄土は理想的な修道の場所であり、その浄土において正定聚に住すると理解されていたことは注意しておくべきことである。すなわち、親鸞において、はじめて他力による現生正定聚の道が開かれたのである。

　親鸞が正定聚の意義を明かすについて、もう一つ典拠としたのは、『十住毘婆沙論』易行品における「信方便易行」である。すなわち、信心の人が、仏力の方便のはたらきによって、たやすく必定菩薩となるという思想である。親鸞は、『愚禿鈔』において、正定聚を次のように説明している。

　　本願を信受するは、前念命終なり。「すなはち正定聚の数に入る」（論註・
　　上意）と。文
　　即得往生は、後念即生なり。「即のとき必定に入る」（易行品）と。文
　　また「必定の菩薩と名づくるなり」（地相品・意）と。文
　　　　　　　　　　　　　　　　　　　　　　　　　（『愚禿鈔』巻上）[41]

　「前念命終・後念即生」は、もとは、善導の『往生礼讃』にみられる言葉である。善導の文では、念仏行者が前念に命が終われば、後念にただちに浄土に往生するという意である。親鸞は、その「前念命終・後念即生」を、現世において仏の本願を信じまかせる時に、流転輪廻の命が終わり、正定聚の位に入る意であるとした。すなわち、本願を聞き信じるものは、そのとき今までの命が終わり、すなわち、仏に成ることが定まって、必定菩薩へと成っていくというのである。必定は、不退と同じ意である。菩薩とは、初地以上の菩薩のことである。親鸞における「必定菩薩」とは、第十八願の真実信心の人が、必ず仏に成ることが定まった菩薩のような存在である、と明かしたものである。換言す

れば、「古き自己に死して、新しい自己に生まれる」こと、それが真実信心の内実であり、正定聚につくことを意味している。古き自己というのは、自己中心的に生き、貪欲、瞋恚、愚痴の執着のままに動いている自己である。新しき自己というのは、阿弥陀仏の本願を疑いなく信じ、己のはからいを捨てて、ただ念仏して仏に救われるひとのことである。仏の摂取不捨の心光に照らされて、煩悩具足の愚者であることに深く気づき、自己執着のあり方を省みて、自然のはたらきに身をまかせ、「仏になるべき身」となった真実信心のひとのことである。このように、自己が本願の大悲にいだかれて、自己の愚かさを慚愧し、仏になるべき身に成長し、脱皮していくことを、信心といい、正定聚につくとあらわしているのである。

　以上見てきたように、親鸞における正定聚とは、阿弥陀仏の本願が迷いつづける自己の身と心に満ち満ちて、仏に摂取されて捨てられることがなくなったもののことである。正定聚が、第十八願を信受する人間の現生における得益であることが示されている。そして、往生すべき身と定まった凡夫は、彼土の浄土において、究竟の涅槃を開いていくのである。

　親鸞は、彼土滅度について、こう記している。

　　　念仏の衆生は横超の金剛心を窮むるがゆゑに、臨終一念の夕べ、大般涅槃を超証す。(『教行証文類』信巻[42])

ここに現生の命を終えると、阿弥陀仏の浄土に往生して、ただちに仏と成ることが示されている。これが彼土における往生即成仏の思想である。
　内藤知康は、この親鸞の往生思想の特質について、次のように論じている。

　　　真実に支えられ包み込まれているということは、仏の光に摂め取られ、照らされ護られていると感受された事態であるということができる。そしてそれは今現在の事態であって、決して未来におこってくる事態とされるのではなく、その意味で、親鸞における往生思想とは、未来主義的なものではなく、今現在ということを中心に置いた思想であるということができよう。[43]

親鸞の往生思想は、一切の生きとし生けるもの全ての開悟という大乗仏教の極致であり、高邁な理念をもてあそぶ観念の遊戯に堕することなく、日常生活において、泣き、笑い、怒る、普通の人々の素朴な感情に対応し、受容し、包みこむ思想であると結論づけられるであろう。[44]

　このように、仏の摂取不捨の慈光に、今ここで包まれていること、すなわち、仏の本願によって、今ここで往生すべき身と定まったことが救いの内実である。そして、仏の他力に摂取されて見捨てられないからこそ、凡夫の人間は、日常生活におけるさまざまな苦しみや喜びのなかで、安心して泣いたり笑ったりすることができるといえるだろう。

（4）　臨終の善し悪しを問題にしない
　第4に、親鸞は、死の迎え方の善し悪しを問題にしなかった。悲哀に満ちた死を、めでたき往生として受けとめた。[45]中世当時、飢饉で苦しみながら亡くなった同朋を哀れに思いつつ、親鸞はこう記している。

　　まづ善信（親鸞）が身には、臨終の善悪をば申さず、信心決定のひとは、疑ひなければ正定聚に住することにて候ふなり。さればこそ愚痴無智のひとも、をはりもめでたく候へ。如来の御はからひにて往生するよし、ひとびとに申され候ひける、すこしもたがはず候なり。（『末灯鈔』第6通）[46]

ここより平生において、人間の計らいを超えた、阿弥陀仏の本願を信順して念仏するところ、往生すべき身と定まると、親鸞は示した。臨終における人間の心の状態によって往生が決まるのではない。如来の計らいによって往生する。

（5）　罪や悲しみをかかえたままで願われている
　第5に、臨終に至るまで煩悩に満ちている凡夫が、阿弥陀仏の本願力によって信心を開発し、浄土に往生できると、親鸞は明かした。『一念多念文意』において、親鸞は凡夫の現実と仏の本願について次のように記している。

「凡夫」といふは、無明煩悩われらが身にみちみちて、欲もおほく、い
かり、はらだち、そねみ、ねたむこころおほくひまなくして、臨終の一念
にいたるまでとどまらず、きえず、たえずと、水火二河のたとへにあらは
れたり。かかるあさましきわれら、願力の白道を一分二分やうやうづつあ
ゆみゆけば、無碍光仏のひかりの御こころにをさめとりたまふがゆゑに、
かならず安楽浄土へいたれば、弥陀如来とおなじく、かの正覚の華に化生
して大般涅槃のさとりをひらかしむるをむねとせしむべしとなり。(47)

　この貪欲と瞋恚の二河に譬えられるように、人間は臨終にいたるまで煩悩が
消えることはない。しかしその煩悩のただ中にこそ、仏の本願力の白道が開か
れている。その本願力の白道を前に向かって一歩一歩歩いていく時、阿弥陀仏
のさわりなき光に護られる。罪をかかえたあさましい人間に清浄なる信心が恵
まれ、必ず安楽浄土に至って大涅槃を開くことができる。また、死を受け容れ
られない人を、そのままで仏は摂取する、と親鸞は明かした。『歎異抄』第9
章に、死と仏の大悲についてこう記されている。

　　まことによくよく煩悩の興盛に候にこそ。なごりをしくおもへども、娑
　　婆の縁つきて、ちからなくしてをはるときに、かの土へはまゐるべきなり。
　　いそぎまゐりたきこころなきものを、ことにあはれみたまふなり。これに
　　つけてこそ、いよいよ大悲大願はたのもしく、往生は決定と存じ候へ。(48)

死を受容することは、多くの人間にはとてもむずかしい。しかし、それでよい
のである。自らを偽らずに、臨終まで残る不安や寂しさを抱えたままで、仏に
救われる。なぜなら、迷い深きものを、仏は憐憫し、迷いの身と心に、仏の慈
悲が貫徹するからである。罪や悲しみをかかえたものをこそ、仏が浄土に往生
させようと願っているからである。
　ひとは自分が誰かを愛し、自分も愛されていると感じられるとき、その心の
絆が存在の力となる。それでも、「なぜ私はこんな目に遭わなければならない
のか」というスピリチュアルな不安に襲われる。誰にも代わってもらえない苦
しみの渦中で、ひとはどう生きていったらいいのだろう。その答えを指し示す

親鸞の言葉が残されている。

> 「それほどの業をもちける身にてありけるを　たすけんとおぼしめしたちける　本願のかたじけなさよ」（『歎異抄』後序）[49]

　現にこの通りの私、どうすることもできない苦しみを背負った私を、仏は抱きかかえる。そのままで、自分が願われた存在であると感じられること、そこに深き救いがある。なす術もないこの自分にかけられた仏の悲願に気づくとき、悲しみの中にありながらも深い安心を得て、生き抜く力が生まれてくる。
　いかに看取りの環境を整え、自己の心を統御しようとも、安らかな死が迎えられるとは限らない。だからこそ親鸞は、臨終において自己の計らいで念仏し、来迎を期するのをやめて、摂取して捨てない阿弥陀仏の慈悲に乗託した。第十九・二十願の道から、第十八願の道への転入である。それは「愚者になりて往生す」[50]る道である。阿弥陀仏の慈悲に抱かれているから、臨終まで残る不安や寂しさを抱えたままで救われるのである。

（6）　死を超えた慈愛──還相回向

　第6には、浄土で仏となり、再び生死の苦しみの世界に還って、人々を苦難から解放して悟りに導くと、親鸞は明かしている。これが還相回向の思想である。還相回向とは、死を超えてつづく大いなる慈悲、仏の働きを表している。

> 『浄土論』にいはく、「出第五門とは、大慈悲をもつて一切苦悩の衆生を観察して、応化の身を示す。生死の園、煩悩の林のなかに回入して、神通に遊戯して教化地に至る。本願力の回向をもつてのゆゑに。これを出第五門と名づく」と。
> 『論註』（下）にいはく、「還相とは、かの土に生じをはりて、奢摩他・毘婆舎那・方便力成就することを得て、生死の稠林に回入して、一切衆生を教化して、ともに仏道に向かへしむるなり。もしは往、もしは還、みな衆生を抜いて生死海を度せんがためなり。このゆゑに、〈回向を首として大悲心を成就することを得たまへるがゆゑに〉（浄土論）とのたまへり」

と。(『教行証文類』証巻)(51)

　親鸞は、世親や曇鸞の思想に基づいて、浄土に往くことは、大涅槃を開いて大悲心を成就するためであり、方向を転じて、穢土に還ってきて、あらゆる衆生を迷いからさとりに導くことであると明かしている。浄土に往生する往相も浄土から娑婆界に還って衆生を摂化する還相も、ひとえに一切衆生の生死の苦しみを抜いて、さとりの彼岸に渡すためである。親鸞は、「往還の回向は他力による」(「行巻」正信念仏偈)(52)と記し、浄土へ往くことも浄土から還ることもすべて仏の他力によると明かしている。このように生死の迷いを超える生き方とは、さとりにとどまらず、自利利他の円環的な働きに生きることであるといえる。

　　おくれさきだつためしは、あはれになげかしくおぼしめされ候とも、さきだちて滅度にいたり候ひぬれば、かならず最初引接のちかひをおこして、結縁・眷属・朋友をみちびくことにて候。(『末灯鈔』第14通)(53)

　亡き人は、遺族にとって、真実への道標、導き手となる。念仏者は、往相還相の働きのなかに生かされ、死を超えて互いに師弟となって導きあうことを、親鸞が願っていたといえるだろう。『教行証文類』化身土巻の終わりには、次のように記されている。

　　『安楽集』にいはく(上)、「真言を採り集めて、往益を助修せしむ。いかんとなれば、前に生まれんものは後を導き、後に生まれんひとは前を訪へ、連続無窮にして、願はくは休止せざらしめんと欲す。無辺の生死海を尽さんがためのゆゑなり」と。(54)

「先に生まれたものは、後輩を導き、後輩は先輩を訪ねよ。その連携がずっとつづいていくことを願う。なぜなら、果てしなき苦しみの海に沈むものを救うためである」というのである。ここに、世代を超え、死を超えて、互いに師弟となろうという願いが示されている。人は、仏の摂護不捨の大悲に包まれて、

自らの愚かさを知って謙虚に生き、死を迎えた時、浄土に往生して仏と成る。浄土に生まれた後は、還相摂化の菩薩となって、翻って生きとし生けるものの苦しみを救うために穢土に還ってくる。親鸞のめざす理想の人間像とは、自利利他を願って、往相還相の循環する菩薩道を歩むことにある。迷いから悟りへ往き、悟りから迷いへ還ってくるという、終わりのない志願に生きることが、人の存在意味となっている。人間が、この悟りへ道をともに歩み、死を超えて、互いに師弟となって導きあうということが、生死出離の道であり、自他安穏をめざす大乗仏教の真髄であるといってよいであろう。

4　仏教思想に基づく看取りの姿勢—ビハーラ活動のガイドライン

それでは、仏教を背景とした看取りの姿勢、終末期ケアおよびビハーラ活動のガイドラインを、およそ次の12項目の姿勢にまとめてみたい。

（1）　深い傾聴—ゆるされてきく

患者はしばしば、生涯の愛を確かめ合う最後の会話や時間をひたすら求めている。そのような際に医師をはじめとする看取りのスタッフや家族がなしうる大切なことは、患者のそばに座り、その患者の気持ちをありのままに聞きながら、対話することであろう。「そこにいること（being there）」「患者の発言を否定せずに黙って聞くこと（deep listening）」が、看取りの基本である。悩める人が求めているのは、自分の苦悩を分析、解釈されることではない。悩みを抱えて孤立しているからこそ、そばで聞いてくれる誰かを求め、いっしょに涙を流してくれるような心の絆を求めている。そのために、患者がありのままの気持ちを大切な人と分かちあえる、仏間のようなくつろいだ空間と疼痛緩和医療のあることが望まれる。

緩和ケアの理念に、「何かをすることではなく、そばにいることである（not doing but being）」という言葉がある。絶望的な状況におかれている人に、何もできなくてもそばにいて、手を握ったり、優しく肩をさすったりするだけで、ささやかな支えになることを、この言葉は教えている。慈悲の悲の原語カルナーは「呻き」を意味する。悟った仏はいつも人間の苦しみをなんとか共有し、決して見捨てずに安らぎに導こうとするから呻くという意である。この仏の呻

きの意味から、人々は多くのことを学ぶことができるであろう。「そこにいる」という姿勢は、死にいたる苦しみにある患者を決して見捨てない勇気であり、誠実さであるともいえる。病が重くなり、死が近づくほどに、言葉にならないコミュニケーションが重みを増してくる。まさにその時、どのように共にありうるかが重要になってくる。「そこにいること（being there）」「患者の発言を否定せず、その願いを黙って聞くこと（deep listening）」という姿勢が、死の不安をもつ患者に安心を与えるだろう。

親鸞は、「聴聞」について、自ら左訓をつけて、

ユルサレテキク　ジンジテキク（『教行証文類』行巻）[55]

と説明している。聴く（リスニング）とは、こちらから相手の心に耳を傾けて聴くことである。親鸞は、聴を、仏にゆるされて聴くことであると受けとめている。聞く（ヒアリング）とは、こちらが相手の言葉を聞いていると、向こうからその心の声が聞こえてくることである。親鸞は、「聞」を、仏の本願を疑いなく信じて聞くと受けとめている。聞くとは、ただ信じて聞くとき、大悲の光の中で自己を知り、仏の呼び声が聞こえてくることであるといえるだろう。裁いたり裁かれたりする聞き方ではなく、ゆるされて聞き、ただ信じて聞くと受けとめた親鸞の聴聞の姿勢に深く学ぶところがあるだろう。

深い傾聴（ディープリスニング・ディープヒアリング）は、審判を加えずに、そばによりそう慈悲である。あたかも釈尊が、罪と病に喘ぐ阿闍世のそばにいて、月愛三昧に入られたように、信じられる人がそばにいることは、死を前にした人にとって月の光のような優しさを感じられることだろう。深い傾聴とは、師弟同士、あるいは看取るものと患者の間で互いの言葉を聞くだけではなく、相手が伝えようとしている深い意味を汲みとり、言葉には表現しにくい深い真実を受けとめようとすることである。深い傾聴を通じて、自己と相手の底に流れる深い心の絆が育まれてくる。しかも重要なことは、相手の心を聞くとともに、自分の心に深く聞いていくことである。『無量寿経』巻上には、「汝自らまさに知るべし」[56]と説かれている。深く聞くことは、相手に何かを求めるばかりにならず、深く自分自身で知ることである。

（２） 真実を共有する

　無常という人生の現実を、患者と家族、さらに看取るスタッフが共有することが大切である。病気の診断とその事実を患者も家族も知り、相互にその真実を共有するときに、本当の会話が成り立っていくからである。1980年代より、日本の医療において、欧米の医療や生命倫理に学び、患者一人ひとりの人権が尊重されるようになり、インフォームド・コンセントやセカンド・オピニオンなどの患者憲章が少しずつ定着してきた。病気の真実を知ること、そして、嘘偽りのない素直な気持ちを互いにうちあけ、継続して支えることが、患者本人にとっても家族にとっても、心の重荷を和らげることにつながる。[57]

（３）　全人的な苦悩を緩和する―スピリチュアル・ペインに寄り添う

　全人的な痛みのケアとは、患者が身体的苦痛（physical pain）・精神的苦痛（mental pain）・社会的苦痛（social pain）・実存的な苦痛（spiritual pain）をかかえていることを理解し、その苦痛を和らげることをめざす。この四つの苦痛は、相互に関係しあっている。身体的苦痛を軽減することは、医療の重要な役割である。止むことのない疼痛は、心まで傷つけてしまう。また昼よりも夜に痛みを感じやすいといわれる。身体的苦痛が和らげば、精神的苦痛も軽減される。ただし、身体的な苦痛は、身体の不調を示す自然なサインである。患者の中には、身体的な苦痛がつづいても、精神的な依り所が確立されている方々もいることを、看取るものは忘れてはならないだろう。社会的苦痛とは、患者が自らの病のために、仕事や勉強、スポーツがつづけられなくなったり、家族の生活をそばで支えられなくなったり、医療費などの経済的負担がかかることについて悩むことを指す。

　スピリチュアル・ペインとは、実存的苦痛・霊的苦痛などと訳され、「なぜ私がこんな目にあわなければならないのか」「これから私はどうなるのだろう」という深い心のうめきである。誰にも代わってもらえないその人だけの心の苦悩、それがスピリチュアル・ペインである。それは人生の究極的な問題に関わる苦悩であり、真実の依り所を求める宗教の領域に関わっている。すなわち、スピリチュアル・ペインとは、患者が自らの死に直面し、自分が自分でなくなっていく苦しみである。誰とも交換できない苦しみのなかで、自らの人生の意

味を見つめ、自分の存在意義をふりかえること。過去から抱いてきた罪を慚愧すること。患者と家族や知人とが胸襟を開いて許しあいたいこと。愛する人々への感謝の気持ちを伝えたいこと。また、苦しみの中で神の愛や仏の慈悲に救いを求めることを意味する。仏教では、人間誰もが抱える苦しみを、四苦八苦（生老病死の四苦・怨憎会苦（憎い者と会う苦しみ）・愛別離苦（愛する人と別れる苦しみ）・求不得苦（不老不死・欲望を求めても得られない苦しみ）・五取蘊苦（迷いの世界すべての苦しみ）として説かれている。自分の思うようにならず、自己を喪失していく苦しみをすべての人々は有している。このような誰もが感じる身と心の苦しみを患者はかかえている。老病死の苦を受けて、自己を喪失していく中で、自己の生きる意味や自己の心の依り所を求めること、それがスピリチュアリティである。その意味で、スピリチュアル・ケアとは、全人的な苦しみにあえぐ患者のそばにいて、その患者の人生の全行程を認めることであるといえるだろう。

（4）患者がその人らしく存在することを護り念じる

　死を前にした人々は、今までの人生で身に着けていた仮面をぬいでいくようになる。患者は、美辞麗句よりも、真実の理解を求めている。これは、看取る人々に、その人自身として偽りない心で、患者のそばに寄り添う覚悟が求められているということである。看取る人々は、一切の虚栄や取り繕いをなくし、相手の言葉に耳を傾けることがなければならない。患者はまた、安心して、傷つくことができるような時間を必要としている。患者は自分自身のことをすべて理解してもらうことを望んでいるのではない。「自分自身のことをわかっていてくれるかのように誰かに見つめられていること」が、患者の願いである。

　患者は苦しみの中でも、ささやかな楽しみを求めている。病床で笑うことは心和らぐ。ここより患者の求めていることは、自分をうまく理解してもらうことではなく、一生懸命になって自分のことに心を砕いてくれることであるといえるだろう。このような患者の心の領域を尊重するために、欧米のチャプレン、日本のビハーラ僧のような専門職の存在が、日本でも必要となっている。

（5） 看取りを通して患者に学ぶ―共に聞く

　患者を看取ることは、そのまま、看取る自分自身を見つめることになる。看取るものが、患者から多くのことを学ぶからである。したがって、緩和ケアに携わるものが、一つの価値観や信仰を相手に折伏したり、強要したりしてはならない。ケアをする側の強い価値観や信仰は、患者にとって脅威や叱責に感じることがあるからである。すなわち、ケアする人が、患者から求められていないのに、人生観や信仰の重要性を語ると、患者の立場からすれば、「私には信仰があるのに、あなたには信仰がないのですか」と相手に責められているように聞こえることがある。ふりかえってみると、自らに信仰があると自負した聖職者が、相手の前で自己を開示しようとするとき、聖典の言葉を借りて、神聖な物語（dominant story）を語るのにとどまってしまうことが多い。それは、ケアにあたる者が、完成した不動の自己を確立したうえで、患者の話を聞き、真理を伝えなければならないと思い込んでいるからである。それでは、相談を聞く聖職者はどうあるべきであろうか。寺川幽芳は、親鸞における対面的人間関係に学びながら、相談の聞き方について、次のように明かしている。

　　自己開示とは、「煩悩具足の凡夫」がそのまま「弥陀の御もよほしにあづかりて念仏申す」という、そのような自己自身のありのままの開示なのであり、換言すれば、それは、弥陀の本願を仰ぐ姿勢の披瀝と解するのが適切であろう。そして、かかる自己開示において、そこに「共に聞く」という場が成立するのである。実は、この「共に聞く」という場が相談伝道のプロセスに具現することは、極めて重要な意味を有している。すなわち、相談伝道にたずさわる者は、完成された自己をもってその対面的人間関係の場にのぞむことを求められているのではなくて、むしろ、その対面的人間関係の場において、さまざまな問題を来談者と共に聞き、その解決を共に教法に聞くことを目指すのであるから、そこに今の自分に応じた多様なレベルの相談伝道のプログラムを展望する自由を与えられているのである。[58]

　このような「共に聞く」という姿勢こそが、悩みを抱えた人にも、その悩みを聞く聖職者にも新たな次元を開いていく。宗教的真理をすべてわかった自己で

ある必要はない。苦悩を縁として、その苦悩を超える道を、悩みを抱えた人と相談を受ける人とが共に教えに聞いていけばよいのである。実際のところ、患者は、ケアする側がありのままに自己を開示し、悩みをかかえた同じ人間として、患者自身のそのときの気持ちを一緒に聞いてもらえるように願っている。その患者だけのかけがえのない物語（my own story）をそばで聞き、認めてくれるような姿勢が求められているのである。もちろん、患者や家族からの願いを縁として、その苦しみの解決を、いつでも教法にたずねることができるだろう。重要なことは、患者も家族も看取る人も、いのちの無常さと人生の苦しみを抱えた同朋、煩悩具足の凡夫であるという自覚である。

(6) 生の完遂ができるように援助する

日本医師会第Ⅷ次生命倫理懇談会の『医療の実践と生命倫理についての報告』（2004年2月18日）という報告書には、末期医療に対する医師の姿勢について、次のようにまとめられている。この日本医師会の報告書は、坪井榮孝日本医師会会長（当時）と森亘座長（日本医学会会長、当時）によってまとめられたものであり、私自身も澤倫太郎との縁により、委員として参加した。

　　死に対する戦いの終わりとともに、より良い生を完遂する努力、すなわち尊厳を保って生を全うすることの手伝いができたという成功感を共に確かめ、心の中に整理しておくことが、国民に対する責任を果たすことにも通じるであろう。[59]

特に大切な姿勢は、森亘座長によって書き加えられた「より良い生を完遂する努力」である。身体的な苦痛を和らげることと、安楽死のように、苦痛から解放するために、薬剤を用いて積極的に死期を早めることとは別である。患者は死をただ受容して、人生をあきらめるために生きているのではない。終わりのない希望や夢を抱きながら最期まで生きている。医師や看取りに携わるものは、患者が安楽に死ぬことを援助するのではなく、その患者が自分なりの生を全うできるように、最後まで支援することが求められる。

仏教においては、患者が臨終の床で、外見を取り繕わなくてもよいとされる。患者も看取る人も、ありのままに傷つき悲しむことができる。患者はそのままで仏の慈悲に抱かれているから、患者は自らの死に方にこだわる必要も、安楽に死ぬことをめざす必要もないのである。

今から約千年前、平安時代から鎌倉時代に、厭離穢土の思想が広まり、この世の苦しみを逃れて、安楽な死を求めた時代があった。その記録は、慶滋保胤『日本往生極楽記』（984年）、大江匡房『続本朝往生伝』、鴨長明『発心集』などに載せられている。そこには崇高な聖者の安らかな死とともに、入水、断食、焼身などの劇的な死も載せられており、臨終の迎え方が善くなければ救われないという考え方が一般に浸透していたことが知られる。しかし、法然（1133～1212）は、最期の迎え方を心配する人々に対して、このように述べている。

　　死の縁は、かねておもふにもかなひ候はず、にはかにおほぢ・みちにおはる事も候。また大小便利のところにて死ぬる人も候。前業のがれがたくて、たち・かたなにていのちをうしなひ、火にやけ、水におぼれて、いのちをほろぼすたぐひおほく候へば、さやうにしに候とも、日ごろの念仏申て極楽へまゐる心だにも候ひとならば、いきのたえん時に、阿弥陀・観音・勢至、きたりむかへ給べしと信じおぼしめすべきにて候也。(60)

「死の縁は無量である。自分の予想しているように死を迎えるとは限らない。突然、大きな道や裏路地で命を終えるときもある。また便所で亡くなる人もある。前に為した行為がもとで、太刀や刀によって切られて命を失ったり、火に焼けたり、水におぼれて、命をなくす人もいる。しかしどのような死を迎えるとも、日頃より念仏をもうして、浄土を願う心さえあれば、息の絶えようとするときに、阿弥陀仏、観音菩薩、勢至菩薩が必ず迎えにやってくるとどうか信じてください」というのである。このように法然は、人間のさまざまな死の現実を知り、いかなる死を迎えるとも、必ず仏の来迎があると明かした。

また、親鸞（1173～1272）は、飢饉や疫病で亡くなった人々を追悼し、関東の門弟に手紙を送っている。

まづ善信（親鸞）が身には、臨終の善悪をば申さず、信心決定のひとは、疑ひなければ正定聚に住することにて候ふなり。さればこそ愚痴無智のひとも、をはりもめでたく候へ。如来の御はからひにて往生するよし、ひとびとに申され候ひける、すこしもたがはず候なり。[61]

「臨終が善いとか悪いとかを心配する必要はない。臨終の迎え方によって救いが決まるのではない。わが計らいにあらず、仏の本願力によって往生する」という意である。このように親鸞は、死の迎え方の善し悪しによって、救いの是非を裁定せず、悲哀に満ちた死を、尊い往生として受けとめた。
　さらに、近世の良寛（1758〜1831）にも、次のような歌が残されている。貞心尼が、死期の近づいた良寛を看病しながら、

　　生き死にの界はなれて住む身にも　さらぬ別れのあるぞかなしき
　　〈大意〉「生死の迷いの世界を離れて生きている僧の身でありながらも、避けることのできないあなたとの別れがあるのは、やはり寂しいです。」

と歌ったのに対して、良寛は、次のように歌ったといわれている。[62]

　　ちるさくら　のこるさくらも　ちるさくら
　　〈大意〉「散っていく桜も、枝に咲いている桜も、いつかは同じ散る桜。私が散っていくように、あなたもいつか散っていきます。死は特別なことではありません。自然なことなのです。」
　　うらをみせ　おもてをみせて　ちるもみじ
　　〈大意〉「裏を見せ、表を見せながら紅葉は散っていきます。あなたには、自分のよいところも悪いところもありのままに見せることができました。人生には、紅葉の表のように、美しく華やいだ時もあれば、紅葉の裏のように、つらく痛みをかかえて死を迎える時もあります。そのどちらもが自然であり、このまま包み隠さずに散っていきます。」

これらの法然・親鸞・良寛などに象徴される死の受けとめ方は、安楽に死を迎えたいというこだわりから解き放たれ、ありのままの現実を受けとめる優しさを示しているだろう。

（7） すべての死ははかなく尊い―尊厳死への視座

「有終の美」という語が象徴するように、穏やかな最期は人々の望むところである。しかし、人の死は自分の想像しているように迎えられるとは限らない。事故や災害にまきこまれ、思いがけず急性疾患によって亡くなる人もいる。日本では、伝統的に、死にいたる縁が無量であるから、人生最期の迎え方の善し悪しをことさらに問題にせず、いかなる死も敬虔なるものとして丁重にもてなしてきた。

尊厳死（death with dignity, dying with dignity）は、人生の終末において、無益な延命をすべて断り、身体的苦痛を取り除いて、平安な死を迎えたいと、予め書面で表明し、医師がその患者の自己決定権を尊重して、治療をとりやめ、安らかな死に至るように配慮するものである[63]。自らの死の迎え方に関する患者の意思は、リビング・ウィル、またはアドバンス・ディレクティブと呼ばれている[64]。1990年代より、この尊厳死が、長寿社会における一つの死の理想として推奨されている。明確な自己決定のできる患者にとって、尊厳死は一つの死の迎え方として認められるものである。

しかしながら、それを法制化するにあたっては、すべての国民に及ぶため、医療本来の意義と授けられたいのちの意味を熟慮することが求められる。

一つには、患者が家族とともにいる時間を少しでも長くするために、最期まで病と闘って、医師に延命治療を施されながら、死を迎えることも、尊厳ある死であり、患者が事故や急性疾患などにより、病院に運び込まれ、医師がその救命に手を尽くす中で、やむなく死に至ることも、尊厳ある死である。すなわち、尊厳死の概念は、苦痛のない安らかな死を迎えることにのみ、人間の尊厳を限定しているために、尊厳死以外は、尊厳のない死として見なされる危惧がある。

二つには、苦痛のない安らかな死を理想とする尊厳死の概念は、障害者や難病の患者、また、自己決定することのむずかしい小児や高齢者が、苦痛をかか

えながら、希望をもって生きることを軽視している側面がある。慢性疾患の患者の多い時代に認められなければならないのは、「病者である権利」である。死に方の平安さに執着するのではなく、その人が今までどう生き、病のなかで、家族とともに、日々どう生きようとしているかを尊重しなくてはならないだろう。苦しみに押しつぶされそうな日々であっても、病室に届く陽だまりにぬくめられ、月の光を受けて安らぐこともある。どのような境遇であっても、ささやかな楽しみを人は求めている。

　三つには、患者が「死にたい」といった場合でも、その言葉の背後を十分に思いやる必要がある。「死にたい」という言葉は、時として単に「迷惑をかけたくない」「痛くてつらい」「今の自分は好きではない」「寂しい」という気持ちの表現であり、さらには「少しでも良くなって生きたい」といった気持ちの裏返しでさえありうる。患者の気持ちや感情は、そのときの状況や人間関係によって変化する。一つ一つの場面ごとに、患者が今何を一番願っているかを、くりかえし確認することが求められる。

　日本医師会第Ⅷ次生命倫理懇談会の『医療の実践と生命倫理についての報告』には、尊厳死についてこう記されている。

　　アドバンス・ディレクティブは、患者の、その時点よりはやや以前の意思を知るための重要な手がかりの一つと考えるべきで、これにより末期医療についての治療方針が万事決定されているとみなすことには、慎重さを要する。もし立法化する場合には、失効や書式の要件までも広く考慮する必要があろう。それが最終決定ではなく、状況の変化により繰り返し確認することにしておかなければ、アドバンス・ディレクティブの存在が反って障害になり、実際に末期医療に入るそのときの患者の気持ちに沿うことができなくなるおそれがある。

　尊厳死とは、苦痛のない安らかな死を願ったもので、平安な臨終は人々の期待するところである。しかし、実際には「死の縁無量」といわれるように、交通事故や災害、超急性疾患など、突然に死を迎えることもある。そこで、日本では昔から、どのような悲しい死を迎えても、死ははかなく

も尊いものであり、その善し悪しを問題にしなくてもよいとしてきた歴史がある。したがって医師は、安らかな死が最高の医療であるという見方を念頭におきながらも、他方いかなる"死"も尊いと受け止めることができるような深い人生観をもつべきである。[67]

　四つには、人生の終末期ケア（End of Life Care）は、患者自身のためのものである。緩和ケアをすすめる際に、もしそれが、患者の死への道程を美化しようとする看取りになれば、さまざまな患者の生を画一化することになるだろう。概して安らかな死を求めているのは、患者当人ばかりでなく、看取る者の願望ともなりうる。そこに安楽死や尊厳死という理念の混乱がある。実際に、患者自身が、家族に迷惑をかけて生きたくないという思いから、尊厳死を望むこともあるだろう。反対に、看取る側の人々からいえば、病人が苦悶に満ちて死を迎える過程を見ているのがつらくて、ひそかに積極的安楽死を望むことも起こりうるであろう。しかし、それは患者本人の死を、看取る自分に耐えられるように都合よく美化し、管理したいという気持ちの表れであるといえるかもしれない。病人の安楽さを願っているようでありながら、現実には、看取っている自分自身の安楽さを望んでいることが多いからである。

　終末期の死に方によって、個人の尊厳が決定されるのではない。患者の自己決定と尊厳は、医師と患者、患者と家族との思いやりに満ちた絆のなかで育まれる。他に願われ、相互につながっていると実感するから、一つの命はかけがえのないものになる。人間にとって死は、どこまでも不安や生への希望を伴うものである。その意味で、尊厳死のみに理想的な解決を求めるのではなく、実にさまざまな状態で迎える「かけがえのない死」「ありのままの死」を見守る姿勢が基本である。

（8）　患者を大切に思う、その答えは一つではない

　釈尊の基本姿勢は、対機説法であった。相手に応じ、その悩める人にふさわしい教えを授けることである。

　一人の患者の生命を尊重するという姿勢には、さまざまな答えがありうる。患者の希望に応じて、最期まで懸命に延命治療を尽くしながら、身体的苦痛を

軽減することも、一つのいのちを大切に思う姿勢である。また一方、患者の希望に基づいて、過剰な医療を削減することも一つのいのちを大切に思う姿勢である。そこにいのちの不可思議さや、生命を尊重する難しさがある。一つの答えやゴールにこだわってがんばりすぎず、しかし、あきらめずに最後まで丁寧に生きていく、そういうしなやかさが、生命を大切に思うことにつながるだろう[68]。ふりかえってみると、人は一つの答えが崇高で正しいと考えがちである。しかし、一人ひとりの人間はさまざまな時代と環境の中で育っていることを考慮するとき、一人ひとりに応じた答えがそこに生まれてくるはずである。どこまでも患者を尊重し、誠実に相手と関わるところに見出されてくるものが、いのちへの慈愛となるだろう。

　バイオエシックス（生命倫理）は、本来、患者の一人ひとりの人権を尊重する思想であり、草の根の人権運動である[69]。法制化や倫理指針策定にあたっては、すべての患者の生き方に尊厳と希望があることを認め、障害者や難病患者が生きぬきたいという気持ちを支援し、患者の多様な倫理観を十分に配慮したものでなければならない[70]。

（9）　無常のいのちから限りなきいのちへ

　あらゆる存在は無常である。すべては生じては滅し、たえず移り変わり変化していく。仏教は、死すべき事実を忘れていたずらに死を忌避することの愚かさを示している。現実には、人が無常を受け入れることはむずかしく、死に対する不安は生涯付きまとう。しかしなお、無常の道理を冷静に受けとめるときに、その無常の自覚のなかで、無常を超えたいのちの尊さに目覚めていくことができる。人は限りあるいのちにめざめるとき、人は限りなきいのちになっていく。はかなくもかけがえのないいのちに気づいてこそ、一つのいのちが、死を超えた無量寿の意味をもったものに転じられていくといえるだろう。

（10）　患者は、家族などのよき理解者にめぐりあい、愛し願われているという心の絆を感じるとき、寂しさが和らげられ、安らぎを感じることができる

　死に追い詰められた人間は、孤独のなかで、偽りのない心の絆を求めている。患者は終末期において、自分が誰かを愛し、自らも愛され願われていると実感

できたとき、その心の結びつきが安らぎとなる。人生の終末期にある患者は、自らの死をただ受容することを目的としていない。限られたいのちの時間であっても、患者は愛する人々と共に過ごし、精一杯何かのために生きたいという願いを有している。

　人はひとりで生きているのではない。他の誰かに、自然に生かされている。それは、神の愛のうちにあるという信仰や、仏に願われ摂取されているという信心の自覚になってあらわれることもある。ちょうどそのように、患者が、家族、先生や朋友にであって相互に理解しあい、患者自身が苦しみの中で、自分自身が願われた存在であることを感じられることが、緩和ケアにおいて求められている。

　死に直面している患者が願っていることは、第1には、「日常性の存続」、すなわち、身体的苦痛が和らぎ、病状が少しでもよくなって、家族や友人と過ごす穏やかな日常が1日でもつづいてほしいということであり、第2には、「願いの継承」、すなわち、死を超えてつづいていく愛情や志願を、看取る人が確かに受けとっていくことである。第3には、患者と看取るものとの心の絆は、「愛情の確認と再会の願い」となってあらわれてくる。死が近づいている患者は、現実的には、大切な人々ともう会えなくなる日がくることを自覚しているが、愛する人々とまた会いたいと願う。仏教では、大切な人と死別しても、また浄土で会えると教え、亡き人は仏となって残されたものの心を導いてくれると説いている。このような「倶会一處」にみられる心の絆を感じることは、死別を超えて、亡き人と遺された人々の心をつなぐことになるだろう。

（11）　ただ念仏して弥陀にたすけられる

　浄土教では、病人と共に、看取る人々もまた、念仏相続していた。なぜなら、罪悪深重の凡夫は阿弥陀仏の本願を信じ、ただ念仏して救われるからである。

> 極重の悪人はただ仏を称すべし。われまたかの摂取のなかにあれども、煩悩、眼を障へて見たてまつらずといへども、大悲、倦きことなくしてつねにわれを照らしたまふといへり。（『教行証文類』行巻）[71]

煩悩を離れられない凡夫、悪人こそが阿弥陀仏の救いのめあてである。己の煩悩で眼をさえぎられ、たとえ摂取の光明が見えなくても、大悲は飽きることなく、見捨てることなく私を照らしている。そのように親鸞は念仏に満ちている仏の大悲の力を実感している。平生から人生の終末において、ただ念仏して、わが身をふりかえり、仏法を聴聞して、報恩感謝の心で、念仏することは、死にゆく本人だけでなく、残される人間にとっても、生死の迷いを超えて、無量寿の浄土に往生する道を開く。先にも述べたように、親鸞の弟子、覚信坊は、死の床で不断に称名念仏していた。その称名念仏は、仏やよき人々に出あったことへの感謝の気持ちを表したものであった。そして、『御伝鈔』によれば、親鸞自身が、晩年病気に臥してから、感謝のうちに念仏を称えていたと伝えられている。

　　口に世事をまじへず、ただ仏恩のふかきことをのぶ。声に余言をあらはさず、もつぱら称名たゆることなし。しかうしておなじき第八日午時頭北面西右脇に臥したまひて、つひに念仏の息たえをはりぬ(72)。

親鸞が、自らの信心を「ただ念仏して弥陀にたすけられまゐらすべし」(73)と彼の門弟に伝えたように、究極的には、ただひとえに念仏申すほかに救われていく道はない。この念仏がもたらす心の安穏は、限りある自己の生命に、限りなき本願が満ち満ちてくることを表している。きわめて浄土教的な特質であるが、念仏を称えることは、五濁悪世を照らす光の中で、煩悩にふりまわされている自己を知り、仏や恩師、自己を支える人々に感謝して生きることを自然に育むことになるだろう。

(12) 死別の悲しみに寄り添い、愛別離苦を支える

　死別体験の悲しみを理解するためには、およそ次の4点が重要である。
　第1には、悲しみは自然な感情である。涙は愛情の証でもある。大切なことは、残された人たちが死別の現実に対して、正面から向き合えるように援助し、悲嘆のさまざまな感情をそのまま表現できるようにすることである。第2に、悲しみは亡くなった人とのかかわりに応じて、一人ひとり異なっている。第3

に、死別悲嘆はさまざまな感情を伴う。混乱、死の否定、感情の麻痺や無力感、怒りや不当感、孤独感、罪責感、後悔、安堵感、感謝、亡き人との再会の希望など、多様な心情が折り重なって現れ、言葉の喪失、幻想、体調の変化などが起こることもある。悲嘆というものを直線的な段階としてみるモデルがあるが、実際の悲しみは、混沌としている。悲嘆を解釈することよりも、ありのままに受けとめることが重要である。第4に、悲しむプロセス全体が、傷ついた心を少しずつ癒すことにつながっていくということである。涙が、亡き人との愛情を再発見させてくれる(74)。葬儀や法事などで、涙を流し、長い時間をかけて、悲しみを分かちあうことが、悲しみから立ちあがる一歩となるだろう。

　仏教では「還相回向」の思想を説く。亡き人は浄土に生まれて仏となり、再び娑婆世界に還って、人々の心の道標になるという意味である。大谷光真は、こう記している。

　　亡くなった方と私たちとをつなぐものは、もう思い出しかないのでしょうか。いいえ、私たちは、亡くなった方とともに生きていくことができます。人は亡くなって仏さまになります。浄土真宗の考え方では、生きているときに阿弥陀さまの願いを聞き、お念仏申す人は、この世のいのちが終わると阿弥陀さまの国に生まれて、仏さまになります。この仏さまとは、「力」や「はたらき」をいうのです。ちょうど季節の訪れのようなものだといえばおわかりいただけるかもしれません。……仏さまも同じです。仏さまもまた、姿かたちでその存在がわかるものではありません。私たちが、仏教の勉強をしたり、お寺へお参りをしたり、おつとめをしたりする、そうした仏縁が重なるなかで、感じられるようになってくるものです。亡くなった方のお骨や思い出は過去のものでしかありませんが、仏さまとなった方とこころを通わせることは、現在も未来も、永遠に可能です。仏さまと私たちとは、常に一緒にいられるのです(75)。

　また、金子大榮は、この死を超えた慈愛について、次のように表現している。

　　思ひ出に還り来る祖先はみな仏となりてわれらを安慰せらるる。されば

われらもまた仏となりて後の世の心に現はれよう。和やかなる光となり忍びやかに窓に入り、涼しき風ともなりて声もなく室を訪れるのである。その時には形もなく名もなければ、煩はすことなくして自在に有縁を慰め、知らるることなくして無碍にその人を護ることができよう。想ふだにも快きことである。

月夜、遠方の友を思ふ。われ月光となりて友を音訪へるのである。華を贈りて病者を見舞ふ。われ花となりて病床を慰問せるのである。情至れば形ある身もなほこの自在の業を為すことができる。まして永遠の真実と一味ともならば、何事か思ひのままならぬものがあらう。われは万象となりて神通を現はし、万象はわれとなりて妙法を説くに碍りはないのである。

花びらは散っても花は散らない。形は滅びても人は死なぬ。永遠は現在の深みにありて未来に輝き、常住は生死の彼岸にありて生死を照らす光となる。その永遠の光を感ずるものはただ念仏である。(76)

このように、亡き人は過去の思い出の中だけに生きているのではない。仏と成って、現在と未来にも生きつづけている。(77) 残された人々は、死別の悲しみを縁として、今は亡き愛する人にあらためて学ぶことができるだろう。

結　論

ビハーラ活動は、キュアとケアのバランスを保ちながら、患者自身とその家族のためにあるものである。それは安らかに苦しみなく死んでいくことをめざしているのではない。ビハーラは、医療と社会福祉と仏教と協力しあい、患者が自分らしい生を完遂できるように全人的に支援する看取りである。

仏教を背景とするビハーラ活動は、患者の死の恐怖をその都度、緩和し、患者を現状に十分に適応できる人間（a fully functioning person）になるように仕向けることではない。また看取る人にある何らかの力で、相手を助けるのでもない。看取る家族やスタッフが、その病人に誠実に尽くしても、なおそこに限界があるからである。相手に対して何も十分なことができなくても静かにそばにいて、その人の苦しみと願いを共有しようとするところに、人間の自然な慈しみの姿勢があるだろう。

人は順調な時だけでなく、逆境においても大切な何かに気づき、絶望の悲しみの中で真実を求める。自らの死を自覚する時、自己が、誰にも代わってもらえない独生独死の存在であることに気づく。患者自らが、限りあるいのちであると気づく時、地位や名誉、財産ではなく、より大切なものを求める。そして無常を超えた、限りなきいのちの世界に眼を開いていく。

　患者とその家族にとって、臨終を目前にしたその時は、真実の依り所を求める大切な時である。臨終もまた平生である。患者と家族、医療スタッフとが、信頼できる人間関係を築いていくためには、あらゆるものは無常であり、いつか死を迎えるという真実を共有する必要があるだろう。その意味で、ビハーラは、「後生の一大事」を見据え、死を超えた心の絆を育む同朋運動である。いかに看取るか、いかにケアするかということに注意を取られるのではなく、看病を縁として、自己自身が生死を超えた真実に出遇っていくことが重要である。

　死に直面する時、人は自己の人生の意味をふりかえり、真の優しさと愛情に気づく。患者とは、家族やよき理解者にめぐりあい、愛されていると実感できた時、寂しさが和らげられ、安らぎを感じることができる人たちである。ビハーラ活動は、生老病死の苦しみのなかで、あらゆるものが相互に支えあって生かされていくという縁起思想に基づいている。そして、人は罪や苦しみを抱えながらも、身も心も仏に願われたいのちである。如来の御はからいによって浄土に往生するのであるから、臨終の善悪を問う必要はなく、いかなる死も悲しく尊い。

　仏教者の看取りは、情緒的な対応を超える視座を示していた。それは、いかなる患者も、死への不安をかかえたままで、仏の大悲にいだかれて、限りなきいのちへと成っていく、という視座である。生死を超える心の絆が、患者と家族、友人、恩師との間に感じられる時、その心の絆は、患者にも看取るものにもぬくもりとなっていくことであろう。

　あらゆるものが大地に排除されることなく支えられているように、罪や悲しみをいだいたままで仏に願われている。単独なる自己をそのまま支えている仏の本願を知る時、深い安心が生まれる。大悲のぬくもりのなかで、修羅のような自己に涙し、罪業深重なる自己を慚愧して、報謝の大道を前に向かって歩むことができるだろう。

註

（1） 田宮仁「仏教とターミナル・ケアの方法論」226頁。水谷幸正編『仏教とターミナル・ケア』所収。法藏館、1996年。また、田代俊孝（同朋大学教授・真宗学）も、1980年代からビハーラ活動や「死から生を考える会」に取り組んできた研究者であり、私自身も多くの教示を受けた（田代俊孝『親鸞の生と死』ⅰ～ⅱ頁、法藏館、2004年）。

（2） 田宮仁『「ビハーラ」の提唱と展開』6頁、学文社、2007年。

（3） 『死を看取る心―仏教・ホスピス・脳死』（永田文昌堂、1986年）には、原義雄「死に向かう人々と共に」、信楽峻麿「仏教におけるホスピス・ケアの問題」、鍋島直樹「ホスピス・ムーヴメントと仏教・親鸞」、京都府立看護学校などの論が掲載されている。

（4） あそかビハーラクリニック（〒610-0116　京都府城陽市奈島ノ畔3-3）パンフレット、およびそのホームページに、基本理念と基本方針が記されている。http://www.asokavihara.jp/html/p1.html

（5） 石垣靖子「ホスピスにおける看護の役割」『日本のホスピスと終末期医療』120頁、春秋社、1991年。

（6） 鍋島直樹責任監修『ビハーラ活動の理念と方向性』のホームページ参照。http://www2.hongwanji.or.jp/social/vihala/html/rinen.html

（7） ただし神の愛と仏の慈悲には共通性だけでなくそれぞれの独自性もあり、両者が異なる側面もあることを知っておく必要がある。例えば、中村元は、神の愛には独自の特質があり、仏教の慈悲と同一視できない点を二つあげている。①神の愛が人間中心的な態度を有し、人間の自然的な性情を安易に認めてしまう危険性をもっているのに対し、慈悲は人間を超えてしかも人間のうちに実現されるべき、実践の究極的理想である。特に世界を創造した神が一方で幸福を楽しんでいる人もあるのに、他方では悲惨な運命に泣いている人もあるような世界をつくったのかを考えると、世界創造神が絶対の慈悲であるということは考えられない。②世界創造神を想定する宗教においては、たとえ人が神に救われたとしても、神と人との間には絶対の断絶がある。人は神に救われても神になることができない。仏教では、仏が凡夫を救いとった後は、凡夫は仏そのものとなる。仏は凡夫を仏と同じものになしたまうがゆえに、その慈悲は絶対である。この二つの理由によって、仏の慈悲と神の愛を直ちに同一視できないと、中村元は解明している（中村元著『サーラ叢書　慈悲』177-180頁、平楽寺書店、1956年）。

（8） 沖守弘「死を待つ人の家の記録　マザー・テレサの横顔」268頁。アルフォンス・デーケン・飯塚眞之編『日本のホスピスと終末期医療』所収。春秋社、1991年。

（9） 前掲書、278頁。

（10） 前掲書、279頁。

（11） シャーリー・ドゥブレイ著・若林一美他訳『シシリー・ソンダース』152頁、日本看護協会出版会、1989年。原書は、*Cicely Sounders: The Founder of The Modern Hospice Movement*, by Sirley du Boulay Hodder and Stoughton, 1984

（12） 前掲書、210頁。

（13） 中村元『仏教語大辞典』参照。下田正弘『パリニッバーナ　終わりからの始まり』10頁、日本放送協会出版、2007年。

（14） 親鸞は仏・菩薩が「大医」であり、「良医」のように、相手の病に応じて薬を与えるような存在であると記している。

> 仏および菩薩を大医とするがゆゑに、善知識と名づく。なにをもつてのゆゑに、病を知りて薬を知る、病に応じて薬を授くるがゆゑに。たとへば良医の善き八種の術のごとし。（『教行証文類』「化身土巻」、『涅槃経』引用、『真宗聖教全書（以下、『真聖全』）』2の164頁。『浄土真宗聖典註釈版（以下、『註釈版聖典』）第2版』409頁）

（15） 親鸞は如来が「大医王」と呼ばれることを記している。

> 仏・如来の名のごとし。如来の義異名異とす、また阿羅呵と名づく、義異名異なり。また三藐三仏陀と名づく、義異名異なり。また船師と名づく、また導師と名づく、また正覚と名づく、また明行足と名づく、また大師子王と名づく、また沙門と名づく、また婆羅門と名づく、また寂静と名づく、また施主と名づく、また到彼岸と名づく、また大医王と名づく、（『教行証文類』「真仏土巻」、『涅槃経』引文、『註釈版聖典』第2版、353頁）

（16） 大正大蔵経2巻767中。また、『増一阿含経』一入道品第12に、「その時世尊、諸比丘に告げたまはく、それ病者を瞻死することあらば、すなはち我を瞻死をはるとなす。病者を看ることあらば、すなはち、我を看をはるとなす。然る所以は、我今みづから疾病を看視せんと欲す。諸比丘、我一人を見ず、諸天世間・沙門バラモ

ンの施しの中において、最上にしてこの施しに過ぐるものなし」(大正蔵2巻569下)と説かれている。

(17) MPS. 2, p.25-26. DN Vol.2, p.100. 中村元訳『ブッダ最後の旅』63頁、岩波文庫。中村元選集（決定版）第12巻『ゴータマ・ブッダⅡ』186頁、春秋社、1992年。

(18) 源信『往生要集』、『真聖全』1の856頁。『註釈版聖典（七祖篇）』1047頁。

(19) 『教行証文類』信巻、真仏弟子釈、『真宗聖典全書』2の76頁。『註釈版聖典』259頁。

(20) 『本典研鑽集記 下巻』には、説者と聞者の相についてこう記されている。「説者は是れ常行大悲の相なり。聴者は即ち転悪成善の相なり、『述聞』に云く、「癒病は転悪なり、増長勝解は善義を成ず」と知るべし」(63頁)。星野元豊『講解教行信証 信の巻』856頁、法藏館、1978年。

(21) 『顕浄土真実教行証文類（現代語訳版）』246頁参照、本願寺出版社、2000年。

(22) 山辺習学・赤沼智善『教行信証講義 信証の巻』にこう記されている。「真の仏弟子は、法を説くときには、自分を医王のように想い、所説の法を甘露の法と想い、又、法を聞くときには、真剣にまじめに了解し、あたかも病のいえる相をもって聞くということを示された文であるから、実に真の仏弟子の聞法、伝道の態度を示したものといわねばならぬ。現生十種の益に強いて当てれば、説法の所は常行大悲、聞法の所は転悪成善というべきであろう。とまれこの聞法、伝道の不断の活動によりて、真の仏法が人の子の胸より胸へ浸潤してゆくのである。これ実に仏法繁盛の根元である。そして又真摯なる聞法、伝道の人にして、初めて常に如来のもとにいる人たり得るのである。故に「常に仏前に生ぜん」といわれる」(839頁)法藏館、1978年。

(23) 『真聖全』1の57頁。『註釈版聖典』102頁。

(24) 『教行証文類』総序、『真聖全』2の1頁。『註釈版聖典』132頁。

(25) 『浄土和讃』(82)、『真聖全』2の495頁。『註釈版聖典』571頁。

(26) 『註釈版聖典』571〜572頁脚註。安井廣度他編『親鸞聖人全集』和讃篇51頁、親鸞聖人全集刊行会、1957年。

(27) 『真聖全』2の663〜634頁。『註釈版聖典』768〜769頁。

(28) 『無量寿経』巻上、『真聖全』1の29頁。大正蔵12巻の274上。

(29) 『無量寿経』巻上、『真聖全』1の3〜4頁。大正蔵12巻266中。

(30) 梯實圓「仏教の生命観」90頁。『ビハーラ活動―仏教と医療と福祉のチームワーク』所収。本願寺出版社、1993年。

(31) 和氣良晴「視そなわすこと、自己のごとし」98頁。伝道62号、2004年、本願寺出版社。
(32) 『歎異抄』第5章、『真聖全』2の776頁。『註釈版聖典』834頁。この「一切の有情はみなもつて世々生々の父母兄弟なり」という内容は、親鸞の化身土巻に記されている文章に深く関連している。すなわち、化身土巻には、怨みをもつ者も、親しき者も、はるかに長い時間をさかのぼってみれば、父母や兄弟であり、同じ尊いいのちであることを明かしている。「仏経にのたまはく、《識体六趣に輪廻す、父母にあらざるなし。生死三界に変易す、たれか怨親を弁へん》と。またのたまはく、《無明慧眼を覆ふ、生死のなかに来往す。往来して所作す、さらにたがひに父子たり。怨親しばしば知識たり、知識しばしば怨親たり》と。ここをもつて沙門、俗を捨てて真に趣く。庶類を天属に均しうす。」(『教行証文類』化身土巻 外教釈『註釈版聖典』462頁)。なお、この親鸞の生死観については、拙稿「親鸞における生死の現実」において論じている(真宗学105・106号、319〜350頁、2002年)。
(33) 『御消息』13通、『真聖全』2の679頁。『註釈版聖典』766頁。
(34) 『末灯鈔』12通、『真聖全』2の673頁。『註釈版聖典』785頁。
(35) 『阿弥陀経』、『真聖全』1の69頁。大正蔵12巻の347中。
(36) 『真聖全』2の103頁。『註釈版聖典』307頁。
(37) 『真聖全』2の625頁。『註釈版聖典』703頁。
(38) 『真聖全』2の561頁。『註釈版聖典』644頁。
(39) 『末灯鈔』1通、親鸞79歳、『真聖全』2の656頁。『註釈版聖典』735頁。
(40) 『末灯鈔』13通、『真聖全』2の673〜674頁。『註釈版聖典』792頁。
(41) 『愚禿鈔』巻上、『真聖全』2の460頁。『註釈版聖典』509頁。
(42) 『教行証文類』「信巻」(末)便同弥勒釈、『真聖全』2の79頁。『註釈版聖典』264頁。
(43) 内藤知康「親鸞の往生思想」196頁。文部科学省オープン・リサーチ・センター整備事業 龍谷大学 人間・科学・宗教ORC研究叢書4『死と愛 いのちへの深い理解を求めて』法藏館、2007年。
(44) 前掲論文「親鸞の往生思想」198頁。
(45) 浅井成海「親鸞の生死観」343頁。日本仏教学会編『仏教の生死観』平楽寺書店、1981年。
(46) 『末灯鈔』6通、親鸞88歳、『真聖全』2の664〜665頁。『註釈版聖典』771頁。
(47) 『一念多念文意』、『真聖全』2の618頁。『註釈版聖典』692頁。

(48) 『歎異抄』第9章、『真聖全』2の778頁。『註釈版聖典』837頁。
(49) 『歎異抄』後序、『真聖全』2の792頁。『註釈版聖典』853頁。
(50) 『末灯鈔』6通、『真聖全』2の664～665頁。『註釈版聖典』771頁。拙稿「親鸞とその門弟における死の超克」357頁。真宗学97・98号、1988年。
(51) 『教行証文類』「証巻」還相回向釈、『真聖全』2の107頁。『註釈版聖典』313頁。
(52) 『教行証文類』「行巻」、『真聖全』2の45頁。『註釈版聖典』206頁。
(53) 『末灯鈔』14通、『真聖全』2の680頁。『註釈版聖典』767頁。
(54) 『教行証文類』「化身土巻」、『真聖全』2の203頁。『註釈版聖典』474頁。
(55) 『真聖全』2の8頁。また、親鸞は「化身土巻」では、「聴聞」に左訓をつけて、「ユリテ・キク」(『真聖全』2の159頁) と記している。
(56) 『無量寿経』巻上、世自在王仏が法蔵菩薩に告げた言葉。『真聖全』1の7頁。大正蔵12巻の267中。『註釈版聖典』14頁。
(57) 日野原重明編『患者・家族へのケア』153～160頁。中央法規、1988年。
(58) 寺川幽芳「親鸞における対面的人間関係」45～46頁。真宗学90号、1998年。
(59) 日本医師会第Ⅷ次生命倫理懇談会『医療の実践と生命倫理についての報告』25頁。2004年2月18日。http://www.med.or.jp/nichikara/seirin15.pdf
(60) 「往生浄土用心」、昭和新修法然上人全集564頁。
(61) 『末灯鈔』6通、『御消息』16通、親鸞88歳。『真聖全』2の664～665頁。『註釈版聖典』771頁。
(62) 貞心尼『蓮の露』所収。松原哲明『名僧臨終の言葉』202～212頁。すずき出版、1990年。ただし、ちるさくらの歌は、良寛作の歌としないものが多い。
(63) 加藤尚武によると、自己決定権原理は、「対応能力のある成人は、自己の所有にあるものについて、他者に危害を及ぼさない限り、愚行とみなされようと、自己決定を尊重されるべきである」と説明されている。加藤尚武『脳死・クローン・遺伝子治療―バイオエシックスの練習問題』参照。PHP新書、1999年。
(64) 日本尊厳死協会編『尊厳死』参照。講談社、1990年。
(65) 米本昌平『遺伝管理社会―ナチスと近未来』参照。弘文堂、1989年。
(66) 前掲書、20頁。
(67) 前掲書、20頁。
(68) 鎌田實『がんばらない』(集英社、2000年)『あきらめない』(集英社、2003年)『それでもやっぱりがんばらない』(集英社、2005年) 参照。
(69) 木村利人『いのちを考える―バイオエシックスのすすめ』参照。日本評論社、

1987年。国際バイオエシックスネットワーク39号参照。早稲田大学人間総合センター、2005年。
(70) 米本昌平『優生学と人間社会——生命科学の世紀はどこへ向かうのか』参照。講談社現代新書、2000年。
(71) 『註釈版聖典』207頁。
(72) 『御伝鈔』下、第6段、『註釈版聖典』1059頁。
(73) 『歎異抄』第2章、『真聖全』2の774頁。『註釈版聖典』832頁。
(74) 拙稿「親鸞における愛別離苦への姿勢——死別悲嘆のケアとその超克」361頁。真宗学99・100合併号、1999年。
(75) 大谷光真『朝には紅顔ありて』150〜152頁。角川書店、2003年。
(76) 金子大榮「歎異抄領解」『金子大榮選集 第15巻』34頁。在家仏教協会、1956年。
(77) 拙稿「仏教からみるグリーフケア」高橋聡美編『グリーフケア』232〜233頁、メヂカルフレンド社、2012年。Naoki Nabeshima, "Shinran's Approaches towards Bereavement and Grief : Transcendence and Care for the Pain of Separating from Loved Ones in Shinran's Thought", CCSBS On-line Publication Series 3. Institute of Buddhist Studies Press. Berkeley, 2001, http://www.shin-ibs.edu/ccsbs4.htm

付記

本稿は、「浄土教における死と慈愛——ホスピスとビハーラの共通性と独自性（2）」（真宗学119・120号、2009年）の論考に修正加筆したものである。

プロジェクトの概要

平成22年度〜24年度　文部科学省私立大学戦略的研究基盤形成支援事業
龍谷大学 人間・科学・宗教オープン・リサーチ・センター
「死生観と超越―仏教と諸科学の学際的研究」

◆研究目的・意義

　龍谷大学は進取と共生の理念を掲げ、自己中心性を省み、すべてが相互に依存し関係しあっているという縁起思想を尊重しています。その特色を生かし、本プロジェクトでは、仏教・浄土教の死生観を礎にしながら、仏教学、真宗学、宗教学、哲学、歴史学、医学、教育学、心理学などの諸科学との対話を通して、真に生命を守り育む教育研究を構築することを目指します。

　死生観研究の意義は、人々がそれぞれの死を見つめ、限りある人生の意味や人間を見直し、互いに愛情をもって接するというところにあります。仏教の死生観は、あらゆるものが無常にして稀有であることを自覚させるとともに、曠劫より久しく流転輪廻し、迷い・苦悩を繰り返しているという反省を促し、さらには時空を超えてあらゆるいのちが相互に関係しあっている一体感をも育みます。また「超越」とは、迷い・苦悩を超えて真の依りどころを見出すことを意味します。

　本プロジェクトは、生老病死の四苦を超える仏教死生観を明らかにするとともに、医学とも協力しつつビハーラの意義を再評価し、生きる意味、死から生まれる志願、慈愛、感謝を育む教育研究を世界に発信します。

◆研究体制　―四つのリサーチユニット―

センター長：鍋島 直樹【文学部教授】
副センター長：井上 善幸【法学部准教授】

ユニット1　死生の実際と仏教思想―日常生活に根ざす宗教性
廣田　デニス【文学部教授】
ユニット2　宗教多元世界における死生観と超越の対話的研究
高田　信良【文学部教授】
ユニット3　インドから日本に流れる死生観・救済観の再評価
林　智康【文学部教授】
ユニット4　仏教と医学・心理学・人間科学を通じた死生観とビハーラ・ケアの研究
鍋島　直樹【文学部教授】

まとめ

　本プロジェクトは、自然と人間の持続可能な発展を求める世界において、数千年にわたる悠久の歴史の中で受け継がれてきた仏教の縁起説や東洋の死生観の意義を再評価することにあります。「あらゆるものは因と縁によって生滅し、それだけで独立自存する固定的実体はない。すべての存在は相互に支えあい依存しあっている」という仏教の縁起説、「無常を通して死を超えた慈しみを育む」「すべての有情は世代や地域を超えて父母兄弟としてつながり、生死の苦を乗り越える」という仏教の死生観を基盤とし、儒教の「礼」「仁」「恕」「義」、道教の「無為自然」「万物斉同」「真人」という東洋の世界観に学びながら、多様な文化、民族を尊重し、生命のかけがえのなさとつながりを育むような「死生観と超越」の視座を再構築して、世界に還元していくことをめざします。

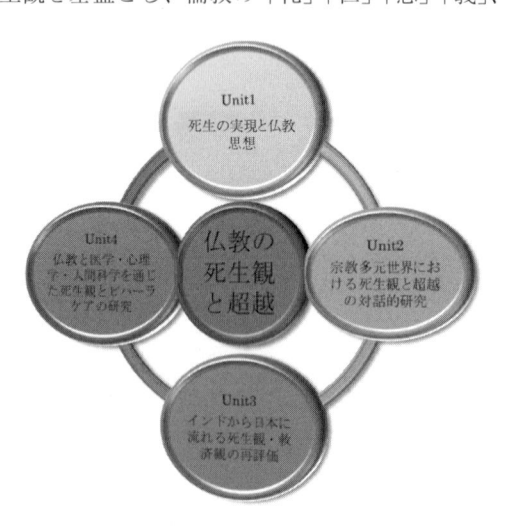

Summary of Project

Center for Humanities, Science and Religion (CHSR), Ryukoku University
"Interdisciplinary Research in Buddhist Perspectives on Living, Dying, and Transcendence"

◆ Project summary, research purpose, and specialty

Through the pursuit of "Innovation and Interdependence," Ryukoku University explores the significance of the Buddhist concept of engi—the awareness that all beings arise and exist in interdependence and mutual support—in diverse fields of study. The project now underway at Ryukoku's Open Research Center furthers this aim by seeking to design a framework for education and study that ponders the nature and the support of life. It conducts this research through initiating dialogue among various disciplines, including Buddhist studies, Shin Buddhist studies, religious studies, philosophy, history, medical science, education, and psychology. Based on Buddhist views of life and death, with a focus on the understanding of the Pure Land Buddhist tradition, this research project will provide an opportunity for self-reflection on death, the meaning of mortality, and the significance of compassionate interaction with others. The Buddhist concept of shōji (samsaric existence) awakens us to the view that all things are both transient and unique. It urges us to reflect on the fact that all beings have passed through a long process of rebirth to repeat existence in anxiety and suffering, and fosters a sense of unity by making us realize that every single life is mutually related to every other throughout the bounds of space and time. Further, the concept of "transcendence" points us beyond the limits of anxiety and suffering. One facet of this research will thus reevaluate the ideals of Buddhist terminal care (vihāra), where medical care is guided by the Buddhist view of life and death that transcends the four sufferings of birth, aging, sickness, and death. Other units will explore, through comparative study, the Buddhist intellectual traditions of Asian cultures and their significance for the contemporary global community.

◆ Research organization: 4 research units

Director: Naoki Nabeshima, Professor, Faculty of Letters
Associate Director: Yoshiyuki Inoue, Associate Professor, Faculty of Law
Research Unit 1 》 Buddhist Perspectives on Dwelling in the World:
　　　　　　Everyday Life as the Locus of Religious Existence
Dennis Hirota, Professor, Faculty of Letters
Research Unit 2 》 Life and Death in the Context of Religious Pluralism:
　　　　　　A Dialogical Approach
Shinryo Takada, Professor, Faculty of Letters
Research Unit 3 》 Life, Death and Salvation in East Asian Thought
Tomoyasu Hayashi, Professor, Faculty of Letters
Research Unit 4 》 Thanatology and Vihāra Care:
　　　　　　Buddhism, Medical Science, Psychology, and the Humanities
Naoki Nabeshima, Professor, Faculty of Letters

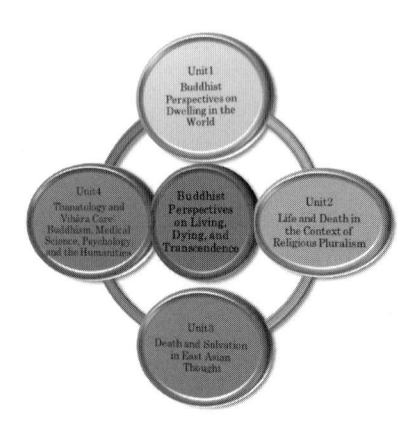

執筆者紹介(掲載順)

田畑正久

龍谷大学教授・佐藤第二病院院長(外科、医科一般)。人間・科学・宗教オープン・リサーチ・センターユニット4研究員。仏教と医療の協力関係の文化を創ることを目指す。著書に『医者の目　仏のこころ』『今、今日を生きる』『老・病・死の現場から』(法藏館)など。

鍋島直樹

龍谷大学文学部教授(真宗学)。人間・科学・宗教オープン・リサーチ・センター長。仏教の死生観研究を礎にして、生死を超える道を解明するとともに、仏教と医療が協力しあい、患者と家族がぬくもりと安らぎのある生を完遂できるように、ビハーラ活動を推進している。2011年4月より、東日本大震災の被災地を定期的に訪問し、被災者と心の交流を続けている。著書に『アジャセ王の救い』(方丈堂出版)、『死別の悲しみと生きる』『自死を見つめて』(いずれも本願寺出版)など。

栗田正弘

称専寺副住職、忠恕会内田医院内科医師、臨床内科専門医。称専寺の長男として生まれるが内科医となる。しかし、医師として人の生と死に直面するうちに宗教の重要性を感じ、大阪の行信教校、西本願寺住職課程などで仏教を学んだ後、帰郷。現在は、副住職をつとめながら医師として診療にあたっている。

市原美穂

NPO法人ホームホスピス宮崎理事長・看護師。1998年「ホームホスピス宮崎」設立に参画。2004年「かあさんの家・曽師」を開設、現在、宮崎市内4カ所にある「かあさんの家」の管理者をつとめる。近著に『ホームホスピス「かあさんの家」のつくり方―ひとり暮らしから、とも暮らしへ』(木星舎、2011年)。

馬場祐康

財団法人大日本仏教慈善会財団　あそか第２診療所　ビハーラクリニック院長。日本緩和医療学会　暫定指導医。救急医療、僻地医療、ガン医療など、さまざまな医療分野に携わりながら、「いのち」について考察を深めている。

中島静枝

財団法人大日本仏教慈善会財団　あそか第２診療所　ビハーラクリニック看護部長。緩和ケア認定看護師。

月江教昭

財団法人大日本仏教慈善会財団　あそか第２診療所　ビハーラクリニック医師（緩和ケア、循環器）。浄土真宗本願寺派福岡教区那珂組　光耀山真教寺僧侶。

黒川雅代子

龍谷大学短期大学部准教授（社会福祉学）。人間・科学・宗教オープン・リサーチ・センターユニット４研究員。遺族会「ミトラ」や遺族のセルフヘルプ・グループ「神戸・ひまわりの会」の活動に携わりながら、遺族支援のための実践モデルの開発に取り組んでいる。

中西健二

三重大学医学部附属病院　臨床心理士。2003年に社団法人日本臓器移植ネットワークへ入職し、以降７年間、終末期医療現場にて移植コーディネーターの仕事に従事していた。

河野智子

京都第一赤十字病院看護師長。2011年２月24日にニュージーランド・クライストチャーチ近郊を震源とする地震が発生したが、この地震の被災者および被災者の家族の支援のため、２月27日から３週間、現地で活動した。

ロナルド・Y・仲宗根

総合宗教大学院（Graduate Theological Union）教授・スタンフォード大学高齢者教育センター主席研究員（仏教学）。人間・科学・宗教オープン・リサーチ・センターユニット4研究員。*Ethics of Enlightenment: Essays and Sermons in Search for a Buddhist Ethic, Okinawan Diaspora* など著書多数。仏教倫理の観点から、バイオエシックスなどの「いのち」の問題、現代社会の諸問題に関する論考も多数発表している。2011年にはGTUサーロ教育優秀賞を受賞。

那須英勝

龍谷大学文学部教授（真宗学、宗教文化史）。人間・科学・宗教オープン・リサーチ・センターユニット1研究員。Ph. D. (Graduate Theological Union)。国際的、学際的な視野をもって、親鸞思想の意義を研究している。共著に *Engaged Pure Land Buddhism*, Wisdom Ocean Publications. *Memory and Imagination*, Nagata Bunshodo.『犀の角：世界に拓く真宗伝道』（永田文昌堂）。論文として、「キリシタンの浄土教批判」、「七難消滅の誦文考」など。

深川宣暢

龍谷大学文学部教授（真宗伝道学、真宗教義解釈史）。人間・科学・宗教オープン・リサーチ・センターユニット4研究員。真宗教義の解釈とその表現や情報の伝達とは不可分であるという立場で研究を進める。著書に『日本仏教十三宗ここが違う』（共著・大法輪閣）。論文として、『生きる力―宗教と倫理―』（共著・浄土真宗教学研究所編）、「親鸞教学の二重の構造―救済の『論理』と『時間』―」（龍谷大学論集）など多数。

玉木興慈

龍谷大学短期大学部准教授（真宗学、真宗教義学）。人間・科学・宗教オープン・リサーチ・センターユニット4副班長。共著として、『親鸞―浄土真宗の原点を知る』（河出書房新社）。

龍谷大学　人間・科学・宗教オープン・リサーチ・センターのホームページ
http://buddhism-orc.ryukoku.ac.jp/

生死を超える絆――親鸞思想とビハーラ活動
龍谷大学 人間・科学・宗教オープン・リサーチ・センター研究叢書

2012年3月30日　初版第1刷発行

編　　者	鍋島直樹・玉木興慈・黒川雅代子
研究機関	龍谷大学 人間・科学・宗教オープン・リサーチ・センター
発行者	光本　稔
発　　行	株式会社　方丈堂出版

　　　　　　本　　社　〒601-1422　京都市伏見区日野不動講町38-25
　　　　　　　　　　　電話　075-572-7508　FAX　075-571-4373
　　　　　　東京支社　〒122-0002　東京都文京区小石川2-23-12
　　　　　　　　　　　エスティビル小石川4F
　　　　　　　　　　　電話　03-5842-5196　FAX　03-5842-5197

発　　売	株式会社　オクターブ

　　　　　　　　　　　〒122-0002　東京都文京区小石川2-23-12
　　　　　　　　　　　エスティビル小石川4F
　　　　　　　　　　　電話　03-3815-8312　FAX　03-5842-5197

装　　幀	小林　元

　　　　　　　　　　　印刷・製本　亜細亜印刷㈱

本書は、平成22年度～24年度の文部科学省私立大学戦略的研究基盤形成支援事業・龍谷大学 人間・科学・宗教オープン・リサーチ・センターの「死生観と超越――仏教と諸科学の学際的研究」の研究成果である。

©2012 Center for Humanities, Science and Religion, Ryukoku University
Printed in Japan

ISBN 978-4-89231-093-5 C3015
乱丁・落丁はお取替えいたします。